精神分裂病

臨床と病理

3

関根義夫編

人文書院

まえがき

『精神分裂病　臨床と病理3』がようやく刊行されることになりました。この巻は一九九八年の夏、東京大学・分院神経科の担当で東京・戸山サンライズを会場にして開かれた「第三回　精神分裂病の精神病理と治療ワークショップ」の記録です。

今回はここまで漕ぎ着けるのに難しい問題がありました。

それは、このワークショップ・シリーズの記録をこのような形に残すことはもう無理かも知れない、という状況があったのです。端的に言うと、このシリーズ「精神分裂病　臨床と病理」の売れ行きがもう一つ、という現実的な問題でした。すでに昨年発刊されていたはずのこの「第3巻」が今になってしまった理由もそこにあります。

現代の精神医学の趨勢が生物学的精神医学に傾いており、精神病理に対する関心が衰退の傾向にある、という見解があります。しかしこれは必ずしも今回の遅れの理由にならないように思います。たとえば、日本精神病理学会の会員数は決して減っておりません。

ひとつには、残念ながら、ぜひ読みたい、と思いたくなるような魅力に乏しい、ということがあるのかも知れません。「精神病理の人たちの言うことは難しくて分からない」、「臨床から遊離している」、「臨床の役に立たない」、「単なる知的遊戯に陥っている」ということがよく言われているからです。

精神病理学にはいろいろな立場があり得るのは当然です。しかも、旧来の精神病理学の言葉ではとても言い表し得ない日々の臨床での局面があります。また、従来の硬化した分裂病観ではとても理解し得ない現象もあるでしょう。そのようなときに、勢い「新しい言葉」、「新しい視点」そして「新しい理論」が語られることになるのは至極当然の趨勢であり、そうでなくてはならないでしょう。しかしとても残念なことですが、この「新しい言葉」、「新しい視点」そして「新しい理論」が、その基盤であるはずの臨床から離れてしまいかねない危険性もないわけではありません。もし、これらが臨床の共通経験にその確実な足場をおくことなく語られるとしたら、臨床を自分の活動の足場として大事にしている者にとってはやはり理解することは難しいということになるかも知れません。だから、精神病理学の今後の課題としては、語られるべき「新しい言葉」、「新しい視点」そして「新しい理論」は、多くの臨床家にとっても可能な限り理解しやすい言葉で、ということになるでしょう。精神病理学徒としては、臨床にその基礎を置く、という意識としての基本姿勢はぜひ失いたくないものです。

今回の「第3巻」は上記ワーク・ショップで発表された報告のうちの十二編を集めたものです。いずれも「新しい言葉」、「新しい視点」そして「新しい理論」を生み出そうとする地道な試みに溢れています。論文の掲載順序は編者の独断により、「現象から臨床、そして社会へ」と方向付けさせていただきました。この巻が一人でも多くの精神科臨床にたずさわる皆さんに喜んで迎えられるものであって欲しいと願わずにはおれません。

末筆ながら、終始大変お世話になりました人文書院の谷誠二さんに深くお礼を申し上げます。

二〇〇一年四月

編者記す

精神分裂病　臨床と病理　3

——

目　次

分裂病寛解前期の精神療法的関与についての一試論 ……… 森 勇人・工藤潤一郎 109

経過の良好な精神分裂病者に残された治療的課題 …………… 吉岡眞吾・工藤潤一郎・小河原尚泰・森 勇人 131

分裂症性他者体験における「絶対的な外部」について　……　高木俊介　195

——類的存在の病理としての精神病（二）

未来の創発と分裂病
――強度と危急化の病理について…………内海 健 275

精神分裂病　臨床と病理　3

心と声

——考想化声、幻聴理解のための補足的考察

松本雅彦

一、はじめに

分裂病性幻聴の精神病理に関する考察は枚挙にいとまがない。近年でも、中根、[1] 加藤[2]のすぐれた総説があり、これらの論考に追加する所見をここで提示できるわけではない。

本稿では、幻聴、考想化声など分裂病性の病態から出発するのではなく、むしろ私たち自身の日常生活を出発点として、「私たちにとって〈声〉とは何か?」という問いを立て、ここから〈声〉が分裂病者によって聴かれるのはどのような意味があるのか、そしてその様態はどのようなものかを探る試みとしたい。

もちろんこの試みは、「幻聴つまり言語性幻覚が言語性自動症 automatisme verbal と近縁にあること、声を聴くこと（知覚）と声を発すること（運動）とは分かちがたい関係にあり、幻聴には感覚的要素だけでなく運動性要素も合わせて存在する」と指摘するセグラス[3]（Seglas, J.）の指摘に多くを負っている。

前提として、今この拙稿を起こす試みで、私の中に生じているのはどのような事態なのかを描き出してみたい。図1を参照しながら、それを辿ってみる。

約三十年の臨床経験から、精神医学領域をめぐって、私の中には表現できないモヤモヤしたものが限りなく存在しているはずである。それを、図では×印で示すことにする。表現を待っている素材×は、無数にあるような気がしてならない。何か言えそうだが、それでいて形にならない素材（形相なき素材）が蠢いている。それらが思い（考想）にな

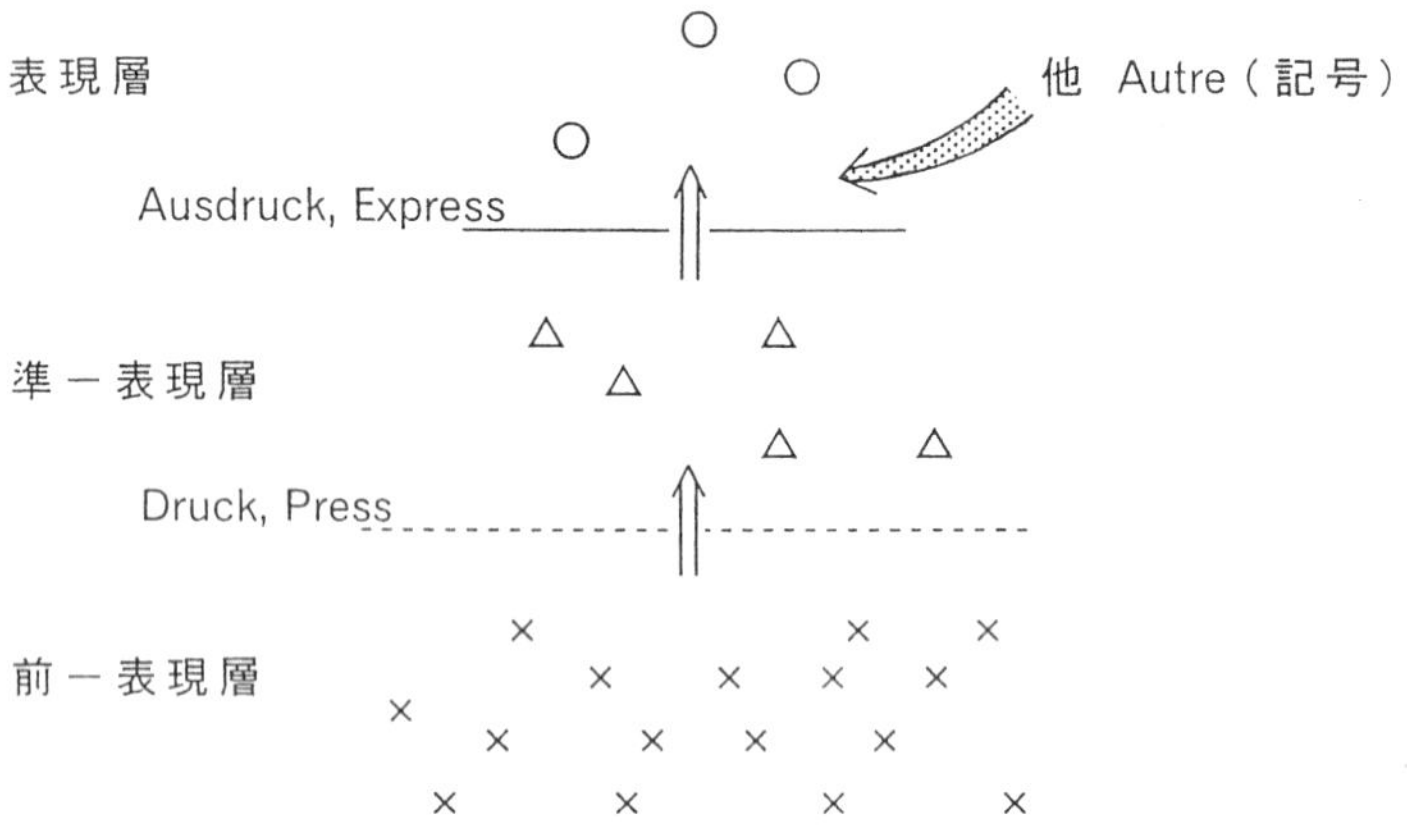

図1　考想の湧出から表現へ

りそうだが、まだ言葉には結実しない。△印で、言葉になりかかってはいるがいまだ言葉にはならない考想を表すことにする。それらは、表現へ向けての内からの圧力Druck, Pressとなって吹き出そうだが、表現Ausdruck, Expressionにはならない。考想（△）という形で生成しないし、ましてや言葉（声＝○印）として出現してこない。

どうにかして「考想」として生成させ、「声」として（あるいは「声」によって）確実なものにしたい。声Stimmeを発し、声と心とが一致してstimmen、私の心の奥底で蠢くものが何であるかをはっきりと決定bestimmenさせたい。

ちなみに、〈他Autre〉からの作用として描いた矢印には、記号の到来を意味させたい。記号（言葉あるいは言語）はその本質において〈他〉なるものだからだ。私はもともと自家製の記号など持ち合わせてはいず、私の使う記号はすべてこれまで他に依拠してきたし、今もなおこの他なるものに依拠している。この〈他〉なる言葉と私の中に蠢く素材（あるいは考想）とが幸運な出会いをはたしたとき、声が発せられ、はじめて私は〈私の言葉〉を獲得する。

このような過程で、私は今この拙稿を形あるものにしようとしている。

二、発想の端緒

素朴なところながら、「心と声」についてヒントを得たのは次のような日常生活場面からであった。

1 独り言にみる「声」の確認的特性

一つは、恐縮だが私事にわたる。齢を重ねたせいか、ときどき独り言が出るようになったことに気づく。「やれやれ」と呟いたり、坐るときも「どっこいしょ！」とつい声が出たり、自分がうっかりとった言動などに対して「いったいどうしたのだろう？」の自問したりする。この種の呟きあるいは独り言に気づき、淋しい思いに駆られると同時に、周囲を見回すと、同世代ぐらいの独り暮らしの看護婦などにも、この独り言を呟く人が多いことを知る。

この「呟き＝独り言」がどうして出るようになったのか？ そのよってきたるところは？ この独り言のもつ意味は？ などなどの思いがめぐる。坐るにしても、自問するにしても、それらの行動や思考に声を随伴させなくてもよいのに、いつの間にか呟きという声が伴うようになっている。

私の発する「呟き」を素朴なところから分類してみると、

① にまず思い浮かぶのは、「そうか、そういうことなのか」「やっぱり」などと最近の出来事を、反省的に自問自答形式で確認するような独り言をあげるべきであろう。しかし何を確認しようとしているのか、その確認事項ははっきりとした言語表現にまで結実していないことが多い。

②には、「そうだ、アレをしなければ……」「風呂に入らねば……」「食事をしなければ……」など、自分が今とろうとする行動を自分に促す（命令する）ような独り言があげられようか。

③には、「そうかナ、こうなるのかなナ……」「こうすることになるのかナ……」など、漠然と自分のとる行動や生じるであろう出来事の未来を予測しようとする呟きがあげられよう。

以上、呟きの内容は大きく三つに分けることのできるのではないか。

しかし実は、②の現在の行動を促進しようとする呟きも、③の未来を予測しようとする呟きも、結局は①でみられるような自己の考想・行動を確認する、あるいは確認しようとするという点では共通し、いずれも《確認》という形態に収斂してゆくようである。この現象は、心身の衰えとともに自分の言動が心許なくなったがために、呟きを発してその心許なさを補おうとしていることなのではないか。

濱田[4]は、考想化声、言語幻聴を病的体験とする女性患者が、症状の治まりかかっているとき、「音声を口から出したり耳から入れたりすると、あたかも電車の車掌が《出発進行》と声で確認するように現実感が出る」と述べている症例を紹介している。

ここではまた、ジャネ[5]（Janet, P.）が彼のいう精神衰弱 psychasténie の症状の一つとしてあげている énonciation verbale de l'acte という用語が思い浮かぶ。行為 acte が言語的 verbal な言表 énonciation として発せられる症状であるが、これはのちにシュナイダー（Schneider, K.）によって「行為に随伴する幻声 begleitende Bemerkung, begleitende Stimme」として分裂病症状の一つに数えあげられている症状に等しい。ここでは、action が声になるのではなく acte が声になること、現実に行われたあるいは行われている行為 action が声になるのではなく、潜在的 virtuel な潜勢態 puissance としての acte から実際の行為 action になろうとする移行期の可能態（今まさに行われようとしている行為、これから行われようとする行為）が声になる、という点に注意しておきたい。

2　考想の自動症性

私的な日常生活で気づく第二の点は、これもまた齢を重ねたせいか、集中力が低下し、雑念の湧くことが多くなったことだ。

本を読んだり原稿の草稿を綴っていたりするとき、それと関連した、あるいはそれとはまったく関連のない考えが湧いてきたりして、当の読書や原稿書きを放り出し、知らぬ間に別の本や雑誌を眺めてついつい時間を無駄にしてしまうことが多くなっている。

雑念は、私の意志とは無関係に、むしろ不随意的・自動症的に湧いてくる。と同時に、多くは私の意識的思考と対立するような形で湧いてくる。

まず第一にあげた雑念湧出の不随意性・自動症性をめぐって日常のありようをみてみたい。

ひるがえってみれば、不随意に湧いてくるのは雑念だけとは限らない。私たちが自ら生み出したと考えている思考も、ひょっとすれば不随意に湧いてきた、私のものとは言いがたい考想を出発点としているのかもしれない。実際いま私が目的としているこの起稿もそもそもの端緒は、雑念に近い形で湧いてきた「思いつき」の要素に多分に依拠している。とりわけ本稿は日常生活で「気づいた」些事から出発しているが、この「気づき」も、私が随意に導き出したものではなく、不随意に浮かび上がってくる「思い」の一部に「気がついた」だけであろう。「気が」ついただけであって、「私が」導き出したものではけっしてない。身近な精神医学領域の論文も、私たちが生み出したのではなく、症例たちが私を触発し問題点に「気づかせる」ことによって端緒が生まれるという要素を無視することはできない。

当たり前のことのようであるが、この点にあらためて気づかせてくれたのは、ホフマン(Hoffman, R. E.)[6]の論文Language planning and Alterations in the Experience of Will（「言語プランニングと能動意識体験の変容」と訳せようか）に言語学者ヴィゴツキー（Vygotsky, L.S.）を引用しながら、「Most of our thoughts are involuntary.（私たちの思考のほとんどは不随的である）」と述べた箇所に接したときであった。

たしかに思考について、私たちは「自分が考える」のではなく、「考えが湧いてくる」「考想が浮かんでくる」と表現するほうが自然であろう。

この点は、今ことさら強調しなくとも、私たちの知る限り、すでにバイヤルジェ[7]（Baillarger, J.）が「考想は記憶と想像の不随意な活動を出発点とする」ことを明記している。また有名なところでは、ジャネ[8]が「派生現象dérivations」（複数形であることに注意したい）という名で、現実機能あるいは統合機能が低下すると、自動症のようにいろいろな考想が勝手に湧いてくる現象を指摘している。基本的な考え方は異なるにしても、クレランボー[9]（Clérambault, G. de）の精神自動症automatisme mentalも同じような現象を指しているとみてよかろう。

もちろん、これらはいずれも精神障害の一症状として取り出されている現象であるが、考想の不随意的湧出という点では、私たち平均人にも該当しなくはない。

たとえばメルロ＝ポンティ[10]（Merleau-Ponty, M.）は、その有名なセザンヌ論（『眼と精神』および『意味と無意味』）で、セザンヌのLa chose pense chez moi（物が私の中で考える）という言葉を引用している。「物が私の中で考える」とは、「自分が考え描く」のではなく、「物が一挙に私の中に入ってきて、それに私は応えているだけだ」という意味の謂いであろう。メルロ＝ポンティによれば、「思考と知覚とのさまざまな相違の対比を超え、セザンヌが立ち戻るのは、これらの観念がそこから抽出され、われわれにそれらを分かちえぬものとして示す、根源的な経験つまり絶対的な充溢の状態において捉えられた物―風景」であり、それらは「私が描き出すのではなく、向こうからやってくる」ことなのである。「物来たりて、我を照らす」という有名な西田幾多郎の言葉を思い起こす人たちもいるかもしれない。ドイツ語の辞書にもMir schwebte ein Gedanke vor（考えが私の前に浮かんでくる）という表現法が例示され、私は主語の位置にはおかれていない。

ヤンツァーリク[11]（Janzarik, W.）のいう顕現（顕勢）Aktualisierungは、「考えが湧いてくる」ことを意味し、ときには「氾濫」という言葉まで用いられており、「記憶と言語とは、この〈氾濫〉を抑える（状況の圧力を減ずる）、つまり顕現抑止 Desaktualsierung に重要性をもつ」と述べ、考想の自動症的湧出とその制御を精神病理解のための重要なテーマとしている。この点はチオンピ[12]（Ciompi, L.）も照合システム Bezugssystem に照らし合わせる、という言い方をして、次々に湧出してくる考えを篩《ふるい》にかける、フィルターを通す機構を重視し、これによっていまだ形相を獲得していない素材にゲシュタルトをもたらし、はじめて私たちに何らかの形あるものとして把握せしめることのできるメカニズムを明らかにしている。このあたりは、本シリーズ『精神分裂病―臨床と病理1』で高木[13]の「自生思考・強迫・妄想」を関連づけ、「強迫と妄想の基礎に〈自生性〉」をみようとする試みの中で展開されており、また最近では、小林ら[14]による「独語幻覚」という論文で触れられている。

これまでのところを要約すれば、考えは多く不随意的・自動症的・自生的に「湧いてくる」。その湧出を、自己に所属するものとする（自己所属性をもたせる）こと、これは自己の照合システムにあわせゲシュタルトとして形成することでもあるが、このような段階を経てはじめて「考想」は明確に「思考」と呼ばれうるものとして形を整える。この意味で分裂病症状の一つである Gedankenlautwerden は思考化声というよりやはり考想化声と呼ぶべきであろう。ここで「声」の果たす役割は大きく、その点については次項で徐々に考察してゆくことにしたい。今は、以上の段階を次のようにシェマ化しておくだけにしたい。

【考想 → （自己所属性） → （ゲシュタルト形成） → 思考】

蛇足ながら次のような日常場面も参考になろうか。たとえば、学生たちと酒を酌み交わしながら、とりとめもない議論を愉しんでいる場面を想像したい。さまざまな「思いつき」が湧き、語られ、議論はまとまりもなく漂い堂々巡りの観を呈するが、しばらくの時を経て、その中の一人がふと漏らす科白がたまたまその議論を集約するようなものであるとき、一同は「決まった！」

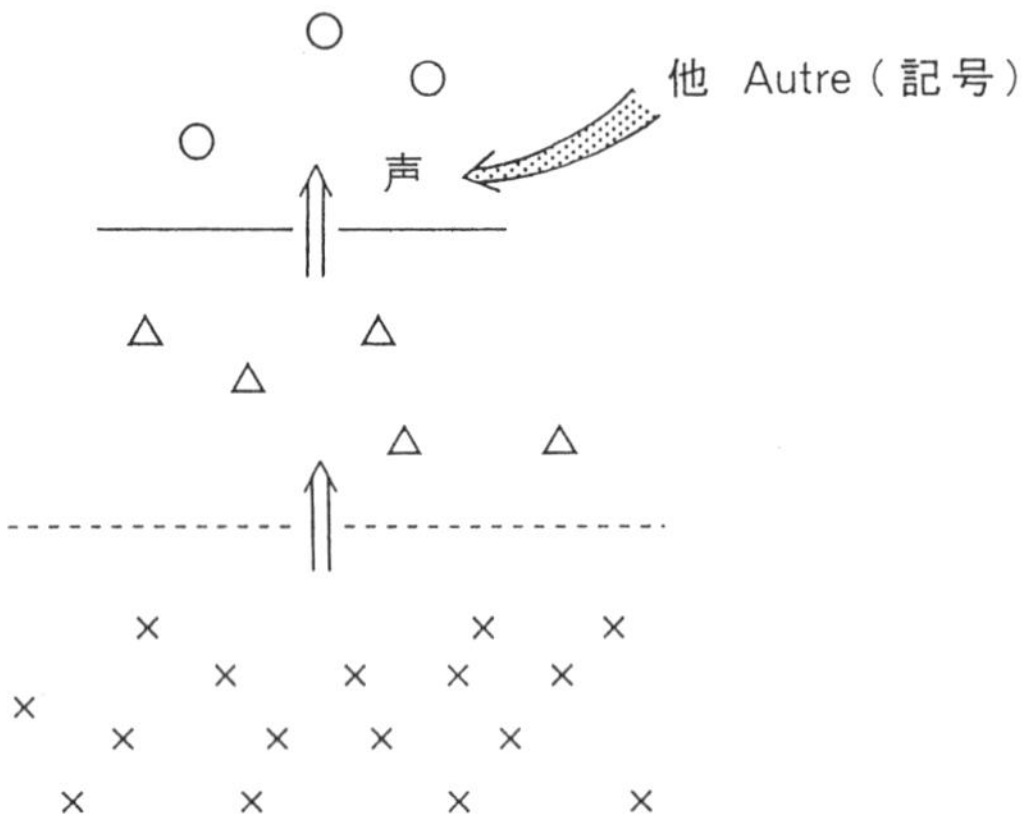

図2　考想と記号との出会い、声の出現

「決まり！」といって歓声をあげる。形なく漂って凝縮を待っていた様態が、ある一つの科白（契機＝声）によってゲシュタルトを出現させる。声がその場の「何か」を形相として析出・結晶化させる。そしてはじめて、思考と呼ぶことのできる実体性が出現してくる。

未分化な考想が声を媒介として思考に結実する様相を、図1から類推して図2として素描してみた。

3　思考の対位性

この考想の不随意性とそれが思考として結晶化する過程ともに、その過程で生ずる思考の対位・対立性にも触れておきたい。自動症的に湧出した考想の一部が思考として析出するとき、それに対立するような考想が引きつづき湧出してくることが少なくない。「こうかナ」と考想するとき、「そうでもないか」という対立的な考想が浮かぶ。独り言や呟きにみた自問自答はまさしくこの種の［正―反］的反芻からなっている。［A］考想が湧出しそれが思考として固まりはじめるとき、それに競合するような［反A］考想が［A］思考の背後でくすぶりつづけ、ときに頭をもたげてくる。

たとえば、［神戸A少年事件］における私の体験を顧みてみよう。当初は自分では処理できないほどの強い衝撃を受けた。表現不可能な強度 intensité あるいは濃密さだけが私を襲った。この強度を和らげるためには、私は何らかの言葉に依拠しなければならなかった。はじめに思い浮かんだのは、これほどの残酷な行為を遂行できるのは「情性欠如型精神病質」（シュナイダー）ゆえであろうか、というものだ。しかし、それにつづいて、体質因だけに求めることはできず、生活史などの「環境要因」にも目を注がねばならない、という考想であり、つづいて「遺伝」によるものであろうか、いや、新興団地という「都市環境」問題も絡んでいるのではないか……などと、考想は［正―反］を幾度も行き来しつつ螺旋を描いて、形に結実しないままにさまよった。したがって、この事件は今なお私の中でくすぶりつづけている。

言語学でいう「音韻の対立」も同様であろう。詳しいことは不案内で不正確の誹りを免れないが、「ア」という音が生まれると、それに対立する「イ」という音が、それにつづいてまた「ウ」という音が……と、音韻的相関は、差異を生む一連の二元的対立によって構成されるといわれる。そのようにして全体的な声・言語の音韻野が形成される。しかし、原基には、「ア」「イ」「ウ」……という音韻のすべてが未分化・未成熟な形で含まれていたはずであろう。そして今も、この音素によってこの原基のすべてが汲み尽くされているわけではない。考想においても、［A］考想が湧き、その相対物としての［反A］考想が湧き、つづいて［反-反A］考想が湧いてくる、その原基には、［A］考想、［反A］考想……を含む未分化・未成熟な考想、いや考想とはまだ呼べないもの（素材）が存在していたはずである。

この［原基＝非表現層］は、その一部が、考想として、そして「声」として表現されるとき、「この一つの考想は、必当然的に、補欠部分を生む」（デリダ[15]）ことになる。

三、「考想が声になる」こと
――声は「外」へ発せられると同時に「内」へも発せられる

声は、私たちの内部から湧出しようとするものと「記号」との出会いのなかで発せられる。先に触れたように、記号とは私のものではなく、さらに誰に属するものでもなく、本来的に〈他〉なるものであった。とすれば、声そのものは、「内」から出現するものではなく、この出会いを契機にある〈場〉において発せられるものである。とすれば、その声は、「外」に発せられると同時に「内」に向けても発せられるのだといわなくてはならない。

したがって、声は「語りつつ聴く」という両方向性からなっていることになろう。

そのような例を再び身近な日常生活から拾ってみたい。

例1　先日、私は京都から大阪に赴いた。久しぶりに私鉄を利用してその終点駅につき、自然にその駅の一郭にある立ち飲みコーヒー店に入った。この駅に降り立つのは久しぶりのはずなのに、足はコーヒー店のありかを知っていて自然に私を導いていった。店のたたずまいも記憶にある。いつ来たのだろうか、この店に？　という疑問がくすぶりつづける。しばらくの間、その記憶をあてどなくたどってゆくうちに、「ああ、そうか」、と三カ月ほど前P大学を訪ねたとき余る時間を潰すためにこの店でコーヒーを飲んだことを思い出した。

この「ああ、そうか」という声は、不随意に発せられていた。この声は「外」に向けて発せられたのではなく、私の「内」に向けて発せられている。

例2　小児はよく独り遊びをしながら独り言を言う。これも私事にわたる経験で恐縮だが、フランス留学時、四歳になる子どもを現地の幼稚園に入れた。しばらくするとフランス語で独り遊びをはじめている。何を言っているのか、私にわからないのは当然だが、子ども自身もその独り言の本当の意味は分からないようであった。ただ音＝声の模倣によって幼稚園で覚えた遊びの状況を再現している、再構成している、その程度であろう。やっと私に理解できたのは、オモチャの自動車を走らせながら、"On a gagné, On a gagné…（We have gained）を繰り返している。これは自分たちの乗っているバスが他の自動車を「追い越した」という意味のようだった。On a gagné, On a gagné…というフランス語の声を模倣して発することによって、どうやら子どもは彼なりに遊びの状況を確かならしめようとしている。ここでも、声は自分に向かって発せられている。

女の子のママゴト遊びも、母親や近所のお母さんの声や話し方を模倣しながら、この模倣言語によって、遊びの行為を確かなものにし、母親や近所のお母さんに同化しつつ声（言葉）を獲得しようとしているかにみえる。

例3　老人の呟き・独り言が、声を発することによって、行為を促し、その行為を確かならしめる様態であろうことは、冒頭で述べた。この様子を山田稔の小説集『コーマルタン界隈』の一編でみることにしたい。フランス留学時、主人公は、パリのレストランがひとりでは入りにくい場所であることを知るにつけ、ついには、スーパーで購入してきたビフテキを焼き、それにレタスとトマトとを添えて、ひとり侘びしく食事をとるようになる。その情景が描かれる。

この主人公は自前の夕食を食べ終わって、「――お口に合いましたか。――はい。――おすみですか。――はい。デザートは？――結構です。――ではコーヒー？――いいえ、コーヒーも結構。勘定を頼みます。――かしこまりました。」と独り言のようにボーイとのやりとりを口にする。（……）「私は右のような、日ごろレストランでボーイ相手に交わす短い言葉のやりとりをそのままフランス語で真似て、寂しさを紛らわそうとこころみるのであった」。

この主人公は、なぜ食事の風景を声に出して演じなければならないのだろうか。この光景は、まさに「語りつつ聴く」光景といえよう。声を発して「語りつつ聴く」のを求めるのは、何のためだろうか。やはり声には、「内」に向かい、「存在のありか」を告げ知らせ、存在そのものを支えてくれる働きがあるからなのであろう。

デリダ[16]は「(声は)語りつつ聴くs'entendre parlerという形で自己へと現前しつづける精神的生身である(……)意識としての現前の特権は〈声の卓越性〉によってしか確立されない」という言い方をして、声の特権性に注目を促している。

たとえば、恐怖体験を想定してみたい。私が突然、えも言われぬ事態に遭遇したとする。不気味な(無記号の)強度だけからなるこの事態に接して、私から「アッ、怖い!」という声が出る。「怖い」という記号の力を借りて「声」が生まれ、これまで不気味だった事態ははじめて「恐怖」という〈私の体験〉として確かなものとなる。先の図2に依拠すれば、私から湧出しようとするものと「怖い」という記号との出会いが、「アッ、怖い!」という声となり、当面した事態が確かなものとして現前してきたのだといえる。

叫び=声は、心のもっとも原初的な現れであり、心の表象(つまり心を文字どおり前に置くことVorstellung)をもたらす契機となるものといえよう。私の叫び=声は、心の所在をはじめて示し、心を、はじめて私に確認できる形態=形相にする。

四、声の優位性(卓越性)とその声による欠落

繰り返しになるが、再度ここで、声という現象をいくらか整理しておきたい。

①私たちが日常に使う言葉はすべて、すでにこれまで他者が用いてきた言葉である。すべては物理的な文字、物理的な声である。たとえそれらが自分から発せられた声であっても、この自分の声は〈他〉に由来するといわねばならない。

留学時の子どもの独り遊びで発せられていた独り言、小説の主人公の食事をしながらの独り言、そこで語られていたフランス語こそ言葉が〈他〉のものであることのなによりの証左となっている。ママゴト遊びを通して幼児が言語を習得してゆく過程にみたように、またホフマンや小林が引用しているヴィゴツキーが指摘していたように、幼児が修得する言葉はすべて〈他〉から与えられていることを前提としている。

この〈他〉からなる言語記号と内から湧出するもの（素材）との出会いが、心のありかを明確にするプロセスについては、バフチン[17]（Vakhtine, M.）も、「心（主観的心理）は、内からの Druck, Press と外にある記号という素材との《双方にまたがった場所、すなわち生体と外部世界との境界線上（はざま）に》生成する」と述べている。記号と出会うことによって「声」を発する、そのつどに〈私（あるいは私の心）〉が生成しているのかもしれない。心は、単に内からの ex-press（外に絞り出すこと）からなるものではなく、その場所（＝はざま）で生体と外部世界とが出会うところで生ずる（出現してくる express）《あらわれ appearence》なのである。

とすれば、私が「声を出す」のではなく、私から「声が出る」ということになろう。この声によって私は、私を私たらしめている。声が私の存在を明らかにすることになる。声はそのような「自己触発」作用をつねに帯びている。旧字体では、声は「聲」と記されていた。打つことによって音を発しつつ、耳によってそれを受け止めることの謂いであろう。「声を出す」という能動態と「声を聴く」という受動態とが分かちがたく結びついているのが、もともとの声の本性である。いやそれ以前の、能動と受動との区別以前のところで「声が出る」ところにこそ、声の本性があるといってもよい。不随意に思い浮かんだことが思わず声に出て、その声に驚くことは、私たちの生活でごく日常的な経験であり、この声こそが自己をそのつど触発しているのである。

私たちはすでに、ここで「話しながら聴く」「話すことによって聴く」s'entendre parler というテーマと重なり合うところにきている。臨床に即していえば、古くはジャネ[18]が「言語性聴覚行為 acte は、パロールを発し同時にそれを聴くという行為である。それは丁度、読書行為が言葉を見ながら言葉を発している行為であることと同じである」と述べて、語る事態と聴く事態との近接性を指摘したところにきている。すでに触れたように、セグラスが、言語性精神運動幻覚においては、声を聴く知覚と声を発する運動とが分かちがたい関係にあると指摘したことを思い出したい。「声が出る、声を発する」ということは、私が声を発しているまさにその時において私が私を聴いている、ということである。「自分が話すのを聴く」という事態は、やはり絶対的に独自な形の《自己触発》なのである。(20)

私たちはときに、話しながら（話すことによって）次々とアイディアが湧いてくるのを経験することがある。これも、日常生活レベルでの声の《自己触発》作用といえよう。

②しかし、「声が出て」思考として表現されたとき、それによって表現されたものと表現されなかったものとの区別が必然的に生まれる。この点もすでに触れた。再度「考えが湧く」ときの、［A］考想と［反A］考想との対立図式に戻ってみたい。

考想が声となり記号によって表現を得たものの背後には、その記号には結びつかず記号の網にすくわれなかったもの（素材）のDruck, Pressがくすぶりつづけている。すでに声を獲得した表現の背後に潜在的に伴走している。声（言葉）の出現が、私たちを「声（言葉）による拘束」へと導くとすれば、あるいはそれゆえに、この拘束をうけなかった素材は湧出しようとする圧力のもとにありつづける。ときには、ほぼ同時的、同価的な様態すら帯びる。ここに自問自答が生ずる素地をみることはできないか。

「表現作用と指標作用との付加は、ある欠如――ある根源的な《自己への非‐現前》――をあとから補欠する。言＝パロールの《現前》がすでに自己自身を欠きはじめている。パロール自身が《自己への非‐現前》を顕わにする」とデリダはいう。むずかしい言い回しだが、内から表現を求めて湧出しようとする圧力と他なる記号との結びつきが思考の表現を生むとき、この幸運な結びつきから漏れたものが《非‐現前》としてくすぶりつづけることの謂いであろう。

自問自答は、この［反A］考想《自己への非‐現前》の部分）を放棄できないこと、［A］思考へと収斂し［A］思考に確実性を与えることができないとき、その背後にある［反A］考想が頭をもたげそれに惑わされることになる。ここに、決断不能、迷い、こだわりなどの強迫心性をみる立場も十分に成り立ちうる（濱田）[20]。

五、声の自己触発性と他者

私たちが記号と出会うことによって声を発する、その記号がもともとは〈他〉のものであることは幾度も述べてきた。この事実は、〈他〉なしでは私の存在を言葉で証し立てすることができないことを示す。ここでは、ごく日常の経験領域内で、「声を発する」ということが他者との関係にいかなる事態を生じさせるか、という問題をみてゆくことにしたい。声は、原理的には「自分に向かって言う活動」と同時に「他者に向けての活動」でもあるからである。

他者との関係とりわけその間主観性について、それを身体を介して論じている人として、やはりメルロ＝ポンティ[21]をあげなければならない。彼は私たちの身体を、「〈私の主観〉と〈客観〉とが、奇妙に混在し交錯する独特の〈場〉」と捉えている。「私が他者の手を握りあるいは単に他者を見つめるだけのときでさえ、他者の身体が私の面前で生気を帯びてくる。（それを私は感じる）。私の身体が〈感じる物〉であることを知るとき、すでに他者がいるということになる。（……）他者の開示も、私の〈身体〉という〈物〉の開示とまったく同じタイプのものであり、それは私の身体を出現させていたある普遍的な構造に準拠する」と述べ、私の身体の両義性が、この普遍的な構造を通して他者との関係の両義性につながって行く様態を描き上げている。

感覚の近接性からみれば、「話す—聴く」という運動—聴覚は、「手を握る—握られる」という運動—触覚と「見る—見られる」という運動—視覚との間に位置するほどに身体に近い。しかも、声はその方向性において全方位的(安永[22])という点で卓越している。「話す—話される」の両義性は、「触れる—触れられる」、「見つめる—見つめられる」の両義性にけっして劣るものではない。

「話しながら聴く(話しながら話される)」この様態への注目は、セグラスにはじまりジャネ、ラガーシュ[23](Lagache, D.)、エー[24](Ey, H.)らに受け継がれて、分裂病性幻覚を言語性精神運動幻覚 hallucinations psychomotorices verbales という概念のもとで捉える基盤となっている。この点は、症候論の観点から、加藤[25]の総説、濱田[26][27]、小林[28]らの論考で十分に紹介されているので、ここでは省略したい。

ただ、考想察知も「見抜きながら見抜かれる」という両義性を基礎にしているのではないかという臨床観察も若干紹介し、言及しておく必要があろう。ジャネ[29]はユイエー[30](Heuyer, G.)を引用しながら、被害妄想病者 les persécutés の考想被察知にはほとんどの場合考想察知が存在していること、主—客流通 transmission 体験とはそのような機構を本質としていることを強調している。「これらの患者は、他人が自分の考えを察知する力を持っていると思っているだけでなく、しばしば同程度に自分が他人の考えを察知することができると信じている」と。考想の流通体験はすぐれて一般的な特性をもっており、主体の側も察知しているはずという構造が背後にある。「ただ、患者は自分が他者を察知することができるというこの相互性に注意が向かないだけだ」、と述べている。

分裂病ほどの確信度には乏しいにしても、また本質的に病態レベルを異にするとしても、私たちに馴染み深い対人恐怖症者は、この考想察知—被察知の両義性をもっともよく明らかにしてくれる。彼らは、面前する他者の心を忖度しようとすればするほど、自分の心が見抜かれるのではないかと、対人恐怖の度をますます強めてゆく。そこには他者の心を忖度し察知しようとする機制の並々ならぬものがあるにもかかわらず、当人は自分のほうこそが察知されるのだという点にだけ関心を奪われている。

分裂病性の幻聴が消退してゆく過程で、「幻聴は独語が頭の上のほうで声になって聞こえるみたい…、他人の考えを見抜こうなんてするから、こんなことが起きるのかもしれない」と述べる患者を、大森[31]の記載にみることができるが、ここにもまた察知することが察知されることであり、察知されることが察知することであるという両義性をみることができる。

見抜く―見抜かれる、触れる―触れられる、話す―聞こえる、この対立的な様態には、その対立以前の、能動―受動の分離以前にある未分化な《はざま＝場》そのものの発露を読みとることになろう。この《はざま》は、自己と他者とのはざまでもある。メルロ＝ポンティのいう「普遍的な構造」である。

ひるがえって考えれば、私たち自身の身体感覚は、幼児期、内からくる内受容的な（プロプリオセプティヴ）感覚と、外からくる知覚と区別できない未分化な感覚を出発点としていた。また私たちの身体像も、ラカンが鏡像段階の名で明らかにしたように、鏡に映る物理的な像あるいは影に生気を吹き込むことによって体得され、また他者の形態（フォルム）に自分を想像的に同一化させることによって獲得された。いずれも、その出発点は自己と他者との差異のない癒合であった。

声も、話す運動と聴く知覚との未分化を出発点としていることは、ヴィゴツキーを引用しながら、幼児の言語習得過程でみてきたところだ。知覚によって声を模倣し、それを声として発するように、言葉はそもそもが自己と他者との《二人がかりの作業》（ラガーシュ[32]）からなるものであろう。言葉は、話すという構えと聴くという構えとの両者の作業がなければ、それを理解することもありえないし、自己と他者との相互理解を保障するものともなりえない。

この自らの理解と他者との相互理解という両者にとって、声こそがそれら言葉の発生期にある湧出である。この発生期は、「声が出る」という現象を基礎として「声を発する」という様態と「声を聴く」という様態とにいずれ分化してゆくにしても、根底では分かちがたく結びついており、この二つは相互に移行し合う様態として存続しているものであろう。

六、症例に即して

ここに上記の考察を具体的に示すものとして二、三の臨床例を簡単に提示しておきたい。

症例1、2は、いずれも「話す」ことと「聴く」こととが未分化な状態にとどまっている病態であるが、症例1のほうがより言語性精神運動幻覚にとどまり、症例2は経過にしたがって幻聴から考想化声に移行してきているものである。

症例1

A夫は現在四十三歳、この二十年間「家で話していることが近所にわかる」と訴え、家人にも「小さな声で話をするように」と要求しつづけている。にもかかわらず、自宅の自室では夜半独り言を呟く声が階下の家人にも聞こえるほどであった。幸い大きな破綻を迎えることなく、外来治療で維持でき、勤務もつづけて、十年前には結婚、一児をもうけることができている。この近所に「聞こえる」という訴えは徐々に軽快してきているが、やはり「聞こえる」ことを警戒している。しかし、何かを聴こうと夜半寒い中でも庭に立つことが少なくなく、このとき独語がでることを本人も自覚するようになった。

自分の考えが「外に」聞こえるのか、他者の声が「内に」聞こえてくるのか、長期の経過の中で前者と後者との区別が曖昧になる時期が多くなっている。A夫にも判然とはしないようだ。「頭に浮かんだことが口から出るみたいだ。それが近所の人たちにわかるような気がする。ただ、口から声を出したのかどうかははっきりしない。だから、それを聴こうと庭に出て耳を澄ましているのかもしれない」と、最近述べている。

症例2

現在五十歳になるB夫は、二十六歳時失恋を契機に発病している。「失恋した女の子が来る」という幻聴に弄ばれ、「病院に行ったら殺す」という幻聴に脅かされていた。その後も死の影に脅かされ、「殺す」「墓に入れ」などの幻聴とともに、「死、死、死……という文字が目の前から消えない」という文字幻覚（E・ブロイラー）に悩まされている。B夫も入院するほどの破綻に陥ることなく、外来治療に耐え、このところようやくある程度の安定を得ることができるようになった。

「聞こえなくなると戸惑いのようなものが出てくるのです。考えることがなくなったみたいな、ボケーッとなって、抜け殻みたいになるのです」という。聞こえることと考えることとの明確な区別以前の未分化を示す陳述とみてよいだろう。声を聴くことができないことを、「考えることがなくなったみたい」と表現されている。

最近、「『折り合いをつけよう』という考えが浮かぶと、声のほうも『折り合いをつけよう』と言ってくるようだ」と考想反響 écho de la pensée と呼んでもよい症状を呈して一時期の激しい幻聴が消退していっていることを伝えてきた。

このB夫の考想反響は「考えが浮かび〈声として出る様態〉と〈聞こえる様態〉とがもっとも近接している《はざま》で現れているものと考えることができる。

図3に示すように、自と他との2つの円が重なる網掛けの未分化な場で出現してくる現象であろう。未分化を未分化なままにおいておける、つまりその未分化に耐えうるだけの余裕をもてるところにまで回復している、あるいは一種の「中和」状態を獲得しつつある、と現在のB夫の病像をみることはできないだろうか。ちなみに、[反A]は自我の思考＝［A］思考と激しく対立する幻聴を示し、[反a]はいまだ［a］考想とはさほど激しくはない対立状態にあることを図示しようとするものである。

A夫がなお現在ときどき夜半の庭先に立って声を聴こうとしているのは、この網掛け部分からのメッセージを読みとりたいからであろう。B夫のいうように、「聞こえなくなると戸惑いが出てくるから」であろうか。

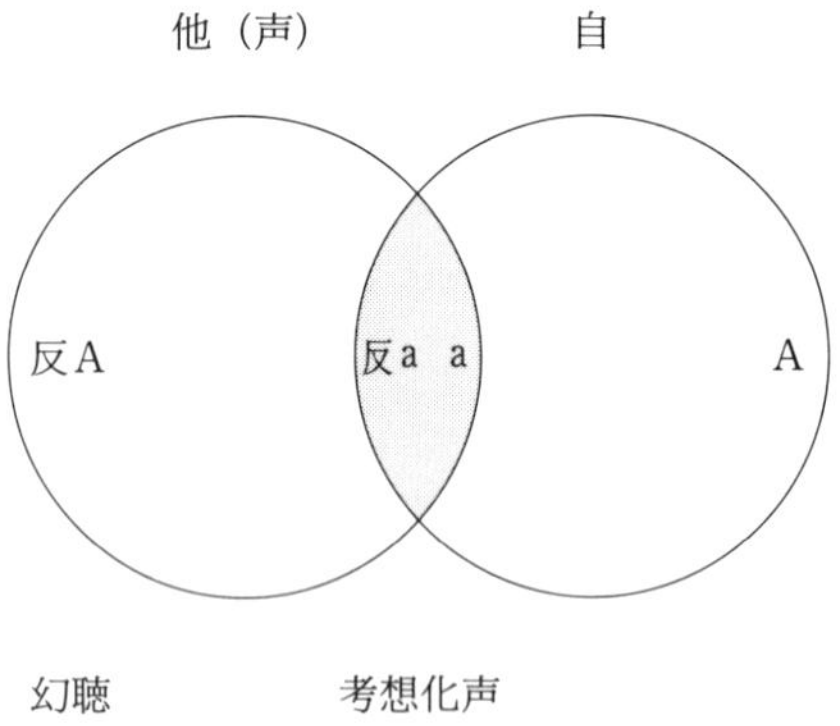

図3　自と他との《はざま》

症例3

二十八歳になるC子は、独り暮らしの中で不眠がつづいたある日、アパートの両隣、階上階下から物音が異常に大きく聞こえることに気づいた。次第にその物音が、自分の行動や考えに呼応していると確信するようになる。「アパート中の人たちが私のことを知っていて、私を噂し非難している。それらは、敵意のこもった声、味方についてくれる声、と区別がつかにないほどいろいろだ。その声に操られそうだ」。亜急性の分裂病発症とみなしてよかろう。

幸い薬物が奏効して、この混乱は三週間ほどで消退した。ただ、どこかで自分のことを噂している声がかすかに聞こえる、という訴えはその後も三ヶ月ほどつづいた。「トイレで用を足すとき、『ここから見ているよー』という声がかすかに聞こえる」。「夜休むとき、『Cちゃーん』という淋しそうな声が聞こえてくる」。「そんな声は、存在を忘れられて淋しがっているような声なんです、私のほうが相手にしないからでしょうか？」。台所で料理をしているときも、「ふと後ろのほうから背中を触れられているような……細い手で……そんな感じもあるんです」。

そして、幻聴を自覚しなくなった現在、「声が聞こえなくなって、少し淋しい」と述べ、その声を懐かしんでいる様子すら窺える。「あの《気配》は不気味だが、感じないとなると少しばかり戸惑う」ともいう。

C子のいう「気配」とは、おそらく実体的意識性 leibhafige Bewustheit ほどには定位の定かでないより未分化な意識性を指すのであろう。この気配を患者は声として聴こうとする。

B夫にもみたようにその声が聞こえなくなって一時期戸惑いを隠せない患者は少なくない。A夫が庭で聴こうとしているのも、この戸惑いを埋めるためであろう。やはり、図3で図示した未分化な部分を確かな声として捉えたいからであろうか。

声そのものが、気配＝「心のありか」を確かならしめる力をもつからである。

七、おわりに

私たちにとって、「声が出る」こととは何か、という日常的視点から、分裂病性の幻聴、考想化声を理解する試みの一端を綴った。

①まず、私たちが呟く独り言を足がかりに、「考えが湧き声が出る」という現象の自動症的側面に焦点を当てた。

②次に、未成熟で表現には結実していない考想が、〈他〉なる音声記号と出会うことによって、声として発現する様態を描き出した。

③その声は「発する」と同時に「聴かれる」という運動と知覚という両義性（あるいは未分化性）を有することに注目した。

④この運動と知覚の両義性は、私たち個人の内部だけにあるのではなく、他者との関係の中にも潜在してあることを指摘した。

⑤右記四点を症例に即して具体的にたどりながら、分裂病者の幻聴および考想化声が、彼らの内奥を表現せしめよう

とするポジティヴな試みであること、彼らが「話しながら聴く」その声は、心のありかを確かならしめようとする試みであることの予備的な考察を施した。

声の卓越性に注目した本論の趣旨からすれば、表題は「心と声」ではなく、「声と心」とすべきであったかもしれない。

また、私たち平均人の「独り言」を出発点として分裂病性の幻聴、考想化声を理解しようとするこの試みには、病理を無視しているという非難は免れず、この飛躍は今後仔細に埋めねてゆかねばならない課題であろう。

文献

（1）中根晃（1978）「幻覚」懸田克躬・大熊輝雄・島薗安雄ほか編『現代精神医学大系３Ａ』中山書店、東京。
（2）加藤敏（1990）「幻覚」土居健郎・笠原嘉・宮本忠雄ほか編『異常心理学講座Ⅵ』みすず書房、東京。
（3）Séglas, J. (1895) Leçons cliniques sur les maladies mentales et nérveuses., Asselin et Houzeau, Paris.
（4）濱田秀伯（1998）「1級症状(Schneider, K)の幻聴に関する1考察」精神医学　40：381-387.
（5）Janet, P. (1903) Les obsessions et la psychasthnéie., F. Allcan, Paris.
（6）Hoffman, R.E. (1993) Language planning and alterations in the experience of will. in : Manfred Spitzer ed. Phenomenology, Language & Schizophrenia., Springer Verlag, Berlin, Heidelberg, New York.
（7）ラガーシュ（23）からの引用。
（8）ジャネ（1903）前掲書（5）

(9) Clérambault, G. de (1942) Œuvre psychiatirique., PUF, Paris. 針間博彦訳（1998）『精神自動症』星和書店、東京。
(10) メルロ＝ポンティ（滝浦静雄・木田元訳（1966））『眼と精神』みすず書房、東京。同（滝浦静雄、粟津則雄、木田元訳（1983））『意味と無意味』みすず書房、東京。
(11) Janzarik, W. (1988) Strukturdynamische Grundlagen der Psychiatrie., Ferdinand Enke, Stuttgart. 岩井一正・古城慶子・西村勝治訳（1996）『精神医学の力動構造的基礎』学樹書院、東京。
(12) Ciompi, L. (1982) Affektlogik., Klett-Cotta, Stuttgart. 松本雅彦・井上有史・菅原圭悟訳（1996）『感情論理』学樹書院、東京。
(13) 高木俊介（1998）「『強迫と妄想』再考」松本雅彦編『精神分裂病―臨床と病理1』人文書院、京都。
(14) 小林聡幸・加藤敏（1998）「独語幻覚の精神病理学的検討―独語を主訴とした分裂病の一例―」精神神経誌 100：225-240.
(15) Derrida, J. (1967) La voix et la phénoménologie., PUF, Paris. 高橋允昭訳（1970）『声と現象』理想社、東京。
(16) Derrida, J. (1967) 前掲書（15）
(17) Bahktine, M.（北岡誠司訳（1980））「言語と文化の記号論」『ミハエル・バフチン著作集4』新時代社、東京。
(18) Janet, P. (1932) Les sentiments dans le délire de persécution., Journal de Psychol., 29 : 161-240.
(19) Derrida, J. (1967) 前掲書（15）
(20) 濱田（1998）前掲書（4）
(21) メルロ＝ポンティ（竹内芳郎・小木貞孝、木田元他訳(1967, 1974)）『知覚の現象学』みすず書房、東京。
(22) 安永浩（1987）『分裂病の症状論』金剛出版、東京。
(23) Lagache, D. (1934) Les hallucinations verbales et la parole., F. Allcan, Paris.
(24) Ey, H. (1934) Hallucinations et délires., F. Allcan, Paris.
(25) 加藤敏（1990）前掲書（2）
(26) 濱田（1998）前掲書（4）
(27) Hamada, H. (1998) La pseudo-hallucination schizophrenique., Ann, Med.-Psychol, 156 : 236-243.
(28) 小林ら（1998）前掲書（14）
(29) Janet, P. (1932) 前掲書（18）
(30) Heuyer, G. (1926) Le devinement de la pensée et contribution à l'étude de l'origine organique de l'automatisme mental., Ann,

Med.-Psychol, 12(2)：321-343.
（31） 大森健一（1970）「分裂性幻聴—その消失過程を通じての一考察」精神医学 12：679-688.
（32） ラガーシュ（1934）前掲書（23）

追記：本稿脱稿直後にフランスの幻覚研究の跡を辿るランテリ・ロラの興味深い総説の訳書が出版された（濱田秀伯監訳（1999）『幻覚』西村書店、東京)。

魔術的思考とコンクレティスム

——境界例と精神分裂病

小出浩之

一、序論

ここで魔術的思考とコンクレティスムを取り上げたのは、魔術的思考を境界例の、コンクレティスムを分裂病の、それぞれ代表的思考（障害）と考えるからである。魔術的思考が境界例の代表的思考（障害）である、という点については後ほど述べるが、魔術思考（呪術思考）は漠然と分裂病患者の思考と関連があると考えられている。[1] しかし結論を先取りしていえば、それは誤りであって、分裂病患者の思考の特徴は魔術的・呪術的・太古的という点にあるのではない。もう少し厳密に分裂病患者の思考の特徴を明らかにしなくてはならない。

その前にまず、魔術的思考とコンクレティスムを取り上げることの臨床的意義に触れておく。ＩＣＤ－10では分裂病型（人格）障害は人格障害の範疇（Ｆ6）ではなくて、分裂病の範疇（Ｆ2）に入れられているように、境界例（人格障害）と分裂病との区別が曖昧になっている。つまり分裂病という概念が曖昧になっているわけである。分裂病という「病気」と、疾病ではない「偏り」ないし人格障害をきちんと区別することは臨床上極めて重要である。確かに一級症状などの陽性症状が「ない」分裂病は存在するが、それを何によって分裂病と診断するのかという点が曖昧になってしまうと、奇妙な思考とか魔術的思考というだけで分裂病と誤診されてしまう。コンクレティスムを取り上げるのは、分裂病に特徴的な思考をコンクレティスムを通して抽出しようというわけである。

魔術的思考とコンクレティスムを取り上げるもう一つの理由は、この二つを通して境界例と分裂病の本質へと迫りたい、という（現象学的）精神病理学的理由である。つまりこの両者はそれぞれ境界例と分裂病の本質を表している、と考えるからである。

さて、ここでいう魔術的思考とは分裂病型人格障害（以下SPDと呼ぶ）に見られるもので、その典型例をあげれば「頭が固いからゴムを食べる」というようなものである。しかし、このような魔術的思考は単にSPDだけに見られるわけではない。「頭が固いからゴムを食べる」という魔術的思考は、頭の固さという全体的・抽象的なことをゴムという部分的・具象的なことに置き換えている。こういう置き換えはいわゆる未開人や小児の思考に見られることから「魔術的思考」という名を冠せられている。

しかし、このような魔術的思考は思春期妄想症やいわゆる境界例にも広く認められる。つまり思春期妄想症においては人前で緊張するという全体的・抽象的なことが自己臭とか自己視線という部分的・具象的なことに置き換えられている。また境界例患者の「クリンギング」や「操作」の際に見られる「細部へのこだわり」も、相手との関係がうまくいかなくなっているという全体的・抽象的なことを相手のわずかな言動という部分的・具象的なことに置き換えている、と考えられる。また例えば摂食障害の患者の食べ物や体重への拘りも同じことがいえる。つまり、自分自身の問題という全体的・抽象的なことが体重や食事量という部分的なことに置き換えられているわけである。このような患者は、ますます部分へと、ますます細部へとこだわっていき、ついには元々何にこだわっていたのか解らなくなり、枝葉的末梢へ末消へと限りなく進んでいく。いわば近視眼的・視野狭窄的傾向が見られる。こういう限りで魔術的思考は境界例レベルの患者に普遍的に見られる特徴であり、これをもって境界例と診断しても差支えない、とすら筆者は考えている。

全体的・抽象的なことがらを部分的・具象的なことへと置き換えることを一般に換喩という。その限りでは境界例の魔術的思考は換喩的思考・換喩化傾向ということができるであろう。しかし、一方で分裂病者に見られるコンクレティスムも、全体的・抽象的なことを部分的・具象的なことへと置き換えるという点では同じことである。例えばホルム＝ハドゥラ[2]（Holm-Hadulla）が引用している例をあげよう。「あなたのご主人はどこにいるんですか？」という問いに、ある分裂病患者は、ベッドサイドテーブルの「その結婚写真の中にいます」と答えている。この患者も、その場の医師の質問に含まれている全体的・抽象的なことを部分的・具象的なことへと置き換えている。これも一種の換喩思考・換喩化傾向と見なすこともできる。もちろんこれは魔術的思考ではなくコンクレティスムであり、両者の差異は直観的に感じられる。しかしこの直感を捨てて、換喩という点にのみとどまる限り、境界例と分裂病との差異は見えてこない。それ故に、魔術的（呪術的）思考は分裂病と親和性がある一方でSPDの診断基準にもなるとか、ついにはSPDは分裂病にされてしまう、という奇妙なことが生じるわけである。それは操作的診断法という素人にもできる診断法を採用して自らの専門性・同一性を放棄することである。我々専門家としては、両者の差異はどこにあるか、それを詳しく見ていかなくてはならない。

二、魔術的思考

魔術的思考は単なる換喩ではない。それだけのことなら我々も窮地に陥った時にはいくらでもしている。いやそれどころか小説、特に自然主義文学、映画は換喩こそが本質である。つまりそれは、それだけを取り出せば何の意味もない部分・細部の積み重ねに過ぎない[3]。

では、境界例に見られる換喩はどこに特徴があるのか。それは、その換喩でもって「不可能を可能にしようとする」点にある。我々が窮余の一策として行う換喩にも確かにそういう傾向はある。例えば「丑三つ参り」とか「雨乞い」とかがそれである。しかしその場合、我々はそれが不可能であることを知っている。例えば、恋敵に見立てたワラ人形に五寸釘を打ち込んでみても恋敵を実際に殺すことは不可能であること、雨に見立てた水を大地に見立てた盆に垂らしてみても実際に雨を降らせることは不可能であることを知っている。そのことは「見立てている」と（意識していると）いうことからも解る。つまり、我々は不可能なことを不可能と知りつつ換喩を行っているのであり、それはいわば一種のセレモニーである。

ではSPDや境界例は不可能であることを知っているのであろうか。ゴムを食べれば本当に頭が柔らかくなると信じているのだろうか。思春期妄想症の患者は自己臭さえなければ全てがうまくいくと本当に信じているのだろうか。あるいは摂食障害の患者は、体重が45kgになりさえすれば、全てがうまくいく、と本当に信じているのだろうか。そんなことは不可能だ、と彼らは思わないのだろうか。一見したところ、彼らはそんなことは不可能だと思ってはおらず、本当に信じているように見える。しかし、ある面では不可能であることを知っているようにも見える。そのことは、例えば思春期妄想症の患者に普遍的に認められる考え、つまり「自分の臭いは世にも稀なものであり、医学で治すことは不可能だ」という考えから窺うことができる。つまり彼らは、自己臭がなくなること（そしてその結果全てがうまくいくこと）は不可能である、と考えているわけである。これを見ると彼らの換喩思考（志向）は、全てがうまくいくことは不可能であることを（知っていながら）知りたくないための試み、逆に不可能であることを自分に納得させるための試み、あるいは不可能とも可能とも決めないまま宙ぶらりんにとどまる試みとも見ることができる。

つまり、境界例の魔術的思考（換喩）は、我々のそれとは異なり、少なくとも換喩であることを知っている思考ではなくて、換喩であることをある独特の仕方で知らない思考である、ということである。換喩であることを「知らない」ということは、つまり彼らは無意識的に換喩で動いている、ということであり、彼らは無意識の換喩、無意識が行う換喩に動かされている、ということである。

ところで、神経症症状も無意識の換喩や隠喩である。しかし神経症者は、それが「何かの」換喩や隠喩であることを――もちろんそれが「何の」換喩や隠喩であることは知らないまでも――知っているのである。だからこそ、彼らは自ら治療を求めるし、その症状は自我異和的となる。
これに対して境界例ではそれがそもそも換喩であることを知らないし――我々にはそれは何かの換喩であることはすぐ解るが――、したがって彼らの症状は自我親和的となる。また境界例には換喩はあっても、隠喩はない。だから我々にはそれが「何の」換喩かすぐ解る。例えば、思春期妄想症の自己臭という症状は対人恐怖の換喩であるとか、境界例レベルの摂食障害は自己のコントロール不全の換喩である、という具合である。もし隠喩であれば、それが何の隠喩であるかは簡単には解らない。だから神経症においては精神分析的解読が必要になるのである。何故なら、換喩は単なる部分への置き換えであるから全体は容易に想像がつくが、隠喩はそこで意味されている全体を別の言葉(シニフィアン)に入れ代えることだから、よほど陳腐な隠喩でもない限り――神経症の隠喩は個人の無意識が行う隠喩であるから、それぞれの生活歴的背景を持ち、決して陳腐な隠喩ではなく、個性的な隠喩である――容易には解読できない。
さて、境界例患者は、彼らの症状が「不可能なこと」の換喩であることを(ある独特の仕方で)知らない、と述べたが、その「不可能なこと」とは何であろうか。それは先程からの例でもわかるように、全てがうまくいくこと、何の問題もないこと(no problem)、全てを解ってもらえること、全てを解り合えること、などなどである。これをひとまず対象関係論者の言葉を借りて「good me, good you」、つまり「all good」と呼んでおこう。ところで我々は――神経症者も含めて――境界例のような魔術思考をしないということは、我々は「all good」は不可能だということを知っているということである。つまり、「all good」は我々の中では抹消されているということである。この「all good」「no problem」とは自他融合、母子融合、精神分析的にいえば「近親相姦」、ラカン流にいえば「享楽」である。[4] そして、これが「否定」され、あり得ないこと、不可能なこととされること、それが「去勢」であり、〈父の名〉の隠喩である。[5]
この否定についてフロイト[6]は『否定』という論文の中で否定に関わる二つの判断をあげている。「配分の判断」と「存在の判断」である。前者は「それは私の中にあるべきか、私の外にあるべきか」という判断であり、後者は「表象された事物が現実に存在するかどうか」という判断である。「all good」が我々の中では抹消されているということは、「all good」は「配分の判断」においてすでに我々の外に締め出された、ということである。ところが、境界例では「all good」が締め出されていない。そして彼らは「配分の判断」に引き続く「存在の判断」において「all good」という「表象された事物が現実に存在」しないことに気づき、これ(例えば、自己臭)さえなければ——あるいはこれ(例えば、ゴムを食べて柔らかくなった頭)さえあれば——「all good」が現実に存在するはずなのに、と言って(考えて)いるわけである。彼らの発症は、現実に「all good」が存在しないという事実に直面して、「それでも存在するはず」という思考と、「いや、やはり現実には存在しない」という思考の間で判断保留している状態、両者の妥協の産物と考えられる。

しかし、境界例は発症までは「正常」で、ここに述べるような魔術的思考は見られないし、発症してからも全ての領域に魔術的思考が見られるわけではない。——仮にもし、発症前から、そしてすべての領域に魔術的思考が認められるとしたら、逆にいえば「all good」が現実に存在するかのように生きていたら、それはマーラーのいう「共生幼児精神病」であろう——。つまり「正常」な思考・自我と、「all good」的魔術的思考・自我とが並列して存在し、ある時、ある状況で一方が出現するわけである。これをフロイトは「自我の分裂」[7]と呼んだ。彼は、自我という一つの体系内での分裂を記載することによって、(自我とエスとの間のように)二つの審級の間の分裂とは異なった新しい過程、いいかえれば抑圧および抑圧されたものの再現であるモデル(すなわち神経症)とは異なる新しい過程を明らかにしようとしたのである。[8]つまり、神経症においては抑圧されたものは自我とは別の審級であるエスに属し——それが、抑圧される、ということだが——、自我は一つの審級のままである。抑圧されたものはエスという自我とは別の審級から(偽装されて)回帰してくるからこそ、それ(つまり神経症症状)は自我異和的である。これに対して倒錯や境界例では自我は分裂しているから自我親和的である。

この「自我の分裂」という概念によってフロイトはそれを『防衛過程における自我の分裂』『精神分析概説』といういずれも未完の遺稿において倒錯と精神病へと迫ろうとした。この「自我の分裂」という概念はその後の精神分析学者によってほとんど取り上げられなかったが、これはフロイトにとっては神経症の抑圧と並ぶ「精神障害の二大メカニズム」である。やや脇道にそれるが、この概念はクライン派では重視され、ビオンはこれを精神病に援用している。しかしこの自我の分裂という概念が果たして精神病に当てはまるかどうかは、後に述べる理由によって、極めて疑問である。またこの「精神病」の中に（躁）うつ病は含まれるのか、つまり躁うつ病は精神病なのか倒錯なのかという点も未解決の大きな問題である。もっと大きな問題は、そのような「自我の分裂」という事態がいかにして成り立つのかということと――これについてはラカン派は母の誘惑と父の怠慢（不在）と定式化している[9]――、発症前は自我の分裂はどのような状態になっているのかという問題である。

ところで境界例にも自我の分裂があるとしたら、――我々は前‐精神（分裂）病には自我の分裂は認めないから――境界例とは結局倒錯である、ということになるのであろうか。確かに臨床的印象として境界例には倒錯と近縁なものが感じられる。実際、境界例には性同一性障害がしばしば認められるし、倒錯には例えば少年Aの「舌」へのこだわり[10]のように、境界例と同様に部分へのこだわりが見られる。つまり全体の換喩としての部分的なイメージへのこだわり・愛着である。これはいわば隠蔽記憶であり、フェティシズムと同じことである。

それでは境界例は倒錯とどこが違うのか。もちろん倒錯では問題となる領域は性的領域であるが、境界例では必ずしもそうではないし、むしろもっと広い対人関係一般が問題になっている。しかし、対人関係とは本来性的関係である――精神分析はそう考える――ことを考えれば、そのことは境界例と倒錯を分ける根本的差異ではない。

根本的に異なる点は、少なくとも（顕在的）倒錯では「all good・享楽」が実現しているのに対して、境界例では実現していない、という点である。境界例では問題となることは、「all good・享楽」が（配分の判断では）あるはずなのに（存在の判断では）ない、ということ、いいかえれば、今の現実にはないが本来あるはず、ということである。そしてそれが彼らの症状である。それは、「all good・享楽」が「あるけどない」、「ないけどある」という分裂した自我の独特の論理であり、「all good・享楽」はないとする「正常な自我」とそれがあるとする「倒錯的自我」の両者のせめぎ合いの妥協の産物である。そのことは、思春期妄想症を例にとれば、「治せ、治せ」と言いつつ一方で「世にも稀な病気で治るはずがない」と主張することからも解る。あるいは、醜貌恐怖の患者が例えば「醜い鼻」を隠すために夏でも大きなマスクをしてかえって目立つという、矛盾した態度にもそのことを窺うことができる。

以上述べた「自我の分裂」はスプリッティングとは異なる。スプリッティングはいわば倒錯的自我の内部でのことである。つまり、「bad object」との関係も「good object」との関係も共に倒錯的自我に関わることである。したがって、その二つが「統合され」て「total object relationship」が確立され「正常な自我」が出来上がるということは考えられない。「統合」されるためには「good object」、およびその単なる裏である「bad object」がともに、廃棄されなくてはならない。「good object」と「bad object」の間をいくら揺れ動いてみたところでそれは統合されることは決してなく、そのような（部分）対象関係が切り離され、去勢されなくてはならない。つまり、部分対象関係（倒錯的自我）と全体対象関係（正常自我）とは次元が異なるのである。それがフロイトのいう自我の「分裂」である。したがって治療は「統合」ではなく、すでに分裂して存在している正常な自我を導入する（前面に出す）ことが肝要となる。もっとも、それは患者が苦しんでいる限りのことで、自我の分裂、すなわち倒錯そのものは必ずしも治療の対象となるわけではない。むしろ倒錯 perversion は正常な自我一つしか持ち合わせていない我々（や神経症者）という「norm-version」に「挑戦」し「違反」することによって異議を唱え、我々の社会の「norm」を動かす存在である。[11] 倒錯という領野は広大である。——ちなみに精神（分裂）病者は「norm」そのものを問う存在といえよう——。

また、自我の分裂は自我の解離とも異なる。自我は玉葱のように数多くの同一化から成り立っている。[12] したがって、ある状況において昔の自我が解離して出てきたとしても不思議ではない。解離は、抑圧されたものの（偽装された形での）回帰という意味での神経症とは異なる。したがってそれはフロイトによってはほとんど探究されなかったし、探究するまでもなかったのであろう。解離は、自我とは異なる審級（エス）に由来するのでなくて、自我という一つの審級に由来するという点では自我の分裂と同じだが、分裂ではなく以前の自我の層の解離なのである。

三、コンクレティスム

やや脇道にそれたが、次に分裂病のコンクレティスムに話題を移そう。その前に、分裂病とはいかなる事態であるかについて論じなくてはならない。というのは、分裂病のコンクレティスムは分裂病という事態そのものの表現ではなく、それに対する一つの態度、ないしはそれから逃れる一つの対処手段である、と筆者は考えるからである。分裂病においても自我の分裂が云々されるが、それは発病してから、もっと詳しくいえば病的体験からの回復過程として見られるものであって、少なくとも病前には自我の分裂は見られない。

先にも述べたように、神経症においても自我の分裂はないが、それは倒錯的自我に相当するもの（享楽）が正常な自我から分裂されるのではなくて、エスへと抑圧されるからである。つまり、『性欲論三篇』でフロイト[13]が「神経症は倒錯のネガである」であると述べているように、倒錯的自我に相当するものはネガ化されるのである。とはいうものの、倒錯的自我に相当するもの（享楽）はネガ化された形で神経症者には存在している。それは、神経症者における（正常な）自我の裏・ネガとして我々に感じられ、それが「神経症的」という我々の印象を形づくっている。

分裂病患者の病前にはこの「裏・ネガ」すらも感じられない。それが分裂病患者を前にした時我々が感じる印象、つまり「無我」——我（を張る）ということは（正常な）自我一つで感じられることではなくて、（正常な）自我が何か別のもの、すなわち「裏・ネガ」と戦っているから感じられる——「白紙」、「シゾイド」という印象である。——ちなみに、躁うつ病患者にもこの「裏・ネガ」は感じられないし、倒錯者や境界例にも感じられないのではないだろうか——。つまり、前 - 精神（分裂）病者は完全に一つの自我で生きており、無理がない、裏がない、前 - 意識がない——というのはネガは前意識を介して現れるから——という印象を受ける。いわば「ultra-normal」である。それはどういうことであろうか。それは、配分の判断で否定（むしろ否認）されるべき「all good・享楽」が、神経症者（や我々）のように（エスへと）抑圧され（て偽装されて回帰し）てくる——いいかえれば、生殺しにされている——わけでもなく、倒錯のように分裂した別の自我の中で生き続けているわけでもなく、いわば完全に抹殺されている、ということである。

　ところで、精神分裂病の発症とはこの完全に抹殺されていたかに見えた「all good・享楽」が外界から戻ってくることである。フロイト[14]はこのことを『シュレーバー症例』において「内界で否定されたものが外界から戻ってくる」と表現している。ここでフロイトの言う「外界」とは心的装置の外部である。心的装置の外部とは「配分の判断」において「私（心的装置）の外にあるべき」とされたということである。「私（心的装置）の外にあるべき」とされたということは、それを表すシニフィアンはない、ということである。——この意味では倒錯といえども「all good・享楽」は記号《シーニュ》であり、心的装置の内部のものであるから、それは真の意味での享楽ではなく、享楽の記号《シーニュ》に過ぎない——。つまり、「all good・享楽」はエスという闇へでもなく、倒錯的自我という明るみへでもなく、まったくの外部へ締め出されているのだから、それが再び現れた時には、それは全く解らないもの、名付けようのないもの、かつて一度も名付けられたことのないもの、今だかつて出会ったことのないもの、と体験される。だからこそ、後にそれが回復過程の中で名付けられたとしても、しばしば言語新作となる。ある私の患者はそれを「コカコーラ」と名付けた[15]。

　また、分裂病者が発症の時に出会うものは、パラノイア者が出会うものとは根本的に異なる。パラノイア者が出会うものは、彼自らが投影したものであり、したがってそれが何であるかをパラノイア者はある意味では知っている。もちろん、誰が何の目的でというようなことまでは知らないにしても、例えばそれは迫害なら迫害という意味方向であることは患者ははじめから知っている。これに対して、分裂病者が発症の時に出会うものは、それが良い（味方する）ものなのか、悪い（迫害する）ものなのかすらも患者には解らないし、そのどちらでもあり得る、あるいはそのどちらでもないように患者には見える。

これは、倒錯に見られること、すなわち（正常な）自我から分裂されていた倒錯的自我が出現してくることとは全く異なる。倒錯者は自分が何に出会ったのかを知っている。というよりそれは、彼があらかじめその倒錯的自我において捜していた対象である。それは、先にも述べたように、「all good・享楽」を意味している記号《シーニュ》である。分裂病が出会うものはあらかじめ知っている記号ではなくて、何を意味しているのか彼には解らないシニフィアンである。分裂病においては、分裂していない（正常な）一つの自我がそれまで彼の出会ったことのないもの、何を意味しているか解らないもの、名付けようのないものに出会うのである。

したがって、ここまでは分裂病者には自我の分裂はない。自我の分裂が始まるのはここからであり、それは妄想（的自我）形成という形で行われ、いわゆる二重帳簿において分裂病的「自我の分裂」は完成する。これは一つの（妄想型）治癒過程であるが、もう一つの治癒過程がある。それが「破瓜型治癒過程」である。[16]

これを説明するには発症の時点へ戻らなくてはならない。「all good・享楽」、つまり思春期における性的欲動の高まりは神経症では抑圧されたものの回帰という形で、倒錯では倒錯的自我という形で現れてくる。それに対して、精神分裂病ではそれはそのままの形で外部から出てくる。生《なま》の形の享楽が外部から出てくるということである。これは自我の象徴的同一性を外部から問われ（お前は何ものなのか、人間なのか）、外部から突き崩されることである。我々は皆象徴的同一性を獲得し、それゆえにこそ「私」であると同時に他と同じ人間として人間社会の中に位置を占めている。この象徴的同一性の根本は最初の象徴的同一化である。この最初の象徴的同一化についてフロイト[17]は、それは「父との同一化」であり、その同一化は「部分的で、極度に制限されたものであり、対象人物の一つの特色だけを借りている」と述べている。

この「一つの特色 einziger Zug」をラカンは[4]「一なる印 trait unaire」と訳しているが、これが象徴的同一化の第一歩である。そしてこれをなさしめるのが〈父の名《ノン》〉である。〈父の名《ノン》〉よって、子供は母と子の融合（all good・享楽・近親相姦）を禁止《ノン》され、そこから引き離（去勢）されて、「一なる印 trait unaire」へと同一化されるわけである。これは主体という子供にとっての謎のxを「一なる印 trait unaire」でもって表す隠喩である。この「1」は母とは別の「1」であると同時に、他の人間と同じ「1」であることを表す記号であって、人間世界・言語の世界におけるその子供の位置を示す記号である。

この（象徴的）同一化は鏡像段階という（最初の）想像的同一化とは異なる。分裂病では鏡像段階という（最初の）想像的同一化はできている。ちなみに、これができないのが自閉症であろう。自閉症は他者の中に自己を見ることがない。だから彼にとっては世界に（まとまった身体像を持った）人間はおらず、何物にも自身を同一化することはない。この点で樫村晴香[18]の論は極めて興味深い。彼はこう述べている。「ボールをボールとして認知する時普通の脳では身体制御系が関与するはずだが、多数派の人の場合は想像的同一化・身体的同一性が科学的認識を相当に代替えするから、（それをしない）自閉症者は多数派の脳にとってより根本的に不気味です」。余談だが、ラカン[5]はこの（最初の）想像的同一化を保証するものは大脳半球である、と述べている。

分裂病では〈父の名《ノン》〉が排除されているから、この最初の象徴的同一性——これが自我理想の核だが——がない。というより、この最初の同一性が「1」ではなくて、何か別のもの——それをここで「1′」とする——になっている。だから前分裂病者は他の人間とは根本的に異なるものに同一化しており、その意味で病前から疎外されている、といえよう。この「1′」は前‐分裂病者を完全に去勢するものである。つまり、享楽をネガという形（神経症）で抑圧して生殺しにするのでも、倒錯的自我の中に生き続けさせるのでもなく、完全に締め出してしまう「1′」である。ところで、いかなる父も完璧な去勢を行うことはできないからこそ、我々正常者はすべて神経症（的）である。このことを考えれば、前分裂病者に見られる完璧な去勢は母によるものと考えざるを得ない。

それはともかく分裂病の発病は「1′」が震撼されることである。つまりお前は何ものか、父とは何かを問われる時である。これは単に発病の時だけでなく、再発の時も、微小再燃の時も同様である。

分裂病者はその治癒過程の中で、この震撼された「1′」の代わりを作り出していく。「1′」の代わり、それをここで他と異なる特別な「1」という意味で「I」と名付けよう。「聖母マリアは一人である、私は一人である、だから私は聖母マリアである」という「ドマルスの原理」[19]はこの「I」という自己同一性を求める極端な例である。「I」を確立すること、それが治癒過程である。治癒とは微小再燃へと陥らないこと、再発しないことである。そのためには、この「I」から決して動かないことである。我々は決して自己の同一性から動かないわけではなく、むしろ常に象徴的／想像的同一化を多少とも繰り返している。それは平たくいうと「sich versezten 自己の置き換え」である。これはブランケンブルク[20]のいうように共通感覚・コモンセンスの超越論的基盤である。分裂病者は（再燃へと陥らないために）この「sich versezten 自己の置き換え」を拒否する。「拒否する」といったが、それは患者の能動面に注目して——つまり治療的に見て——のことであり、見方によってはブランケンブルクのように分裂病者はこのアプリオリな「sich versezten 自己の置き換え」ができない、ということもできる。

どちらと見るかはともかく、分裂病者は治癒過程の中で獲得した「I」という象徴的（分裂病的・妄想的）同一性から大なり小なり一歩も出ようとしない。いいかえれば、他のいかなるものにも同一化しないということである。この点では確かに自閉症と現象的には類似が見られる。自閉症者もいかなるものにも同一化しない、というよりできない、といったほうがよい。これに対して、分裂病者は何ものにも同一化しないのではなく、彼独特の「I」に同一化しており、それ以外のいかなるものにも同一化しようとしない（できない）のである。

このような傾向は何よりも、他者の立場に立たない（立てない）という現象として現れる。これがコンクレティズムの基盤である。コンクレティズムの例としてある患者をあげると、彼女は家族から常に「退院したいなら外泊した時庭の草取りくらいしなさい」と言われていた。ある時庭を潰して駐車場にすることになったが、それを聞いた彼女は

「これで退院できる」と言った。彼女は、彼女の退院を受け入れた時の家族の立場に立とうとしない（できない）のである。冒頭にあげたベッドサイドテーブルの写真の中に夫がいると言う患者も、相手の医師の立場に身をおくことを拒否している（できない）例であろう。現実の他者の立場に立たない（立てない）だけでなく、分裂病者は例えば小説や映画の主人公などの空想上の他者、さらには過去の自分、未来の自分、空想上の自分にも同一化しない（できない）。彼らは過去のことを感情を込めて語ることもしない（できない）し、未来の自分に身をおいてみることもしない（できない）から彼らが語る未来は実感のこもらない絵空事になりがちである。

これはコンラート[21]のいう「乗り越え Überstieg の不能」――彼も、拒否ではなく不能と見ているが――と同じことである。一つのゲシュタルトでしか物を見（れ）ない、ということにもなる。普遍的・抽象的思考とは自分の狭い個別的な自我から離れて物を見ることである。患者はそれをし（でき）ないから、普遍的に物事を見れず一見したところコモンセンスの欠落、抽象思考の不能と映ることになる。

しかし分裂病のコンクレティズムはホルム＝ハドゥラ[2]が指摘するように、器質性脳損傷者と違い、単純に抽象的思考ができないのではなくて、一方で過度に抽象的である。これを彼女は「独特な過抽象化と過具象化」「過度に抽象的な具象化」と呼び、「状況の中で求められている抽象的な意味を持つ関わりを独特に具象化する」と述べている。こういう特徴はビンスワンガーのいう「失敗した三形式」にも見られる。例えば、死病の娘へクリスマスプレゼントに棺桶を送る父親においては、クリスマスプレゼントという行為が有用性という方向に過度に抽象化されているとともに、棺桶という形へと過度に具象化されている[22]。要するにこの「過抽象化と過具象化」は裏表をなす一つの事柄である。

これはまた、津田のいう「決定不能」や高橋のいう「不発の構造」と共通の基盤を持つことである。津田[23]のあげる分裂病の「決定不能」の例を見てみよう。「Aはこのジュースを買うべきかあのジュースを買うべきかで立ち往生してしまうのだが、Aはそのために対処策を編み出していた。それは、今日はどの商品とどの商品をいくらで買って帰ろうと決めておくというものだが、それがうまくいけば『お嫁さん』になれるとAは述べた。しかしAの計画にはしばしば綻《ほころ》びが生じた。例えば千円の買い物をして帰ろうと計画したのが、実際には消費税が加算されて千三十円の支払いを余儀なくされるという事が起こった。この一事によりAは、品物を差し替えて全体の金額を千円にしようと企てながら混乱に陥り、すべてを放り出して帰院した。……Aは何らかの行動を起こすたびに、その都度何かの人物になることを期待しているのだが、それは大岡越前のおかみさん、美智子様などであるとともに、『お嫁さん』とも述べられている」。この場合Aはまず、大岡越前のおかみさんや美智子様などに代表される「お嫁さん」に同一化しようとしている。このお嫁さんこそ、他者と同じ「1」でありながら同じではない特別な「1」、つまり「I」である。だからこそ、それは大岡越前のおかみさんや美智子様などとなる。Aはそれに同一化しようとするが、これは個人の歴史や状況を無視した「過度の抽象化」といえよう。そして過度の抽象化された同一化を「うまい買い物をすること」によって具現化しようとする。そして、それは千円キッカリで買い物をすることへと「過度に具象化」し、その結果「決定不能」へと陥っている。Aのように、個人の歴史や状況を無視して過度の抽象的なものに同一化する限り、それを具現化しようとすれば「過度に具象化」された行動をする以外にない。要はそもそもの出発点は、Aが個人の歴史や状況を無視して「お嫁さん」――我々の文脈では「I」――という過度に抽象的なものに同一化している点にある。もっとも、この例では同一化は成功しておらず、その結果病的体験へと陥っている。この同一化が「成功」した時は一つの治癒と見なすことができる。

高橋[24]が「不発の構造」において考察しているのはこの同一化が「成功」した場合である。高橋のあげる分裂病の「不発の構造」の例を見てみよう。「症例Bで目につくのは繰り返される自己確認と約束である。『仕事に行ってもよいか』という繰り返される問いの内には、何の具体性もない。……患者は『仕事してもよい』という承認によって、病態の好転とは異なる次元で生きている」。この患者は「仕事ができる人間」という「過度に抽象的」な人物に同一化しようとしている。それは我々のいう「I」という象徴的同一性にほかならない。そしてこの患者はそれを具現化しようとして医師にも看護者にも執拗に「仕事をしてもよい」という承認を求める。つまり「過度に抽象的」な同一化は医師や看護者の「仕事をしてもよい」という承認へと「過度に具象化」されているわけである。これはホルム＝ハドゥラが指摘するように、分裂病のコンクレティズムに「独特な」過抽象化と過具象化である。この独特さを高橋は「不発の構造」と捉え、「『不発』とは、ある発話が、我々をある行為的事態と意味の決定不能性の相のもとに拘束し、そうすることによってわれわれの『常識』を無効化するばかりでなく、われわれの『常識』との関係性に、われわれ自身による相対化を迫る事態である」と述べている。実際この「独特さ」は、我々には自明でアプリオリな自己の置き換え――つまり我々の常識――を嘲笑しているかに見える時があるし、実際嘲笑していることもあるであろう。

四、おわりに

魔術思考にもコンクレティズムにも我々の笑いを誘うところがある。「頭が固いからゴムを食べる」という境界例(SPD)患者の言葉を聞いて笑う時、我々は何を笑っているのであろう。それは、頭が固いということとゴムを食べるということとの表面上の繋がりと、本質的な乖離である。そしてそれは結局は、自我の分裂という倒錯的事態に直面した人間が、分裂した二つの自我の間で妥協を見つけようとしていることの表れである。しかし、分裂した二つの自我の間で妥協を見出すことは本来不可能である。我々が笑うのはこの妥協の試みの不可能さ・空虚さである。

これに対して、分裂病のコンクレティズムはどうであろうか。先にあげた「私の夫はその写真の中にいます」と言う患者を考えてみると、この場合は単純に我々が患者を笑っているだけではない。患者も我々を笑っているように見える。我々が笑っているのは、患者が「あなたのご主人はどこにいるのですか」という医師の質問の意味を理解できないこと、つまり患者が医師(他者)の立場に立てないことである。それは結局、患者には自己の置き換えsich versetzen

ができないこと、いいかえれば「常識」・コモンセンスの基盤が欠けているということである。では、患者が我々を笑っている（と少なくとも我々に感じられる）のは、いったい何を笑っている（と我々には感じられる）のであろうか。

それはもちろん我々の常識・コモンセンスそのものである。我々の常識の基盤は「自己の置き換え sich versetzen」であり、それが他者の立場に立つこと、他者と共感できることの根本である。しかし、それは他者（父）のたった「一つの特色 einziger Zug」、「一なる印 trait unaire」への同一化に基づいており、それを自我の同一性の根幹に据えている。この同一化は「たった一つの特徴」という細部に基づくものであり、全体の部分化、一つの換喩である。その限りでこの同一化は想像的・動物生態学的色彩を色濃く残している。いわばそれは自分ではないものに同一化しているわけであって、一つの誤解であり、単なる思い込みである。分裂病者が我々に向けている（と我々に感じられる）嘲笑は、我々が確かだと思っている常識、すなわち他者の立場に立つこと、他者と共感できること、の根底にあるこの誤解、思い込みに向けられているのであり、そう感ずるからこそ我々は彼らに嘲笑されている、と感じるのである。我々の「1」という同一化はこの誤解・思い込みに由来するものであり、分裂病者の「I」という同一化に比べより正しいわけでも、より確固としたものであるわけでもない。

まとめると、分裂病者のコンクレティズムを形づくっている「独特さ」の根幹は、彼らが「I」という象徴的同一性から決して動けない（動こうとしない）という点にある。この「独特の」同一性は「1′」という（曲がりなりにも）人間としての同一性を震撼された患者が、再び病的体験に陥らないために人間としての新たな同一性として確立したものであり、いわば人間であることの証しである。他と同じ人間であるかどうかという最も根本的な同一性である。その意味でこの同一性は極めて抽象的である。しかしながら、同一性とはそもそも同一化によって獲得するほかないから、何か具象的なものに頼らざるを得ない。その意味でそれは極めて具象的である。ビンスワンガーがいう「ヒトの領域で確立されているモデルを求める〝マニエリズム〟」はまさにその典型である。つまり患者は（普遍的な）ヒトである同一性を獲得するための（具象的な）モデルを求めるのである。

最後に結論を述べると、コンクレティズムに代表される分裂病の「(思考)障害」は、分裂病という「病」に陥った人間がそこからの治癒過程として確立した(妄想的)自我同一性を再び「病」へと陥らないために決して手放さ(せ)ないという事態の表現である。

これに対して魔術思考に代表される境界例に見られる「(思考)障害」は、自我の分裂という倒錯的事態に直面した人間が分裂した二つの自我の間で妥協を見つけようとする(空虚な)試みである。

文献

(1) アリエティ(1995)「精神分裂病の解釈Ⅰ・Ⅱ」殿村忠彦・笠原 嘉監訳、みすず書房、東京。
(2) Holm-Hadulla (1982) Der "Konkretismus" als Ausdrruck schizophrenen Denkens, Sprechens und Verhaltens., Nerverarzt 53 : 524-529 (要約:池沢良郎訳 (1989)「分裂病性思考、言語、行動の表現としての『具象化傾向』」精神科治療学 4 : 943-946).
(3) ラカン (1991)『セミネール第Ⅰ巻 フロイトの技法論上・下』小出浩之・鈴木國文・小川豊昭・小川周二訳、岩波書店、東京。
(4) Lacan, J. (1986) Le Séminaire VII L'éthique de la Psychanalyse., Seuil, Paris.
(5) ラカン (1987)『セミネール第Ⅲ巻 精神病上・下』小出浩之・鈴木國文・川津芳照・笠原 嘉訳、岩波書店、東京。
(6) フロイト (1967)「否定」高橋義孝訳『フロイト著作集3』人文書院、京都。
(7) フロイト (1983)「防衛過程における自我の分裂、精神分析概説」小此木啓吾訳『フロイト著作集9』人文書院、京都。
(8) ラプランシュ／ポンタリス (1977)『精神分析用語辞典』みすず書房、東京。
(9) Lacan, J. (1994) Le Séminaire IV, La relation d'objet., Seuil, Paris.

(10) 文芸春秋編集部（1998）「少年A犯罪の全貌」文芸春秋 '98年3月：132.
(11) ジョエル・ドール（1987）『構造と性倒錯』小出浩之訳、青土社、東京。
(12) ラカン（1998）『セミネール第II巻　フロイト理論と精神分析技法における自我上・下』小出浩之・鈴木國文・小川豊昭・南　淳三訳、岩波書店、東京。
(13) フロイト（1969）「性欲論三篇」懸田・吉村訳『フロイト著作集5』人文書院、京都。
(14) フロイト（1983）「自伝的に記述されたパラノイア（妄想性痴呆）の一症例に関する精神分析学的考察」小此木啓吾訳『フロイト著作集9』人文書院、京都。
(15) 小出浩之（1986）『シニフィアンの病い』岩波書店、東京。
(16) 小出浩之（1997）「破瓜型（解体型）分裂病」『臨床精神医学講座3　精神分裂病2』pp. 27-40　中山書店、東京。
(17) フロイト（1970）「集団心理学と自我の分析」小此木啓吾訳『フロイト著作集6』人文書院、京都。
(18) 樫村晴香／保坂和志（1997）「自閉症・言語・存在」現代思想，'97年11月：274-303.
(19) Storch, A. (1965) Über das archaische Denken in der Schizophrenie., in: Wege zur Welt und Existenz des Geisteskranken., Hippokrates Verlag, Stuttgart.
(20) ブランケンブルク（1978）『自明性の喪失』（木村　敏・岡本　進・島　弘嗣訳）みすず書房、東京。
(21) コンラート（1994）『分裂病のはじまり』（山口直彦、安　克昌、中井久夫訳）岩崎学術出版社、東京。
(22) タトシアン（1998）『精神病の現象学』（小川豊昭、山中哲夫訳）みすず書房、東京。
(23) 津田　均（1998）「分裂病者の「決定不能」に関する一考察」精神神経学雑誌　100(5)：261-290.
(24) 高橋　潔（1998）「精神分裂病者の基本体制について——『不発の構造』という観点から——」臨床精神病理　19(1)：19-44.

分裂病治療における精神科医の「誠実さ」をめぐって

杉林　稔

一、はじめに

松本[1]は、慢性分裂病の臨床を論じる際、まず精神病院に勤務する精神科医について語ることから始めている。「そこに住む人間は——職員であろうと患者であろうと——、いつの間にか普通の世界では通用しにくい人間になっていく危険がある」というゴフマン（Goffman, E.）の引用に続いて、「精神病院には、あるいは慢性の分裂病者との接触には、どこかわれわれをひきずり込んでゆく魔力がある。これは（中略）得体の知れない漠然さでわれわれの中に染み込み、われわれを包み込んでゆく類いのものに思える」と記し、さらに、「社会的世俗的常識からはずれうる傾向もまた精神科医に求められている一つの資質なのではないだろうか。シゾフレミンでもいい、ときにはそのような薬を飲んでみるのも精神病者たちとのかかわりに資することになるのではないだろうか」（傍点筆者）と述べている。

シゾフレミンとは、語呂合わせによる架空の薬物である。昔、精神病院に赴任する医者が次々と世俗離れしてゆく様を評して、「精神科医もコントミンならぬシゾフレミンを飲んでしまう」と、ある大学の精神医学教室でささやかれていた、というエピソードに由来する。コントミンは分裂病の治療薬であるが、シゾフレミンは分裂病（シゾフレニア）のようになってしまう薬という含みである。

最近では永田[2]が、分裂病治療における治療者側の問題として、治療者がその時代時代の疾病観に左右され、それによって、診断・成因論・治療方針が変化し、患者もそれに呼応するように変化していく様を自験例を通して示し、時代の「流行」に乗ることの危険性を指摘している。

松本、永田の論考は、分裂病治療における治療者側の問題、つまり精神科医や精神病院や病院スタッフがどのような疾病観を抱き、社会的世俗的常識との関係をどのようにとるかという問題を無視できないことを示している。

ここで取り上げる症例は、発病後約六年にして、精神病院に入院し、その後十年以上にわたって入院継続している症例である。主治医が三人交代しており、筆者は二番目で、二年間担当した。

前回（第二回）の本ワークショップにて、筆者はこの症例を提示し、主観的記述を試みたが、(3)これはその続編となる。ここでは、筆者が次の医師（D医師）に患者を引き継いだ後の経過を中心的に扱う。

D医師に引き継がれて以来、患者の言動に明らかな変化が見られた。一言でいえば、患者は思いのほか「よくなった」。それは筆者にとって心地よい驚きであった。この劇的といってもよいほどの「改善」がなぜもたらされたか、という問いに向かって本論は構成されている。

筆者は主治医を退いてからも、二年後、四年後に、各一回ずつ患者にフォローアップ面接を行った。またD医師にインタビューを行い、筆者の疑問を直接投げかけてみた。(註1)

これらの素材に沿って考察を進めたところ、分裂病治療における精神科医の「誠実さ」とは何か、という倫理的なテーマに行き当たった。このテーマをめぐって、症例と三人の医師との関係性、治療観の変遷、精神病院の変化など、具体的個別的な事象に密着しつつ、考察を試みたい。

二、症例

A子。四十歳代女性。

三人同胞の第三子。名門女子高を卒業するが、この頃からひねくれたことばかり言うようになり、母や姉との口論が絶えなくなった。「わざと人を怒らせるようなことばかり言っていた」と母や姉は振り返る。仕事にもついたが長続きしなかった。放浪する時期と、周囲からの圧迫を感じて家にひきこもる時期とがあった。

二十四歳の時、単科精神病院初診。三十歳の時、被害妄想に基づく暴力行為や放浪、性的放縦が頻回となったため入院し、以降十年以上にわたって入院を継続している。

現在も人格水準の低下と軽度の被害念慮とが認められる。

初診時からの主治医は病院開設者であるB医師であった。

1 B医師が主治医であった時期

入院後も「みんなから嫌われている」「ばかにされる」「私のことを笑っている」などの被害関係妄想と的の外れた即答傾向があり、だらしない行動・態度が続いていた。病棟は女子準閉鎖のE病棟であった。

父親は患者を非常にかわいがり、入院中の患者を連れ歩いて、いくつかの会社に頼み込み、金を払ってでも働かそうとしていた。実際に数日間、父親付きっきりで働いてくることが数回あった。父親は「完全復帰させる」が口癖だった。

無断離院を防止するために、毎月決まった日に、一週間の外泊を決めていた。

入院七年目、父親に痴呆が進行しはじめた。外泊から帰る際、A子が乗っていたバスを自転車で追いかけようとして倒れて骨折し、以降、寝たきりの状態になった。

その頃、A子は男女混合開放のF病棟への転棟を希望したが、いざ転棟してみると、すぐに元のE病棟に戻りたがった。その理由はいずれも、「いじめられる」「私がいなくなるとみんなが喜ぶ」というものだった。F病棟では、他の患者のおやつを盗んだり、暴言を吐いたり、暴力的になることも多かった。三年後、男性患者とのけんかを機に、E病棟に戻った。その半年後、父親が死亡した。A子の家には母親一人が残された。母親は、これを機会に、A子をしっかりしつけようと考えて、外泊中にA子につきまとってそのだらしない行動を注意し続けた。母親が特にこだわったのは、タバコの火の不始末から火事をおこすのではないかという危惧だった。

2　C医師（筆者）が主治医であった時期

その翌年、筆者がその病棟の病棟医になったのを機に、筆者が主治医となった。

筆者は約二年間主治医を担当した。以下、便宜のため、筆者をC医師と呼ぶ。

日頃、C医師には、B医師の診療態度が、患者に対する放任・無責任に映っていた。C医師は、B医師からA子を半ば強引に引き取って、主治医と病棟医を兼任することを選んだ。C医師に限らず、長期在院患者の退院促進を目指していた当時の勤務医達は、患者の退院に消極的であったB医師に対して、批判的であった。

C医師は、まず退行防止を狙って、前回とは別の男女混合開放のG病棟への転棟を試みたが効果なく、約二ヵ月で

E病棟に戻した。

このG病棟にいた時、C医師がA子を隔離室に入れようとして二人で取っ組み合いになったことがある。その時、A子はC医師の顔を叩いた。C医師はそのことを忘れていたが、A子はずっと覚えていて、後のフォローアップ面接で語っている。

C医師は、週一回の定期的面接を導入した。病棟医として、A子の迷惑行為への対応に迫られ、何度もA子と話し合いを持とうとした。しかしA子は、話題と無関係なこと、例えば外泊や退院のことについて、「やせたら退院か」「タバコ吸わんかったら退院か」などど、同じ質問を繰り返した。C医師はそのたびに話の腰を折られ、会話は深みを失い、表層的な言葉のやりとりだけとなった。A子のこのような応答は、接線的応答、平行線的応答、皮相的応答と呼べるものであった。

実例を再掲する。（文献(3)と重複するが、フォローアップ面接との対比のために再掲しておく）

A子「なんや先生おったんか」
C　「診察や」
A子「そうか診察か（嬉しそうに笑う）。外泊いつや」
C　「知ってるやろう」
A子「おかあちゃんはあかん言うねん。タバコ吸わへんかったら退院か？」
C　「おかあちゃんがそう言うんか」
A子「そうや」
C　「外泊の間おかあちゃんに迷惑ばかりかけてるからや」
A子「ああ、そうか」（初めて聞くような顔）
C　「そうかやないで」

A子「タバコやめたら退院やな」
C「関係ない」
A子「痩せたら退院やな」
C「……」（絶句）
A子「外泊いつよ！　なあ、先生！」
C「いつや」
A子「二十日や」
C「それでええやんか」
A子「書いといてえな」
C「いちいち書かんでもいいの」
A子「あ、そうか（初めて聞くような顔）。二十日やな」
C「そう」
A子「眠剤出しといてや、先生の薬よう効くわ。よう眠れるわ」
C「そうか」
A子「眠剤出しといてな」
C「出してるやんか」
A子「ああ、そうか（初めて聞くような顔）。ありがとうな」
C「もうええわ」
A子「もう終わりか。またな」

このような対話中、C医師が体験したことは、患者の内面性の手応えがないこと、不意に感じさせられる無垢さ、多義的で赤裸々な顔、などであった。

このような体験は、C医師が治療者として「自然的」に振る舞おうとする限り、続いた。

A子の迷惑行為が高じてくると、彼女を隔離するようにという圧力が、他の患者や病棟スタッフから沸き上がった。C医師は患者を無意味に隔離したくない、というかなり切迫した思いから、A子以上に文脈を無視した、非日常的なコミュニケーションをしかけることもあった。A子を積極的に模倣し、A子の上手をいくような行為にC医師が出たとき、C医師の態度はすでに「自然的」なものではなく、「作為的」であった（「積極的模倣」として文献(3)に詳述した）。その時C医師の体験世界は自らの行為の滑稽さに包まれてしまい、非常にアイロニカルな境地に追い込まれた。いずれにせよ、C医師がA子とのかかわりについて振り返るとき、決まって、演劇的で戯画的な情景が浮かんできた。

X年六月、C医師が退職するにあたり、当時病棟医であったD医師に主治医を引き継いだ。

3　D医師が主治医であった時期

D医師は定期的面接はせず、廊下などでの立ち話で面接を済ませていた。その際、A子が持ちかけてくる話のうち、現実的な話のみに応じるようにし、一度返答した内容については、繰り返し返答しないようにしていた。A子は相変わらず「やせたら退院か」と繰り返し聞いてきたが、D医師はそれに対して、「六〇キログラムになったら退院させる」とのみ答えた。このように答えると、A子はあっさり納得した。同時に、暴言や迷惑行為、暴力などの頻度が目に見えて減ってきた。逆に、他の患者から暴力や脅かしを受ける回数が増えた。A子はそれでもケロッとしていた。

A子は本当にダイエットに取り組み始め、実際に体重が減りはじめた。二年間で八五キログラムから七〇キログラムになった。服装のだらしなさが少しましになった。

X＋一年一月、震災で自宅が倒壊、母の安否を気にして不安定になった。しばらくは「外泊いつできるの」と繰り返し切迫した様子で聞いていた。

X＋一年三月、A子の体重が減少し、六〇キログラムに近づいてきたことに応じて、D医師は発言を変更し、「五〇キログラムになったら退院できる」と答えるようになった。七月には、「六五キログラムになったら外泊三泊できる、五〇キログラムになったら外泊一週間できる」に変更された。いずれの場合もA子はあっさりD医師の言葉を受け入れた。

X＋一年七月より、A子は他の患者たちの買い物の代行を引き受けるようになった。何人かの患者たちから代金を預かり、歩いて二十分のスーパーまで行って買い物をし、一人分ずつレジを通って、お釣りを受け取り、各人に返すという几帳面さを見せた。代理行為をする理由については、「重いものを持って歩くとやせるから」という。他の患者のおやつには手を出さず、自分はウーロン茶のみ買っていた。あくまでダイエットのつもりだったらしい。

X＋一年十二月からは、母親への頻回の電話がなくなった。「お母ちゃんは足が痛いからベッドから遠い電話に出させるのがかわいそう」と言い、母親の体を気づかってのことだった。

軽度の被害関係念慮は持続していたが、処方の変更はなかった。

4　C医師（筆者）によるフォローアップ面接

《X＋二年》
C医師はA子と二年ぶりに再会した。

C　「やせたね」
A子「そうか。あまり変わらへんわ。来てくれたんか。ありがとうな。あんな、火事でな、火傷してな、手に穴が開いてなあ、病院で……」
C「誰の話？」
A子「お母ちゃんの話や。えーと、パジャマ着てて な、玄関が開かんようになってて、トイレの窓からなあ、逃げたらしい。」
C「地震の時の話？」
A子「そうやがな。近所の人もみんな埋っとったらしいわ。お母ちゃんな、目が見えんようになって、手が震えるらしいわ。病院に入ってるわ。」
C「入院してるの？」
A子「いや、時々行ってるんや。」
C「じゃあ通院？」
A子「そうや。お姉ちゃんもな、子宮筋腫になったんや。血がいっぱい出てな。」
C「あなたも子宮筋腫で手術受けたね。」
A子「そうや。取られてしもた。子宮あらへん。あのなあ、T子（他の患者）が蹴りよんねん。外泊から帰ってきたら、おかし持ってこえへんかったら、つるし上げてしばいたると言いよるねん。先生、怒ったてえや。助けてよ。なあ。お母ちゃん死んだらどうしょう。私も年取ったし。白髪増えたやろ。死んだらどうしょう。私が死んだらお前も殺す、と言われた。お母ちゃん死んだら行くとこあらへん。どうしよう。なあ。男の人怖いねん。T子にいじめられる。タバコ取られるんや。ごはん半分にしたらやせられるんか。アイスクリーム食べたら怒られるんや。コレステロールの薬出してくれへん？」（次々と話題が変わる）
別れ際には、「ごはん半分にしたらやせられるんか。」と繰り返す。

会話の前半、A子は、筆者がメモをとっている間黙って待つようになっていた。相手の事情を考慮できるようになっていた。ある程度話がかみあい、以前のような短文のやりとりではなく、発言の内容にふくらみが出ていた。これらは、筆者が主治医であった時と比較して、いい方向に変化した点であり、筆者にとっては驚きであった。
しかし、会話の後半には以前のパターンが顔を出し、A子は筆者を無視して次々と接線的な発言を繰り返し、話題を共有することができなくなった。

会話の前半でも、深みのある間合いはなく、A子の発言内容とA子の内面との結び付きがわからなかった。震災にまつわる重い内容も、あっさりと、ケロッとして話した。会話のための会話、という印象を与えた。

この会話の前半部分、筆者は不思議な感覚を覚えた。それは、一方で会話がかみあい、スムーズに会話が進展し、会話を通じた心地よい交流を行えている、といういわば「ヒット」した感覚があり、その一方で、以前と同様にA子の心の内面に触れることができないという「空振り」感があった。その両方が、筆者の中に、なぜか矛盾なく共存していることの不思議さがあった。

A子は筆者がまだ主治医であるかのように話し、処方の追加や問題患者への対処をせがんだ。二年間の筆者の不在についての感慨は何もなかった。A子の中では時間は止まっていたかのようであった。少なくとも、筆者の時間感覚とは大きく食い違っていた。

《X＋四年》

さらに二年後、再会した。

再会のあいさつで始まる。A子はうれしそうな顔で開口一番、「やせたやろ」と言う。

あいさつもそこそこに、

「水飲んだらおしっこ出そうになるねん。私、歯に虫歯あるか？　見てえな。すまんけど、なあ、見てえな。」と言って歯を見せる。

歯についての会話がしばらく続く。隣室からやや激しいやりとりが聞こえてくると、

「あれ誰や……誰やろなあ……」と言い、筆者が会話を記録しているのを見て、

「何書いてるの?」と聞く。

A子「先生、病院やめたの、いつ?」

C「四年前。」

A子(Cに耳打ちしながら)「F病棟にいたとき、どついてごめんね。B先生にどつけ、と言われてたんや。痛なかったか?ごめんな。先生の耳、赤いで。あのときの傷か。痛かったんちゃうの。……八時になったら眠剤飲むねん。」

その後、震災の時に母親が体験したことをリアルに再現するように語る。

A子「お母ちゃんは、体重五〇キログラムになったら退院させてやるというんや。」

C「やせたら退院できると思う?」

A子「わからんな……おかあちゃんが死んだらどうしよう。退院したいねん。」

その後、昔話になる。いくつかの出来事について、あれは何年前のことだったかなあ、という話になる。

別れ際、

「先生の家は震災でどうなった? 大丈夫やったか? 子供は大きくなったか?」と気づかいを見せてくれる。

話が脱線しやすいのはあいかわらずだが、X+二年の面接時にも増して、会話のトピックス(話題)を作りやすく、維持しやすくなっていた。過去・現在・未来の大きな時間枠が会話の中に現れ、「あれは何年前……」という具合に時間を計ることができた。しかし、その時筆者の耳が赤かったことと六年前にA子が筆者を叩いたこととを結びつける等、時として過去と現在とが二重写しで語られることもあった。

またA子は筆者への気づかい、心づかいを見せた。筆者を傷つけたことを謝罪し、筆者の健康の心配をした。また母を失うことも心から心配していた。

これら一つ一つが、A子の内面を感じさせ、A子の気持ちが伝わってくるものであった。しかし残念ながら、話題の転換が早いために、一つ一つがそれなりに「感慨深い」内容だったにもかかわらず、それらについての心情をゆっくり共有することができなかった。

それでも筆者を感動させるには十分であった。筆者は面接内容を記録することも覚束なくなっていた。

A子との会話は、不十分ながら、情緒的なものを含めた、ある「流れ」を持っていた。それは心にしみる会話が共通にもつ、「流れ」だった。この「流れ」の心地よい感覚は、今思い出しても、鮮明に思い出せる感覚であり、この感覚に呼び寄せられるようにして、当時のA子の様子や会話の内容や部屋の様子などの具体的な記憶が、懐かしさとともに思い出されてくる。

5　C医師（筆者）によるD医師へのインタビュー

《X＋四年》

（治療上、心がけていたことは？）

A子の治療について、特に、「こうしてやろう」という意識はあまりなかった。迷惑行為が激しくて、注意叱責しなくてはならない患者が他に何人かいたので、正直いってA子にかまっていられなかった。医者が叱る前に、看護婦が叱っているので、それにまかせていた。病棟医として、病棟に長時間いて、いつでも対応できるというゆとりもあったので、あえて、管理的には接しないようにしてみよう、という意識はあった。実際、迷惑行為は、主治医を引き継ぐ少し前くらいから、かなり減少していた、という印象を抱いていた。C医師から引き継いで、目に余る迷惑行為がほとんどなかったので、そのままにしておいただけ。（註2）

（A子についてどんな印象を抱いているか？）

特殊な人だなあ、という感じ。対人的な圧力が少ないから好きなタイプ。

（退院の条件をめぐるやりとりについては？）

「やせたら退院」と返答していたのは、相手にあわせようと思ったから。こちらが「六〇キログラムになったら退院」と言うと、A子のほうから「五〇キログラムになったら退院やな」と、ハードルを上げるようなことを言ってきた。

（実際に接する時にはどのようなスタンスをとろうとしていたか？）

前哨戦をしている、という感覚。相手の出方を見て、会話がつながりそうだったら、つないでみる。つなげなかったら、まあそれまで、と。治療しようという意識は薄く、医師としての役割意識もあまりなかった。まず関係を作ることから、と考えていただけ。手応えがないからまずそれを探る、という感覚だけだった。こちらが何気なく歩いている時に限って、A子から声をかけてきて追いかけてくることが多かった。そういう時に限っていつもより少し会話がかみ合った。向こうから話しかけてくるので、あえてこちらから診察をしに行ったり、診察に呼んだりする必要がなかった。

（B医師の治療態度をどう思うか？）

B医師は患者の病的な部分を、患者に先回りして聞き出そうとするところがある。「前に言っていた〇〇（病的体験）はどうなった？」というふうに。

（D医師はA子に対してどのような意識の向け方をしたか？）

私はたいてい、A子の話をうわの空で聞いていた。意識をA子に全面的に向けたことはなかった。A子は、追うと逃げる。だからむしろA子に私を追わせるようにした。それは意識的にしていた。A子に対して半身になって、しつこく追いかけてきたら、逃げるように心がけていた。ただし、逃げる先は、A子が追いつける範囲内になるようにしていた。A子にとっては医師がA子を「待つ」ことだけでも、「追いかける」ことに等しいのではないかと感じている。私がA子を探すのは、一緒にタバコを吸いたい時だけだった。

（A子との情緒的交流はどうか？）

A子の感情を汲み取ることはやはりできない。泣いたり笑ったりはするが、A子自身が自分の感情を信頼していないように見える。主治医交代して一年後に、「C医師に悪いことをした」と言ってA子が泣いていたことがあったが、それもカリカチュアされているという印象が強かった。

三、考　察

以下、D医師が主治医になってA子が「よくなった」のはなぜか、という問いに向かって、考察を進めたい。

1　D医師の態度

D医師の対応法は次のように整理されるだろう。
一、本人から診察希望がない限り診察しない。
二、現実的な話のみに応じる。一度返答したことについては繰り返し返答しない。
三、A子の話をうわのそらで聞く。
四、あえてA子から「逃げる」ようにして、A子に医師を「追いかけさせる」ようにする。
五、「六〇キログラムになったら退院できる」という虚偽の返答を繰り返す。
六、管理的に接しないように心がける。

このような対応を繰り返すD医師の、A子に対する基本的態度は、次のように要約できるであろう。
一、あえて患者の内面に関心を向けない。
二、患者が理解できる範囲の「現実」を提示する。

三、患者がいつでも参照でき、その度に安心が得られるような参照枠として自らを機能させる。
四、そのためには虚偽の返答を繰り返したり、患者からあえて「逃げる」ことも辞さない。

このような対応、態度が有効に働いたと考えられる（註3）。

D医師の態度と比べ、C医師は患者の内面的な手応えを求めすぎていた。それに対してD医師は、患者の内面を「不問に付した」と表現するのが的確だろう。これは「無視」とは区別されなければならない。患者の内面に関心を寄せつつあえてそれを問わないという姿勢が、D医師の態度に現れていたと考える。これは「関心を向けないという関心」であり「関心のない『ふり』」である。このような姿勢を「沈黙的関心」（註4）と呼びたい。

A子に対してはD医師のように、不用意に患者の内面を探ろうとせず、患者にとっていつでも参照可能な現実枠としてふるまい、患者の内面については「語りえぬもの」として沈黙的関心を払うことが有効であったといえるだろう。D医師のような態度は、自らを「人格」としてではなく「枠」として機能させようという態度でもある。角野は、（4）分裂病の心理治療の際に、治療者の自我を患者の自我の代理として機能させ、治療関係に枠構造をもたらすことの重要性を強調しているが、D医師の態度もそれに通底している。

しかしD医師の態度を手放しで賞賛できるだろうか。

D医師の態度からは全体的に明るいユーモアが感じられるが、一歩間違えばブラックユーモアになりかねない危うさがあり、「社会的世俗的常識」からは随分はずれている。松本のいうように、これも「精神科医に求められる一つの資質」であることには間違いないと思われるが、果たして、どこまでの逸脱が許されるのだろうか。

また、複数の精神科医から次のような指摘をいただいた。つまり、D医師の対応によって確かにA子は「よくなった」が、それを可能にしたのはC医師の「まじめ」な対応があったからではないか。C医師がA子とのコミュニケーションを真正面から受け止めていたことは、「おふざけ」の向こう側にあるA子の真剣な切迫した気持ちに届いていたのではないか、という指摘である。

もしそうであるとすれば、B医師も含めた三医師の対比的考察が必要となり、A子をとりまく病棟スタッフや家族、病院環境等の変化や歴史性まで視野に入れて考察する必要がある。

2　治療関係をとりまく環境

A子を取り巻く環境の変遷に重点を置きながらもう一度A子の経過を振り返っておきたい。今度は、筆者なりの解釈を多数取り入れ、ストーリー性を持たせて記述する。

A子は高校卒業の頃から、分裂病を発症し、徐々に陰性症状が目立つようになっていた。逸脱的行動も多くなったため、精神病院に入院になった。初回入院であるにもかかわらず、主治医のB医師は、退院を視野に入れてはいなかった。A子も退院を望んでいた様子はなかった。A子を呑み込んだB医師と精神病院という環境は、狂気を飲み込み温存する器であった。器自体が狂気をはらんだグレートマザー的環境(4)であった。

このような環境に対して、ドンキホーテ的な戦いを挑んだのがA子の父親であった。娘かわいさのあまり、「完全復帰」への道を盲信的に歩もうとしたが果たせず、病院に帰るA子を追いかけて転倒し、それが原因で寝たきりとなり、死を迎えたことは象徴的である。

いずれにせよ、A子は現実に直面するように迫られることはなかった。B医師を中心とするグレートマザー的環境も、A子に法外な期待をしてそれを形だけでも実現しようとした父親も、どちらもA子に非現実的な構造を与えており、A子は病的世界に安住することができていた。

父親の死後、母親が治療の場に登場した。母親は、現実的目標を定めて、A子にこと細かに注意し続けるという方策をとり、A子を現実の世界に引っぱり出そうとした。そのための手段もまた、現実的、常識的で、通常倫理に則ったものであった。(しかし、この一見正当に見えるアプローチも、A子の現状をみれば、父親のとったアプローチと同じくらい途方もない計画であった。)

病院の診療体制も変化していた。長期入院患者に対して積極的な治療的関与がなされていた。病棟医制が敷かれ、病棟医が各病棟に常駐するようになった。入院治療の主体はB医師から各病棟医へと、半ば強引に引き継がれつつあった。A子も、主治医がC医師に交代し、C医師による「まじめ」で「誠実」な関与を受け続けた。C医師も、母親と同じく、A子の現実的なあるべき姿に関心を寄せて、現実的期待をかけた。(つまり、C医師も母親と同じ轍を踏んだ。)A子は病的世界に安住していられなくなり、かえって病的世界にしがみつくようになった。C医師との交流において、接線的・表面的・皮相的な交流に終始したのは、そのような背景があったのであろう。C医師を叩いたのはB医師に命じられてのことだった、というA子の告白は、それが事実であるかどうかは別として、このころC医師が、B医師的世界と戦うようにしてA子の応答性と戦っていたことを暗示するものであろう。

そこにD医師が主治医として登場した。D医師は患者に「沈黙的関心」を示した。それは、C医師や母親からの倫理的期待(倫理の刺)[5]に刺し貫かれていたA子にほどよい逃げ道を与えた。A子はもはや病的世界にしがみつく必要がなくなり、肩の力が抜けたようにA子らしさを取り戻した。A子にかけられる期待は、現実的なものと、病的世界を保証するものとの両方が共存するものとなった。A子は安心して、病の部分を残しながら健康な部分を発揮するようになった。もっともA子の健康な部分とは、X+四年の面接記録にもみられた驚くほどこまやかなやさしさ、人間的な臭みのない透明で水の流れのような澄んだ心であった。

3　通常倫理からの逸脱を支えるもの

ここで数人の病棟スタッフの証言をもとに、病棟スタッフとA子との関係についてもみておきたい。

数々の迷惑行為にもかかわらず、A子は多くのスタッフから親しまれ、他の患者からも「憎めない人」とみられていた。ある日、職員のプライベートルームの物品が盗まれるという小事件があった。一部の職員は、A子の仕業ではないかと疑った。A子の普段の行状を考えれば、そのように勘繰るのも無理のないことだった。しかし、それに対して真っ先に抗議したのがE病棟のスタッフたちであった。彼女たちは、A子が「そこまでする人ではない」ということを確信していた。

また、A子をめぐっての他職種とのチーム医療が自然発生的に生まれていた。A子は栄養士を見かけては話しかけて、ダイエットの相談をしていたし、PSWにもよく相談を持ちかけていた。栄養士もPSWも真面目に相談に乗り、時折主治医に報告していた。A子の誰彼なしに話しかける性向のおかげで、多くのスタッフがA子を知り、何らかの関心を持っている、という状況ができあがっていた。

これらのエピソードはA子が病院全体の中で愛すべき存在として受容されていたことを示している。「積極的模倣」にまで至ったC医師とA子との「追いかけっこ」のような交流も、D医師とA子との「化かしあい」のような交流も、周囲のスタッフからは、愛すべきほほえましさとして受け入れられていた。両医師が、このような通常倫理から逸脱した対応ができたのも、病院全体が、A子と両医師の営為を、ほほえましく見守る、という構造があったからであろう。

4 「誠実さ」について

さて、C医師とD医師との違いを際立たせている分岐点として、「やせたら退院か」という問いに対する答え方の違いがある。C医師は正直にノーと答え、D医師はイエスと、虚偽の答えをしている。そして皮肉なことに虚偽の答えの方が、A子を「いい」方向に導いている。

D医師のついたうそは、それだけを取り上げれば、通常倫理的には問題のある行為である。しかしA子の方も、D医師のうそを見抜いていたと思われる。X＋四年に「やせたら退院できると思う?」と問われてA子は「わからんな」と答えている。A子もだまされる「ふり」をしたのである。つまり、二人がうそを共有しあい、一緒になって通常の意味での「誠実」をからかうことができた。それは、治療の場にユーモアを漂わせ、二人を見守る周囲の人々の目をなごませ、A子と彼等との関係をも変えていった。D医師のインタビューからうかがわれるように、D医師ははじめから戦略を持っていたわけではなかった。患者との「前哨戦」を通じて、ふと手にした「導きの糸」に逆らわずに従い続けたように見える。この糸は、患者に背を向けて逃げることであったり、うそを共有しあうことであったり、関心のない「ふり」をすることであったりした。つかもうとするとすぐに切れてしまいそうな糸であった。虚実の境界にあって、通常倫理を裏切りつつも、反道徳に陥ることなく、むしろさらに深い倫理に至る道がここに示されていると思われる。

「誠実」をキーワードとしてもう一度まとめてみよう。

C医師のA子に対する態度は「誠実」であったといえるだろう。しかし皮肉にも「誠実」であろうとすればするほどA子は表面的な応答性の中に埋没していった。C医師は「積極的模倣」を敢行したが、「誠実」が極まって「滑稽」となってしまい、医師自身が自らを見失うこととなった。しかしこの時おそらくC医師はA子のすぐそばまで近よっていたのではないかと今になって思う。この体験があったからこそ、C医師はその後のA子の変化に大いに驚き深く感動することができたのであろう。D医師の方は、先に記したように、はじめから「誠実」に対して半身に構えた。両医師に共通することは、二人とも「誠実」な動機を手放すことなく同時に「誠実」な態度から逸脱していった点である。違いは、C医師はがむしゃらに突き進み、D医師はスマートにこなしたということであろう。

最後になって両医師の共通点を強調することとなったが、これまで述べてきたように相違点も多い。これ以上整理したり要約したりすることは現象の複雑さそのものを裏切ってしまう畏れを感じている。

最後にシゾフレミンについて。

精神病院に勤務し、慢性分裂病患者の治療に携わるとき、シゾフレミンの服用は必然であろう。われわれはその効果と副作用をよく知った上で、上手にそれとつきあう術（臨床の知）を身につける必要があるだろう。B・C・Dの三医師もそれぞれにシゾフレミンを服用していたが、その服薬への態度や薬効の程度は、各々に異なり、その違いは本論で検討してきた通りである。誰が一番上手にその薬とつきあっていたのかという判断はとても難しいが、臨床問題としては常につきつけられる倫理的テーマである。

註

（註1）　A子もD医師も、快くインタビューに応じていただいた。お二人のご協力に感謝します。

（註2）　筆者（C医師）は、D医師が言うほどA子の迷惑行為が減少しているとは感じていなかった。この認識のズレは、筆者が主治医として「主観性」に傾き、D医師が病棟医として「客観性」に傾いていたことによるだろう。すでに主治医交代の前に、回復に向けての何らかの傾向があったが、筆者がそれに気づかなかったと考えるべきであろう。もちろんD医師への主治医交代がA子に決定的な影響を与えたことも確実である。

（註3）　もちろんこのような対応法や態度をマニュアルとして推奨しているわけではない。

（註４）　これは松尾の[6]「非対象化的無関心的沈黙」から想を得たものである。筆者はこの沈黙をA子に試してみたが、彼女はそれを無視して延々と筆者に問いかけ続け、筆者は根負けしてしまった。[3] A子の饒舌に対してD医師が示した「沈黙的関心」は、実質的に「非対象化的無関心的沈黙」を体現していたと考えられる。またあえて「沈黙的関心」と表現しているように、ただ関心を向けないこと（無関心）とは全く別であることをあらためて強調しておきたい。往々にして「関心を向けない『ふり』」をしている間に『ふり』が滑り落ちて知らぬ間に「関心のない」状態に陥る危険性は多々あるのである。

文献

（1）松本雅彦（1986）「精神分裂病と強迫―慢性分裂病者にみる常同、強迫、途絶症状の意味―」高橋俊彦編『分裂病の精神病理15』東京大学出版会、東京。
（2）永田俊彦（1996）「分裂病の疾病観と治療」花村誠一・加藤敏編『分裂病論の現在』弘文堂、東京。
（3）杉林稔（1999）「分裂病を主観的に記述すること」永田俊彦編『精神分裂病―臨床と病理２』人文書院、京都。
（4）角野善宏（1998）『分裂病の心理療法』日本評論社、東京。
（5）吉岡眞吾（1998）「精神分裂病者が治療者に与える親和的な印象と治療について」治療の聲　１（１）。
（6）松尾正（1987）『沈黙と自閉』海鳴社、東京。

治療の視点から見た一慢性分裂病者の「反復的態度」

関根　義夫

一、はじめに

本シリーズの前巻で、私は接触の困難な慢性分裂病の一女性の治療過程について報告した[1]が、その時、面接頻度に関するリズム性の問題に触れた。その要点は、このような接触の困難な病者の場合には、ある一定の間隔（私の場合には一週間に一度だった）をおいての定期的な接触の、長期にわたる継続が治療的に有効な場合がある、ということの指摘だった。

これと同じ内容を別の研究会で話したところ、「患者の常同性に対して、治療もまた常同的に対したということではないか」との指摘を受けた。この指摘は、私に一つの考えを抱かせることになった。つまり、慢性分裂病者における「常同性」を、治療関係の視点から見たとき、回復に向かう方向での何らかの発展が期待し得ないだろうか、という問題だった。

一般に、「常同性あるいは常同　Stereotypie」は、西丸[2]によれば、「同じ表情、行動、言語が目的もなくいつも反復されること」と定義されてる。しかし、「常同」は、必ずしも、単純な表情、行動、言語の繰り返しだけに限らない。Jaspers[3]は「精神的なもの全体にわたる極端な形の習慣」としるしているし、また、Minkowski[4]は、分裂病者が繰り返しとる、ある種の特有な態度に注目し、これに「精神的常同症　stéréotypie psychique」と名づけた。それは病者の全体的な生活のあり方、考え方に広げて考えることができる。

さらに、現在の時点では全く意味のない単純な常同と見なされる行為も、かってはその患者にとっての意味を十分に有していたとも考えられる。[5][6]

このような観点から考えると、ある意味では硬化した「常同性」にまでは至らないとしても、慢性の分裂病者にときとして認められる、他者（特に治療者）に対して繰り返される問いかけの反復（以下「反復的態度」と呼ぶことにする）は注目に値する。[7]もっともその「反復的態度」は、その都度では、一見意味があるようにみえ、その限りでは必ずしも「常同的」とはいえないものの、これが何ヶ月も何年も、面接の度ごとに繰り返される時にはやはり、一種の「常同性」の色彩を帯びてくることを否めないのではあるが。しかしこの態度は決して無意味な言動の単なる繰り返しとは思われず、それ以上の意味を持っているようにみえる。もちろん強迫としての確認とも区別される。[8]

今回は、一慢性分裂病女性に見られた、面接の度ごとに繰り返された治療者への反復的な語りかけ、問いかけの態度を取り上げ、その都度の治療者の対応の姿勢をも考慮に入れつつ、治療的観点からその意味を考えてみたい。もちろんここで取り上げる「反復的態度」は妄想に根を下ろした言動である。しかし、たとへ患者の妄想世界からの言動ではあっても、面接の度ごとにほぼ毎回繰り返された患者のこの態度が治療者への一種の呼びかけでもあり、一時期、毎回の面接で、患者と治療者をつなぐ共通の話題となったことも確かである。そして事実、このような治療経過の中で患者の日常に、ある種の変化が認められた。もし慢性分裂病者の回復が、患者の世界とそれを取り巻く外界、あるいは他者との交通がその糸口となって多少でも進展するものであるとするなら、これは治療的にみて決して小さなことではないと考える。もっとも妄想型の、しかも慢性の病者の回復はもちろんそう簡単なことではなく、この報告もどの辺まで変わり得たかという途上の報告とならざるを得なかったことを付け加えておく。

二、症例

症例Aは二十二歳時に初回入院して以来、過去に入院歴七回、今回の入院からすでに二十五年を経過している、一九三三年生まれの慢性分裂病の女性である。この間二十四歳で結婚し、一子をもうけたが、病状再燃し入院、まもなく離婚となり、子供は相手に引き取られることになった。

筆者がこの症例に興味をひかれたのは、看護記録に再三現れている、病棟の奥で、浴室の前で「独語、空笑がしきり」あるいは「まるで誰かと話しているみたいだ」といった記載にも関わらず、本人は面接の度ごとに「もうそろそろ退院してもいいんじゃあないかと思うんですよ。訴えもないんですから」と何事もなかったかのように言い、あるいは二十数年にもわたる長期の入院という自分の境遇にも関わらず、「どこも悪くないんですよ」、と言って穏やかに笑っている、という奇妙な彼女のあり方に対してであった。

彼女は最初の面接の時(一九九二年一月)から、人なつこい笑顔で筆者に対し、礼儀も整っており、穏やかな印象を与えた。中背で、ややずんぐりとし、化粧気の全くといってよいほどにない、日に焼けた丸い顔、肌の色も浅黒く、髪も半分は白くなっている、中年から初老にかかる年格好の婦人である。

当時の処方はクロフェクトン五〇mgが朝、夕、分二で出されているだけだった。彼女には拒薬はない。最初の頃の面接では、毎回粗末な同じ服装をして診察室に現れた。

日中は廊下を歩いたり、ベランダを歩いたりして過ごし、またテレビは結構見ているようで、世間の動きにも無関心というわけでは決してなかった。

バス旅行、盆踊り、一緒の散歩などの病棟行事には一応参加するが、本当は行きたくないのだが、仕方なしに、といった感じが強く、自分からの散歩や外出は全くしない。周囲の動きから何か距離をとっているふうにみえる。配膳作業や作業療法棟への勧めにも「私は体が弱いので」と消極的で、一貫して関心を示さなかった。開放病棟に行ってみないか、と勧めると、長い人がいて威張っているからいやだ、と言った後、突然「私はこの十二月に退院いたします」などと言うが、それを実行しようとする様子は全くない。

今回の入院に関して聞いてみると、「病気のために急に落ち着かなくなったんです。入院してもおとなしかったですよ。看護婦さんに怒られたこともなかったし」。（落ち着かなくなったって言うけど、そのとき何か聞こえてきたとか？）「前の病棟の頃四ヶ月あったくらい。他はどこも悪くないのに、精神科をやられてしまったんですよ。人が怖くなるということはないけれども、何となく周りが怖くなってしまうんです。入ってしまえばすぐに直ってしまうんです。用心のために入院しているのです」。

彼女のいう「精神科をやられた」ということがどのような事態を指しているのか分からないが、ある種の幻覚妄想状態であったのかもしれない。

しかし、なんといっても特徴的なことは、彼女は最初の出会いから一貫して、自分はおかしくない、全く変わりありません、と、語って譲らないにもかかわらず、だからといって強硬に退院を要求するといったことが全くみられなかったことである。

（廊下で独り言、って聞いたけど）「独り言？　それ病気の症状でしょ？そんなのないですよ」。

（何か聞こえてくると言うこともあるんですか？）「私にはそういう症状はありません」。（しゃべるのは聞こえてくるから？）「私には幻聴はありませんよ！」
「変わりありません。よく眠れています。私不眠症ではないんです」等々。しかもこれらの言葉はきわめて穏やかに、ほとんどいつもやわらかな笑顔で語られた。

しかし二年目に入る頃から、穏やかではあるが、一貫して自分が正常であるというそれまでの姿勢は基本的には変わらないにしても、どこか感情の表現が少しずつより自然に見られるようになってきた。顔の表情も最初の頃に比べてどこか潤いがあり、穏やかさを感じさせ、女性的な優美さもうかがえるようになった。勿論そのころでも、ナースによれば、独語は相変わらずで、廊下を歩きながら、大きな声で、あたかも誰かと話しているかのようだ、という状態が続いてはいた。

ある時彼女の方から「私、春日八郎のファンなんです」と話しだし、それに続いて「でもこの頃あまり出ないんですよね」と、少し淋しそうに顔を曇らせることがあった。

面接を開始してから約三年目の頃、主治医は何となく本人に淋しさの影のようなものを感じるようになり、思い切ってこれを面接の時に問うてみることにした。

（ときに淋しいこともある？）「ある」。（そういう時はどうするの？）「独りで泣いている」。誰かに話すとかは？　と聞いてみると、「ここにいる人はみんな病気でしょう？」と言う。本当は誰と話したいのかな？　と問うと「うーん」と言ったまま笑っている。

しかし、三年にして初めて、自分にも「淋しいことがある」と認めたことは、一貫して何にも問題がないかのように振る舞ってきていた、いままでの彼女の姿勢からみると大きな変化と思われた。

時々淋しくなる、その時には自然と涙が出てくる、と言って自分の指で涙の出る仕草をする。いままでに10回くらいあった。この一週間は一回くらい、と言う。なかなか他の人には言えないんだろうな、と主治医は俯いて独り言のように言っておく。笑って受けとめている。

(淋しくなること?・)「ある」。(理由は何かあるのかな?・)「この病院にいるのがいやなの」。(そう思った特別な原因はあるの?・)「特にはない」。ずっと長い間治療してきたので病院にいるけど、もし病院がいやなら、外出とか外泊を考える方向で退院を目指そう、と伝える。いつもと変わらない穏やかさで、静かな物腰である。背後に何か体験が潜んでいるようにはとても思えない。

しかし、初めての面接から三年三ヶ月たった時、ひょんな事から面接の話題が「幻聴」の話になった。彼女の語るところは次のようであった。

その人はよくテレビに出てきていたが、この頃出なくなった。その人とは、春日八郎のこと。私は十八歳の頃からファンであった。自分が丸顔なので面長の人が好きだった。自分が離婚した人もそうだった。先生から、独り言は誰かと話しているの?と言われた時、ちょっと言いましたけれども、聞こえてくるんです。まだ先生に話していないけれども、いろいろと……。主人だった人の家は普通の家だけれども、春日の家は○○にあって、大きなお屋敷なんです。そういうことのできる家なんです。「そういうこと」、というのは幻聴で聞こえさせることです。春日八郎は昭和四年生まれ、私は昭和八年生まれだから四と八でヨツヤ(四谷)にお屋敷があるんです。そこには私の服も置いてあり、茶々も住み、小猫ちゃんも飼っているので、退院したら、来てもいい、と言って来るんです。私はその日(春日八郎と結婚する日)を待っているんです(と言って目頭を押さえてさめざめと涙を流す!・)。春日八郎の本名は渡辺ミノルで、渡辺家の嫁は代々精神病なんです。(と言って、急に主治医に顔を寄せて、内緒話、といったふうに）その日が来たら先生にもお話ししますからね！　ここでは看護婦さんがいるから、あまり大きな声では言えないんです、と言う。
そして最後に「幻聴なんで、病気ではないんです」と言って、にっこり笑って立っていく！

以前にも、相手がある、向こうから話してくる、幻の家系だ、お父さんもいるらしい、などと話してくれたことがあるが、このように生々しく話してくれたのは今回が初めてだった。しかも、この時を境にして、それからほぼ二年半の間、ほとんどの面接場面でこれに関係した話が語られることになった。

四十の時の入籍がよいので籍を入れろって。私は前の人と別れたくはなかったんですよ。あちらの人もそうだったと思いますよ。そこに春日（実は渡辺）さんが入ってきて、向こうと話をつけたらしいですよ。

自分が何でこういうところ（精神科の病院）に入っているのか分からない。渡辺家は代々嫁が精神科に入院させられることになっているんですよ。

十年くらい前に「もう届けが出されている」と聞こえてきた。「僕も小さいときから遠くで見ていた。いまは結婚しているが、離婚してお前と四十八年十一月十六日の大安の日に入籍した。伊勢丹や不二家・ミルキーの社長をしている。伊勢丹は足袋を商っていたし、不二家はお鍋をもってミルクを買いに来た。そこから始まった」と。

面接の度ごとに語られるこれらのことは、それ以前の彼女の一見穏やかさを保った外見からは想像もできなかったことであった。一度は、主治医があまり彼女の精神内界に興味を持ちすぎ、心理的に刺激してしまったので、彼女に妄想世界を創り出させてしまったか、と思ったが、このような世界を語っても彼女の日常生活はそれまでとほとんど変わるところはなかった。そのような状況から、これが急性の増悪ではなく、彼女が自分の内的世界（妄想）をそのままに明かしてくれたものと受け取った。

ところで、このように自分の内的な体験を明かしてくれた彼女との、それ以後の面接できわめて特徴的なことが一つあった。それは、自分に伝えられる「渡辺家」からの知らせと同じものが、主治医にも必ず同じようにその耳に入るはずだ、と固く信じこんでいる風があることだった。そのことは、この時以後の、ほとんど毎回の面接時に、繰り返し繰り返し、主治医に問いかける、という形で現れてきた。以下に主治医とのやりとりの一部を引用しておく。

「先生にも入れておくって言ってきましたけど、先生ご存じですよね」――いやー、何も知らなかったよ。あなたが話してくれたので初めて分かったよ。

「お話ししているんです。先生のところには入っていないですか」――こないなー。「そういうことができるお宅なんです。電話も手紙も来ないんですけど、耳と頭を通して聞こえてくるんです」――私の声が、いま聞こえるように聞こえるんですか？「違います。耳と頭を通して聞こえてくるんですよ」――不思議だね！　彼女も実に不思議だ、といった表情で、うれしそうに頷く。

ある年の最後の面接。自分でもどうしていよいか分からない、むなしい、と言う。「先生、連絡は入りませんでしたか？」――今のところ入ってない、と言うと何かがっかりしたような表情。「でも本当なんです。今年中には入ると思いますよ」――うん、待ってみるよ。でもたとえ、連絡が入らなかったとしても、私はあなたが嘘を言ったとは思わないよ。あなたはずっと本当のことを言ってくれた、と思っている、と伝える。

この頃具合がいいようなので、ナースから「開放はどうか」、と勧められている、と言う。「でも私はこの病棟から退院したいんです。渡辺さんがいつ退院するの、と言ってくるんです。……私、幸せになりたいの、渡辺さんと……」と言って目を潤ませる。……退院については主治医と相談するから、と「渡辺さん」に言っておくように、と伝える。

昨夜十二時ころ目が覚めたら聞こえてきた。あの人（渡辺さん）はずっと起きて話しているらしい。先生も聞いてますよ、と言っている。じゃあ私の声が聞こえるの？　と聞いてみると、どうもそうではなく、声の主が、先生も今話しているこの声を聞いている、と言ってくる、ということらしい。先生には何の連絡もないけれど、と、ややオーバーに驚いて言うと「そうですか」と、いかにも、不思議だ、といった表情を示す。「私のは妄想でもないし、聞こえてくる病気でもない、作り事でもない」と言う。作り事ではない点は同意する。主治医に連絡が入りさえすれば、自分は外泊もできるのだ、と言う。外泊は、連絡が入ろうが入るまいが、その声には無関係に可能であることを伝える。

「木曜日に、先生に話が入っているって聞こえてくるんですよ」——……それが入ってないんだよ。「そうですか。でも入っているって言ってくるんですよ」——入ってこなくても、先生はあなたが今まで苦労して真面目に生きてきているということが、あなた自身の話でよく分かるよ。だから入ってこなくてもいい、と思っている。「私は泣き騒いだり、暴れたりはしなかった、我慢していたんです」——それは誰にも出来ることではない大変なことだった。その苦悩を補う意味で、「渡辺さん」に頼ったのかもしれない、と主治医の考えを述べると、彼女は真面目な表情で、やや緊張した面もちで聞いている。

昨日、院内喫茶店に行き、その後庭を散歩してみた、と言う。満開とまではいかなかったけれど、桜がきれいでしたよ、と彼女の方から話してくれる。そう、よかったね！と言うと、いつもの話には全く触れず、おだやかな表情を見せて立っていく。

このような具合に、ほとんど毎回の面接で、「先生にも必ず入りますよ」あるいは「先生に話した、と言ってきましたよ」、「先生のところにも、木曜日に入ることになっている、と言っています」という彼女に対して主治医は、「実はまだ入っていないんだよな」とか「今週も入らなかったよ」などと答え、さらには「今のところはいってない。入ってないけれども、たとえ入らなくてもあなた自身が話の分かる人であり、自分で自分のことを十分に話せる人なので、主治医の私としては、これからのあなたのことも、あなた自身と相談すればよい、と思っている。だから、まだ会ったこともない第三者の人があなたと私の間に入る必要はないと思う」あるいは「あなたからいつも十分に話してもらっているので、他の人からの話は特別には必要とは思わないけれども、もう少し待ってみるよ」と答えるようにしていた。彼女は時には「そうですね」と言い、うつむきながら、やや顔を紅潮させて静かに頷いていた。

彼女は主治医に連絡が入らないと、自分のこれからのこと、外出も外泊も、そして退院も決まらないと考えているようなので、この点も、連絡のあるなしに関係なく、彼女自身とお家のみなさんと主治医の私との相談で決めてもよいことであると、伝えてきた。

待っている時、先生に入っているよ、と聞こえてきました。近いうちに入ると思います、と言う。先生には入っていないよ、と伝えると、彼女は「先生は黙っているんではないですか」と言うので、私があなたに嘘を言っても何の特にもならないよ、と言うと、そうですね、と言って考え込んでいる。

「先生も聞いているよ」と言うのでそのうち、先生にも入ると思う、と言う。――先生には何にも入らないんだよな。「おかしいですね。私、嘘言ってないですよ」――あなたが嘘を言っているとは全然考えてない。「私の立場がなくなってしまいますね。」――あなたは決して嘘を言っているのではないから、あなたの立場は安泰だよ！「私〝あた〟(「意地悪」の意)をしているのかしら」。

「先生、入ってますか」が始まって約一年の頃、外出のことを話題にしてみる。「外出といっても私、財布もないし、傘もないんです」――財布は看護婦さんに選んでもらえばいいし、傘だってそんなに高くはないよ。「そうね！　今日みたいに晴れた日に行けばいいのにね！」――外出が特にイヤだ、ということは?・「ないですよ、怖いということもないし」。この日はいつもの話は出ないので、こちらから触れないでおく。

あなたから「きっと入る」、言われ初めてもう一年以上になるんだけれども入ってこないですね。私は、あなたが嘘を言っているなどとは決して思わないですよ。でも渡辺さんのことはほんとなんですかね？……そうですね……、と言って彼女はしばらく考え込んでいる。しばらく考えた後、私退院しようかしら、外泊もしてみたいし、と言う。

入ってはいませんか？　と言うので、「いないよ」と言うと、「おかしいな。……でもきっと入りますよ」――入らなくてもいいと思うけどね！だってあなたが実によく話してくれるからね！「でも私の話なんかはほんの少しで、もっともっと細かいことがあるのよ！」――でも、あなたの話で、これまであなたが随分苦労をしてきている、ということが分かった、と言うと彼女はなんと、目を潤ませて聞いている！　しばらくしてから「そうね、この間先生からそう言われて、自分でも、そうかな、と思ったけど……」――もう忘れていいんじゃあないかな？「そうね……」。それとは別に、外出、外泊を考えていこう！「そうですね」

先生に話そうか、どうしようか迷っている、と言いながらニヤニヤしている。春日八郎から入ってくる、三月十八日から四月十八日までに一ヶ月間舞台があるから退院はできない、と。こういうことがいままでたくさんあった。時期は夏だったり、秋だったり。リサイタルがあるからとか、何があるから、とか言ってくる。そして結局退院も外泊もできないできたんです、と言う。しかしそう言った後に、これから買い物に行くので、お金を降ろしたい、と言う。

外出してきた！　病院の前の小僧寿司でお稲荷さんを買ってきた。「スーパーにも行きました。久しぶりなのでキョロキョロしてしまいました」と恥ずかしそうに笑う。いつもの話は出ない。

先生に話が入っていると思いますよ、と言う。じゃあ、先生が嘘を言っているということ？　と聞いてみると、「と思います！」と言って屈託なく笑う。「自分が何でこういうところに入っているのか分からない。渡辺家は代々嫁が精神科に入院させられることになっているんですよ」――あなたにとって「渡辺」さんの存在がとても大事であることはよく分かる、と伝える。立っていく時、「いつか入ると思いますよ」と笑って言う。

「この連休、先生もゆっくりなさるのできっと入ると思っていました。先生に話が入らないと、私のことは決まらないので、お先真っ暗なんです」――わたしには何も入っていないけれども、あなたのこれからのことは心配いらない、あなたからみんな入ってくるから。あなたの経験している世界も大切。でもまたごく普通の世界も大切にしていこう。と伝えると、そうですね、と言うがその後「でも先生今日きっと入ると思いますよ」と言う。

二週間何もなかったよ、と言うと、おかしいですね、と小首を傾げている。「私はいつもお話ししているの。もう少し待っていてください」――病気と関係していると思うよ、と言うと、そうかな……、と言って考え込む。私がやっているんではないんですけどね、と言う。先生にお話があるまで待っています、と言って立っていく。

本人納得の上でリスペリドン開始一mg一x朝

私は渡辺家の者になっているから、先生のところに話が入らないと、私のことは何も決まらない、と言う。でも現実には離婚が成立しているのでは？と現実の話を出してみる。「でも十年前に、もう結婚の届けが出されている、と聞こえてきたんです」と言い、「私の知らない話がどんどん入ってくる」と言った後で、「実は私も少し迷っているんです。だから先生の言うことも分かるんです」と言う！　しかしその後で、また「先生にはもうてっきり入っていると思っていた」と言う。

リスペリドン二mg二x朝、夕とする。

新しい薬ではとくに変わったことはない。今週は特に入らなかった、と言う。私にも入らなかったよ、と主治医が言うと、そうですか、おかしいな、私が話すよりももっとたくさんのことがあるはずなんですけれどね、と言う。あなたが話してくれることで十分、あなたが全部話してくれるから、それ以上は必要ないと思う、と伝えるすると、私、涙が出ちゃうわ、と言って目を拭っている。

昨日、何人かで、院内を散歩したという。最近には珍しいこと！

「渡辺さんが私のことを決める。先生に入らないと、先生は決めかねているんでしょ?」と言う。——そんなことはないよ、あなたは任意入院だし、あなたからありのままの話を聞いているし、と言うと、「もっと進んでいるんですよ、先生には申し訳ないんですけれど」というので、私は「渡辺さん」を信用している。渡辺さんだって結局はあなたのことを考えていると思う。だから、そう変わったことを考えているとは思わない、と言うと、笑みを浮かべ、俯きながらゆっくり頷いている。昨日同室の人と、近くの店に買い物に行った、と言う!

一昨日、兄嫁と妹が面会に来て、一緒に吉祥寺と国分寺のデパートに行ってきた。改札口に駅員さんがいないで、切符を機械に入れるようになっているのには驚いたらしい。「随分変わったんですね、あれはいつからですか?」。セーターとコートを買ってもらった、と実にうれしそう。あまりたくさんの人がいるのでびっくりしたようだ。しかしとても楽しかった、と言う。これからは独りでも外出できるから、と伝えると、これもうれしそうに「行ってみたい!」と言う。

茶系のとっくりセーターとグレイのカーデガンがよく似合う。変わりないです、と言ってそのまま終わりそうになったので、こちらから、まだお話ししているの? と聞いてみると、黙って意味ありげに上目遣いでこちらを見て笑う。先生の方にはまだ話はないよ、「そう? 必ずあると思いますよ」と言うので、あなたからそう言われ続けてもう二年半にもなるよ! と言うと、「ああそう! まだ一年くらいかと思った」と言う。先生に話が入らないと、私の退院も外泊も決まらないんです、と言う。——そんなことはない、あなたがみんな話してくれるから、と伝える。渡辺家との関係ではなく外泊も退院もあなたと私、それからお兄さんたちやお家の方々との相談で決めることができること、あなたの話はでたらめではなく、本当にそう考えている事を話してくれていると思っている、と伝える。すると、彼女はこちらをまっすぐ見て、口を結び、笑顔を含んだ表情で大きく頷いて立っていく。

年末年始に外泊ができるといいね、と言うと、考え深そうにゆっくり頷く。「私には夢があるんですよ。渡辺とのこと、籍に入れるんです」。そう、それは楽しい夢だね! と応じておく。彼女はゆっくり笑みを浮かべて頷く。その夢と外出、外泊とは別で、その夢がたとえ実現出来ないときでも外出、外泊はいいんだからねと、伝えると、笑みを浮かべながらゆっくり頷く。

先生にはクリスマスだから、入ると思いますよ、と言う。たとえ入らなくても、あなたからすべて聞いているから、入ったも同じ。外泊も、お家の方さえ了承すればよい。退院もできる、と伝えると、実に神妙な、まじめな顔つきになって頷く。あさって……さんと外出します、と言い、両手をメガフォンのようにして耳打ちするかのように「鍋焼きうどん食べてきます」と言って笑う。先生よいお年を！　と挨拶して立っていく。

三、考　察

1　治療経過の推移について

彼女の治療経過は次の三つの時期に区分される。

第一の時期は筆者が主治医になってからの最初の約二年間で、この時期には彼女は一貫して、自分はどこも悪くない、という姿勢を崩そうとしなかったことが特徴であった。「病気と見られることを拒否していた時期」といえよう。

第二の時期は面接時のテーマに「淋しい」という表現が登場し、彼女が、自分にも淋しい時がある、ということを認めた時期である。まさに「淋しさの感情を認めた時期」といえる。この時期は第一の時期と次の時期の間に挟まれた、約一年三ヶ月ほどの期間がこれに当たる。

第三の時期は、最初の出会いから三年三ヶ月経ったときに突如として始まった。彼女が自分の妄想世界を突然語りだし、しかも主治医にその世界の住人からの連絡があると信じて、毎回の面接時にその連絡の有無を反復して確認しようとした時期である。とともにその一方、それまで自分からはほとんどしたことのなかった散歩や外出をするようになっていった時期でもある。逆説的だが「妄想を語り始めるとともに現実に関心が向き始めた時期」といえる。今回の「反復的態度」の治療的意味については、この第三の時期を経過するうちに思いつかれたことである。以下この第三の時期にしぼって考察を加える。

2 「反復的態度」の出現

すでに述べたように、この時期に、彼女はまさに突然、次々と彼女の世界、すなわち「妄想」を主治医に語りはじめた。彼女の経験の世界そのものについては、その荒唐無稽な内容をも含めて、そのまま頷きつつ聞いているほかはなかった。

しかしこの時期のもう一つの特徴は、彼女の新しい夫となるはずの「春日八郎」こと「渡辺ミノル」から、主治医宛に直接の「連絡」があるはずだ、と彼女がほとんど確信的に考えていると思われる点であった。彼女はほぼ毎回の面接で、この連絡が「入っているはずだ」と言い、「入っているか」と問いかけ、あるいは「きっとはいりますよ」と語ることに終始していた。この問いかけや語りかけはまさに同じパターンの繰り返しであった。なぜならば一週間前に相手によって否定された同じ問いかけを全く同じふうに問いかけてくるからである。あたかも前回面接以降の一週間がそれまでの度重なる否定に出会っている彼女の期待を一気に回復させてくれるかのように新しい期待を込めて彼女は問うているかとすら思われた。それは従来いわれているような、また西丸が定義したような「常同性」すなわち、「同じ表情、行動、言語が目的もなく繰り返される」という意味での、いわば単調な繰り返しでは決してなかった。とはいっても、面接のたびごとに、同じ事を聞かされる筆者のの思いは「また同じこと！」「それはもう、この間答えたでしょう」あるいは「だから、そのことはもう言ったでしょう」とでも言いたくなる気持ちであった。

彼女は、主治医のそんな気持ちにもお構いなしに、今度こそ「入ったでしょう」という具合に問いかけてきた。時にはうんざりする思いに駆られたこともあった。そして、筆者は、ああまさにこれが慢性分裂病者の「常同性」なのだ、と自分を納得させてしまいそうになった。

しかし、ある時、このようなまさに「常同的」繰り返しとしか思えない、彼女のこの語りかけが、内容は同じであり、また表現もそう違うわけではないながら、いつもこちらの答えをまじめに待ち望んでいる様子であることに気づいた。そこで筆者は、いつの間にか彼女のこのような姿勢に、毎回、全く新しく問いかけられたように対応するように変えられた。その当時のカルテを読み返してみると、同じ内容の言葉が何度となく記載されているのを見出す。

彼女が、突然妄想を語りだしてから約三年が経っているが、今年（一九九八年）になってから、いつということなしに、徐々に、彼女は自分の「世界」を語ることもなくなり、筆者に連絡があるか、と問うこともなくなった。そのかわり、彼女は、病棟の仲良しの一人二人と、院内の散歩に出かけ、また、ほぼ定期的に（二週間に一度の割合ぐらいで）近くの駅ビルや、隣の駅の商店街においしいもの（鍋焼きうどんや、夏なら冷やし中華）などを食べに出かけている。今まで病棟から一歩も出ることのなかった彼女にとってはやはり大きな変化である。いまも「渡辺さん」とお話ししているのか、何とも確かめようがないが、ナースの記録を見ると、「洗面所の奥で独り言」、「誰かと話すような独り言」、「独り笑い」などの文字はあまり見られなくなっている。彼女に起こったこのような変化についての考察は後ほど別に行う。

3　治療者の対応について

筆者がAのこの「反復的態度」に対してとった対応は、端的にいうなら、こちらもある種の「反復的態度」を持って応じた、ということである。そしてこのような治療関係の繰り返しの中で、上述したような変化がみられるようになった。このような変化が、治療関係の影響に無関係では必ずしもなく、このような主治医の態度が、彼女のその日常における判断や行動において、多少とも「心の働きの自由[9][10]」を増すような方向に作用し得たとするなら、その機転をどのように考えるか。また患者の「反復的態度」に対してとった治療者の「反復的態度」とはどのような治療的契機をはらんだ性質の「反復的態度」であったのか、ということが問題になる。しかしここでは、理論的な考察よりも現実の経験の中で検討することにしたい。

第一に筆者は、彼女の「反復的態度」を、単なる「反復」と考えないで対応しようと考えたことである。毎回の面接で繰り返されるAの「問いかけ」を前回にも、前々回にも、その前の面接にも同じだった、とは捉えないで、面接の度ごとにAが主治医としての筆者にその都度新しく問いかけることとして受けとめ、それにまともに応えるように努めた。それはいわば、Aの「反復的態度」を「非反復化」し、「その都度の態度」として受けとめてAに対した、といえるかと思う。そして、このような治療者の「反復的態度」(「非反復化的態度」といっても良い)が、何らかの変化に寄与したのではないかと考えている。

もっとも、Aの「反復的態度」は、単調で無意味な単語や行為の繰り返しではなく、後に考察するような意味を有していたことが、治療者にこのような対応をとらせた一つの大きな理由でもある。

4　「非反復化的態度」の意味

「非反復化的態度」が有効であったとして、その有効性はどのような点にあったのか、Aの精神内界でどのような変化があって、それが彼女の日常生活の変化となって現れたのかを考察する必要があろう。以下この点について触れてみたい。

一番のポイントは、Aの語る世界に関して、主治医である筆者はそれが事実であるか否かを問題にせず、A自身にとっては大事な世界であると考え、Aの語るままに、その世界を一旦は受けとめた。その一方で、主治医を自分の「経験する世界」の一員としての取り込もうとする（勿論A自身が意識的にそうするわけではないが）A自身の語りかけに対して一貫して、「現実世界」（治療者として筆者が体験している世界）の事実をもって相対した。しかもそのような筆者の態度はそれ自体としては彼女の世界を直接に脅かすものとはならず、共存できていたという点である。

A「先生にも入れておくと言ってましたよ。入っているはずですよ」

主治医「いやー、入ってないんだよな」

このようなやりとりを続けているうちにAの対応に少しではあるが変化がみられてきた。最初は、主治医の「入っていないよ」という返答に対して、信じられない、といった驚いたような、がっかりしたような表情を示し、ときには「先生は黙っているんではないですか？」と、主治医に対してやや疑いの目を向けていた。主治医が嘘を言っているのではない、ということを感じとってか、今度は「私の立場がなくなってしまいますね」と言って、自分の経験が相手には必ずしも同じようには経験されていない可能性を微かに感じている様子をみせた。

このような面接が続いて約一年たった頃、「入ってますか」と同じように主治医に問う彼女に対して、初めて主治医は「入ってこないですね。……私は、あなたが嘘を言っているなどとは決して思わないですよ。でも『渡辺さん』のことはほんとなんですかね？」と問いかけてみた。その時彼女は「そうですね」と言ってしばらく考え込んでしまった。しばらく考えた後に、彼女は「私、退院しようかしら、外泊もしてみたいし……」と独り言のように言った。この言葉は、それまでは、主治医に幻聴の主から連絡が入らない限り、退院は勿論外泊もできないもの、と思い込んでいた彼女が、連絡が入る入らない、ということは自分の今後の処遇に関してはもしかしたら必須のことではないのかも知れない、あるいは「渡辺さんのこと」ももしかしたら現実ではない可能性のあることを、たとえその時だけだったかも知れないが（というのはこの後も彼女は同じように「入っていますか？」と、繰り返し面接のたびに主治医に確かめているから）、考えたことを示している。

ある時、「連絡が入らないと、私のことは決まらないのでお先真っ暗なんです」という彼女に対して私は「あなたにとって渡辺さんという人の存在はとても大事だということはよく分かる」と伝え、また別の時には「あなたの経験している世界も大切。でもごく普通の世界も大切にしていこう」と伝えた。彼女は考え深そうに「そうですね」と言ったきり黙ってしまった。もっともそのすぐあとで「でも先生今日はきっと入ると思いますよ」と言って笑っていた。ある時、声がいろいろ言ってくる、と言った後「実は私も少し迷っているんです。だから先生の言うことも分かるんです」と言う。そしてそのすぐ後で同じように「先生にはもうてっきり入っていると思った」と言って笑うのだった。「入ってはいないけど、私としてはあなたがすべてを話してくれているので、充分ですよ」と言うと、彼女は「私、涙が出ちゃうわ」と言って目を拭っていることもあった。

「自分に聞こえてくる声は先生の言うことより進んでいる、先生には悪いけれど……」と言う彼女に対して「私も渡辺さんを信用している。渡辺さんだって結局はあなたのことを考えていると思う。だから私とそう違ったことを考えているとは思わない」と伝えたことがあった。すると彼女は笑みを浮かべ、俯いたままですが、ゆっくり頷いていた。このような経過の後、「入ってますか」という彼女の問いかけが始まって二年三年経つ中で、すでに記したように、彼女は仲間と、あるいは一人で、外出をし、また家族の者とのデパートなどへの買い物に出かけるようになっていった。

このことはそれまで、彼女の「世界」のなかで、「渡辺さん」との結びつきだけを唯一の頼りとしていた彼女が、彼女の世界のなかで、主治医と結びつくのではなく、現実の世界で主治医と結びつき、現実の世界に開かれていったことを示していると考える。勿論彼女の中心的世界は「渡辺さん」と結びついており、そこから完全に解放されることはなかなか望めないようにも思えるが、その「世界」に縛られる度合いが少しく弱まり、彼女の現実世界における自由度が増したことは確かである。

なお、今回のテーマからは離れるが、彼女独自の経験（すなわち妄想）世界の内容に関しては、結婚、発病（これは彼女に自覚されていないが）、離婚、精神病院への入院、「春日八郎」との結婚などのテーマは、ただ一つ彼女の自覚に至らない「発病」という失われた部分をつなごうとする彼女なりの「納得への試み」と「願望充足」、あるいはそれ以上に自己存在の破綻を防ごうとする、自己再構成の試み、がその一部に読みとれると思われるところもあり興味深いものがある。

四、まとめ

一慢性分裂病者の示す、強迫でもなく、また単なる無意味な繰り返しとも思えないある種の「繰り返し」について考察した。この「繰り返し」(筆者はこれを「反復的態度」と呼んだ)に対して、治療者がその都度、意味ある新しい行為としてまともに受けとめることを繰り返した結果、約二年半を経過した頃から患者の日常生活に、多少とも自由度が増える方向への変化が見られた。また、治療者のこのような態度を「非反復化的態度」と呼んで考察の対象にした。この治療的態度の根底には、患者の経験世界の妥当性の詮索はいっさいせず、それを患者の世界として尊重しつつ、その世界に根を下ろした患者からの問いかけに関してのみ、治療者の現実に立って終始対応するという姿勢があった。

なお、この論考を脱稿した後で、一九九九年ワークショップ「分裂病の精神病理と治療」がもたれた。その時、佐伯[11]は急性期からの回復の過程においてみられるある種の反復現象に注目して次のように述べている。「症状や行為の反復は、何よりも臨床における事実として感得されるというだけでなく、治療的関与にとって、この反復という事象を踏まえることが、非常に重要であると思われる。この回復過程における反復によって、症状が強迫的なものとして固定されてしまう危険が孕まれている。しかし、一方では、反復という現象そのものに回復の契機を見いだすことができるように思われる」。もちろん佐伯は、急性期からの回復過程を問題にしているので、筆者のような慢性期の回復過程とは必ずしも軌を一にして論じられない部分もあろうが、その基本には通底するものがあるように思われたことを付記しておく。

文献

（1）関根義夫（1999）「ある慢性女性分裂病患者に認められた対人姿勢に関する考察」『精神分裂病—臨床と病理2』人文書院、京都。

（2）西丸四方編『臨床精神医学事典』（1974）南山堂、東京。

（3）Jaspers, K.（1913）Allgemeine Psychopathology., Verlag von Julius Springer 西丸四方訳（1971）『精神病理学原論』みすず書房、東京。

（4）Minkowski, E.（1953）La Schizophrénie de schizoides et des schizophrènes., Nouvelle édition. Desclée de Brouwer, Paris. 村上仁訳（1954）『精神分裂病』みすず書房、東京。

（5）Peters Wörterbuch der Psychiatrie und medizinischen psychologie, 3. Auflage., Urban & Schwarzenberg 1984.

（6）Christian Müller, herausgeg. von：（1973）Lexikon der Psychiatrie., Springer-Verlag.

（7）松本雅彦（1994）『精神分裂病における「初老期軽快」の評価と検討」精神神経学雑誌 96(10)：861-869（なお同じ著者の『こころのありか　分裂病の精神病理』日本評論社 1998 も参照）。

（8）池田数好（1976）「強迫症状」『現代精神医学大系3B　精神症状学II』pp. 77-90　中山書店、東京。

（9）台　弘（1999）「早期治療介入と慢性病態の回復——特に分裂病について——」精神薬療基金研究年報　31：1-9

（10）　台　弘（1990）「三つの治療法」精神科治療学　5(12)：1573-1577（『分裂病の治療覚え書き』創造出版　1991）
（11）　佐伯祐一（1999）「回復期における症状のマンネリズムについて」一九九九年「分裂病の精神病理と治療」ワークショップ発表要旨集。

分裂病寛解前期の精神療法的関与についての一試論

森　勇人
工藤潤一郎

一、問題意識の所在

急性精神病状態からの離脱は多くの困難を伴うとはいえ、比較的短いタイムスパンで進行し、離脱が可能である場合も多い。これに比べると、寛解前期の通過は遥かに長い時期を要することが多く、かつ概して出来事性の点で地味であり、そこからの再燃や回復過程の停滞、複雑な慢性様態への移行も少なくないというのが実状である。星野が指摘するとおり、「回復への第二の関所[1]」という位置付けは妥当である。

寛解前期の治療学的諸課題は、ある意味では、陰性症状の意義付けの難しさとも部分的には関連している。そもそも、出発点の分裂病概念の多くは、この陰性症状の戻りがたさとその持続をベースとするものであった。また、陰性症状の治療困難性は従来多く指摘されている。しかし、われわれは陰性症状を取り去るべき標的症状や、固定的な欠損とは考えず、急性期・臨界期を通過する際の基本消耗からの回復や、「深い内的な再調整・再組織」との関連で捉え、一定の役割を果たした後、回復過程の進行とともに、長い年月がかかるが、一応はある程度薄れていく可能性があると想定している。もちろん、われわれはこの様な回復過程の逐次的進展は自然経過・自律的な経過ではなく、治療的関与をはじめとする幾多の因子の関数であり、ある種の布置でのみ、可能であると考えている。

すでに、分裂病の急性精神病状態からの回復過程の中で、寛解前期に相当する時期は様々な名称・概念のもとに取り上げられている。この時期の症候上の、あるいは、記述精神病理学上の特徴は、ある程度の範囲に収束している観があるが、一方で、治療学的観点からみた個々の現象の意義付けや、あるべき治療関与の内実、あるいは総体的な結果である転帰については事実上諸家の見解が乱立しているのが現状である。しかし、関係する著者の中で、ある程度論点は違うものの、ケイトン（Kayton, L.）、ロス（Roth, S.）、中井、永田、笠原、星野は分裂病治療の上での要の時期の一つとしている。この一致は重要と思われる。

この中で、たとえば、星野は次のような重要な指摘をしている。「陰性症状が前景にある寛解前期の治療において重要なことは、絶えることのない関与と支持と、『待つ』ことである。」「この時期は治療者が無理にでも患者を動かして、無為な状態になるのを防ぐという誘惑に駆られやすく、そこに治療上の落とし穴（陥穽）があった。治療努力がそもそもの意図に反して裏目に出たのである。」「寛解前期の治療の特徴は患者の上記の状態を無理に変えようとしないことにあると思う。薬物療法にしろ、精神療法にしろ、強い働きかけをしないことが重要である。」そして、「精神医療の方法論全体の華やかさにもかかわらず、分裂病の治療、とりわけ寛解期前期において基本となる治療法やアプローチの技法が発展していないのか、あるいは地道さが要求されるために実践されていないためなのか、いかんせん遅れている感がある。[2]」としている。

われわれは、このような認識のもと、寛解前期の精神療法的関与に関して、小論を展開したいと思う。「絶えることのない支持と関与」、「待つこと」、「無理に患者の状態を変えようとはせず、強い働きかけをしないこと」は恐らく、寛解前期における精神療法的関与の中で中核をなし、また、三要素に分けられるものでもない。また、「関与」「支持」「待つ」「強い働きかけをしない」などの、非常にわかりやすい日常的な言葉を用いて星野は語るが、治療場面でそれらが成立する具体的様相やその内実は、きわめて微妙で複雑であり、含意は深い。

われわれは、症例をもとにそれらの具体的な成立の様相とその推移を以下に呈示し、とりわけ、治療者―患者関係の中でそれらが徐々に成立し、その関係の中でなにかが少しづつ沈積していく際の、患者を前にした治療者に受動的に生ずる不分明な感触をてこにして、この試論を述べていきたいと思う。

なお、「強い働きかけをしないこと」については、既に中井[3]が「周囲が強引に社会的行動を強いるならば、病者は自らの内的リズムに対する感覚を失う。彼はクロノス的時間の奴隷となり、もはや直接の外的強制によらずしては行動することは困難になる」と指摘し、永田[4]も「彼らに完全に遂行できる行為である」と治療者が判断したレベルから、更に「数歩」後方に彼らの「実体」があると考えた方がまちがいがない」と述べている。その後このことは星野により詳細に論じられているが、寛解前期の治療上配慮しなければならない最重要点の一つである。

二、症例呈示

分裂病の急性状態からの回復過程が遷延傾向をはらみつつも進行しており、現在寛解前期にある一症例を呈示する。現在は外来治療中である。入院治療開始時点からわれわれが主治医を担当している。この症例は、確かに急性精神病状態からの寛解過程の症例ではあるが、一方で、潜行発症と思われる時点から、十年余りを経ており、また、回復過程の進展は、速やかな逐次的展開ではなく、多分に、記述的な意味での慢性的な経過と傾向を持っている。また、呈示経過の終盤でも、寛解後期に十分に移行しているわけではない。しかし、ある程度の探索行動の展開、治療場面での疎通性の広がり、患者が微細な身体感覚を大切にできていることなどから、回復が全く停滞した症例ではない。この症例なりの個別性も多いが、寛解前期の精神療法的関与を論ずる際に、特に特殊な症例でもないと思われる。

1　症例A──初診時二十六歳、男性

診断　破瓜緊張病

家族歴、家族力動　三人同胞で、第二子である。兄が破瓜病で治療を受けている。Aとのあいだには同胞葛藤がある。父親は教師をしていたが、定年退職した。性格はかなり強迫的で細かく小心である。Aが中学生の頃より父親と殴り合いの喧嘩が頻繁に続き、このため、父親はAのことを「反抗や暴力で私の家庭を破壊した張本人」と記している。父親は末子を愛している。母親はパートをしている。母親は表面的には主張が強くない人だが、家庭内では父親よりも主導権を持っているかもしれない。子供には「等距離外交」をしていた。父親ほど患者と対立したことがないため、患者にとってはキーパーソンである。弟は健常者で、こういう家族の中で要領よく立ち回っているようだ。父方祖父と父の兄は法律家であり、祖父は患者が将来法律家になることを望んでいた。地道に努力して成果を上げるというやり方で患者はかつて同胞の尊敬を受けていた。

生育歴　発育発達は正常で、第一次反抗期はなかった。幼少から無口だったが頭が良かった。中学頃から、父親との喧嘩が頻繁に生じるようになった。中・高と成績が良かった。マラソンで一位になったことがあった。進学校の高校に入ったが、高三の時に成績が下がった。一浪して首都圏のC大法学部に入ったが、親にはどの大学に入ったのか告げなかった。奨学金を受け経済的に家に頼らず、また帰省もあまりしなかった。二回留年し、中退をみずから決めたが、後になり「どうしてそれを止めてくれなかったか」と親を責めることがあった。大学時代の潜行発症と思われる。特記すべき既往歴はない。

現病歴、治療経過　大学中退後郷里に戻り、職を転々とした。就職・解雇を反復した。自信を失い、新興宗教に入信し、大金を寄付しては神社参りをしていた。大工見習いになったが二年で唐突に辞めた。実家から引っ越しをするが、結局そこに住まず、実家にばかりいた。

大学中退を頻りに悔やみ、うなり声を上げたり怒りっぽく、頭痛をよく訴えた。この頃、D精神科クリニックに通院を始め、投薬により穏やかになった。診断は分裂病だった。父親とは一時良好な関係になり、家の修理を一緒にしていた。紹介で、作業所に通所するようになり、次に工場に就職し次第に激務をこなし三十五万円程度の給与を得るようになったが、服薬・通院をしなくなった。X年七月に母に伴われてB病院を初診した。この時は緊張感が高く警戒的で多くを語らず、取りつくしまがないよ

うな緊迫をはらんだ雰囲気があり、人物誤認も認められた。当時の主治医は、分裂病の可能性を記載している。数回で受診は中断した。

X＋二年十二月に自動車事故を起こし、事故処理を家族が全部する羽目になったものの、家族のやり方を激しく非難していた。X＋三年に仕事を辞め、家に閉居するようになった。「散らかっている」と言って、靴や家電製品や家具に石油をかけて燃やし火事になりかけた。再び自動車事故を起こし、その際、車の上でジャンプしたり裸になり額を地面に打ちつける奇妙な行動があり、警察に保護され、家族に伴われて自宅に戻った。しかし、自室にこもり室内で火を焚いたり塩を盛って拝んだりし、家族は対応困難と感じ、X＋三年三月末、Aを連れてB病院に再来して入院を要請した。即日入院となった。入院時、「何ともありません。気にしないで下さい。体は健康ですから、精神もなんともないですから気にしないで下さい」と語っていたが、額にケロイド状の傷があり、入院直前にムースをかけたらしく右目が充血していた。入院時から隔離した。入院後よりわれわれの一人が治療者になった。

手拍子を打っていたり、易怒的であったり、全裸になったり、衣服を便器に詰め込んだり、隔離室の床を水浸しにしていたり、くるくると回っていたり、食事を外に放り投げたり、拒食があったり、緊張病症状群の最中にあった。両耳にチリ紙を詰め込んでいたり、お祈りをしていることもあった。看護スタッフのことを「ボランティアの人」と呼ぶことがあった。食事や服薬の時に「サンキュー」「ごっつぁんです」と言うこともあれば、看護スタッフの接近を嫌う傾向もあった。その場その場で使い分けているのではなく、何のきっかけもなく移り変わっていた。そのような状態は徐々に薄らぎながらも一ヶ月以上続いた。

治療者が入院直後最初の診察の時に自己紹介をすると「よろしくお願いします」とAは言いながら土下座をしてしまった。充血した右目について尋ねると、「大丈夫、本当に大丈夫です。僕はいいですから他の人を診てあげて下さい」と取りつくしまがなかった。

入院後二週間程して面会や、早期の退院を要望するが、まだ時期尚早であることを説明すると、「それならもう話すことはないですね」とさっさと布団に潜り込むという有様であった。ただ拒否のみがそこにあると感じられた。拒絶と身を切るような強烈な緊迫感がみなぎっていた。この時期は手短にしか診察を行うことができなかった。そこに治療者が居るだけでも患者は許容していなかったうえ、治療者も一刻も早く立ち去りたくなるような張りつめた雰囲気があった。Aの前で治療者は凝固してしまうような何もできないような感じがし、何を言っても空々しい言葉に終わってしまうような印象があった。

X＋三年四月下旬、Aは布団にもぐったまま出てこなかった。この頃から、Aにことわりをいれて隔離室のすぐ傍らの場所に坐ってしばらく何も話さずにそこにいることを短時間続けてみた。Aは布団に潜ったまま無言であり、立ち去るよう要求してくることもなかった。これまで、Aを前にして必ず漲っていた緊迫感がこの時不思議にも少なかった。またこの頃から、Aはジャージ、ラジカセなどを要求し始めた。拒食がある一方、食事の時の看護スタッフとのやりとりがスムーズになった。

X＋三年五月上旬、「早く退院させて下さい。私はもう働けるし働くことが良い効果を与えます。書物にもそう書いてあります。私に一体どんな問題があるというのですか」。「父が嘘をついているんです。家では父より母に実権があるのです。父の嘘を見抜けない先生は馬鹿です。先生、私は避けたいが、入院させ続ければ訴訟しますよ。あなたは父の嘘に基づいて入院させた、そして今でもそれに気づいていない！」その後さっさと布団に潜り込んでしまう。強烈な拒絶であったが、その後、指にできた疣にスピール膏を貼ってほしいと言うことがあった。

X＋三年五月上中旬、点眼薬、コンタクト等、要件を巡ってのやりとりばかりで、それ以外の接触の広がりは乏しかった。しかし要件ばかりのやりとりは、ギヴ・アンド・テイクでは全くなく、真正面からの激突と拒絶以外の細いおぼつかない迂回路のようにも思えた。徐々に要望する内容は妥当なものが多くなった。一方で、体調に関して尋ねる時には「大丈夫、大丈夫」と取りつくしまもなかった。しかし、入院時のような滅裂な言動はなくなり、次第に折り目正しく丁寧な態度がみられるようになっていった。下旬に入り隔離解除した。初めて頭痛の訴えがあった。

X＋三年五月末、面会について尋ねると、「強制的でなければします。あらかじめ面会する意志があるかどうか聞いてもらえれば……」と言う。それまでは、親と連絡させろ、面会させろと主張していた。脈診をする旨を告げると、これを受け入れてくれた。これまで彼には身体診察をとても受け入れる雰囲気はなかった。また面接の終わりに深々と頭を下げ、きわめて礼儀正しかった。確かに生硬で素気なくはあるが、拒否的ではない。まだ疎通の間口はきわめて狭いが、余地が徐々にゆっくりと広がりつつあるように感じられた。

X＋三年六月上中旬、看護学生や他の患者とトランプをしていることがしばしばあり、微笑もみられた。学生に尋ねると、彼の口調は生硬な感じだったようだ。また他の患者が喧嘩をした時、彼だけが止めに入ったことがあった。

X＋三年七〜八月、陰嚢の湿疹や頻回の下痢・微熱・吐き気・頭痛を訴える。この後、陰嚢湿疹・頭痛は長く続いた。

X＋三年八月上旬、以前に比べ受動的で、口数が少なくなった。立ち入った質問を回避したがるが、拒否的という程ではない。

これまでAを前にして程度の差はあれ治療者は気が抜ける時はなかったが、この時はある種の肩すかしの感があった。この時より舌診を折にふれて行った。鏡面舌であり、強烈な疲弊が窺えた。

X＋三年八月下旬、父親が持ってきた手紙を見せてほしいと要望した。気持ちを揺さぶられることになるから勧められないと告げたが、それでも構わないと言う。手紙を読んで彼は何も言わなかったが、さすがに堪えた表情をしていた。

X＋三年九月、運動会に参加。この頃再び父の手紙を見せて欲しいと言い、「父からの手紙は私としては信じて欲しくない。退院はまだですか、退院したら家でごろごろしていると親が落ち着かないので早く仕事をした方がいいと思う」。（もし親が落ち着かないということがなければ、のんびり過ごすというのはどうでしょう。家族の人とも相談しておきますから）「それでも構わないと思います」。

X＋三年十月、開放病棟の説明をした。彼は転棟については、「ちょっと考えさせて下さい」と答えた。また、父とは面会したくないと言うが、母との面会は既に始まっていた。色彩分割法を行った。一週間程して、「開放病棟へは移りたくない」と彼は洩らしていた。

X＋三年十一月、早期退院を要求した。外泊などを経て段階的にやっていくことや、家族関係の調節が必要であることを伝えたが、「そういうやり方は好きではない」「親は説明して変わるものではない」「人間関係は非常に重要なもので、十年二十年入院して変わるものではない」と強硬で、訳を尋ねても、「答えたくないです」の一点張りだった。開放病棟転棟の打診や、描画導入の反応のように思われた。

X＋三年十二月、よく面接を求めてくるようになった。こちらも距離をとった対応ができており、彼も信用をおいているようだった。

同月下旬、父が来院したが、彼は会いたくないと言った。父は面会の許可が出ていることに不安を訴えた。

正月外泊をした。鳥小屋の移動を手伝ったこと、入院前と違ってよく話ができたと父が喜んでいたこと、父が囲碁を押しつけてくるのでむっとしていたこと、皆の反対を押し切って4時間掛けて神社に初詣に行ったことが外泊連絡票に記されてあった。

X＋四年一月、落ち着いていて、折り目正しい。軽く緊張している様はあるものの、距離をとった関与に対し、程よい疎通・穏やかな陽性感情が感じられた。饒舌でもなく素気なくもなく、手短な発話だった。寛解前期に至ったと思われた。Aに接するとある種の間口の狭さ、あるいは微かな閉塞感が感じられたが、他方気を抜いてそこに居れる感じでもあった。これらの感触はこの後ここに呈示した経過の終盤に至るまで徐々に薄れながらも持続していった。

X＋四年二月、ミニバレー・卓球に参加した。「若さ一杯」「チームの最重要選手」とスタッフは記述している。この頃彼は、「家だと果物が食べれるから良い。身体がフレッシュな物を欲しがっている感じ」と言う。身体感覚の話題が自然な感じで話せるようになっており、かつ良好な身体感覚が戻ってきている。

X＋四年三月の外泊で、母親にそっと頭をこすりつけたりと甘えがみられ、また、姉に嫌がらせをしていた模様だった。

X＋四年四月、「まだ退院は早いと思う。薬を飲み忘れると調子が悪くなる。口では表現しにくいが、じっとしていられないような」。

X＋四年五月、風景構成法を行った。この頃開放病棟転棟が適当という意見がスタッフの間にあったが、Aが受け入れないのは明らかだった。また次第に、疲れやすさやエネルギーが湧いてこないこと、憂うつを訴えるようになった。「薬を飲まないと眠れなくなる。そういう不眠は治りますか」と尋ねてくる。

X＋四年六月上旬、「朝寝して昼頃起きてくると調子がよいが、長い睡眠は必要ですか」（身体にやさしくして貰えれば）この日退院となった。

X＋四年六月中旬、「毎日憂うつなことがある。過去のことをああすれば良かったということばかり考える」。

X＋四年年七月、「薬が切れると調子が悪くなる。不安になる。歯の根が浮くような。顔がひきつって、目の焦点が合わなくなる」。

X＋四年九月、（睡眠に関連して夢について尋ねると）「今朝の夢は人を包丁で刺し殺す夢で、後で逃げてばかり。でも普段はそんな夢は見ませんよ」。

X＋四年十二月、「もっと憂うつさがなくなる薬はないですか。顔が硬直して、壁のシミとか気になったり、あまり元気がなくなったり、テンションが低くのりが悪い。睡眠薬を使わないと徹夜してしまう」。Aによると「顔が硬直して、壁のシミが気になること」は夕方に生じ、夜寝てしまえば翌日に持ち越すことはなく、これは知覚変容発作と思われた。

X＋五年三月、「もっと気分がハイになればいいが、憂うつな、将来に対して不安がある感じ。焦っているのかもしれません。どーんと重い。」（夢を尋ねると）「学校で授業受けていて、1時間寝過ごした夢。変な夢でした」。

X＋五年四月、雑談で「ドロンズ」の話になり、微笑がみられた。

X＋五年五月、「治る傾向にあるのかどうか気になる。不眠症が治らない。人の感情を配慮するのが苦手なところがあって、能力的に足りないのか、そういうところに欠陥があるのか」（念頭に置いていることは？）「（以前の）職場の上司の気分をよくさせるというのが……。何でしょうね」。

X＋五年六月、「私は兄も精神病で、非常に手こずる。喧嘩になるわけではないが、一緒に住むのは非常に不自由です」。Aは身体不調や心情を少しづつ語ってくれた。家では不安定になることはなかった。Aはこの時期母親になついていたが、母親を巡って多少兄と緊張関係になることはあった。父親とのあらわな衝突はなかった。父親は家の修理をAに手伝わせることがあったが、彼は受け身的にそれに従っていたが、身体の疲弊もあって、途中からしぶしぶとなったようだ。

Aはしばしば、尋ねると将来への不安や本当に治ってきているかどうかを聞いてきたが、これには、病み上がりの時期でゆったり過ごしても差し障りない、今の困難は一時的なもので事態はゆっくりと良い方向に向かっているというような主旨のサポートを十分にした。サポートの言葉は幸いにもはるかに及ばないわけではなかった。Aの抑うつ・疲弊、そして何よりも薄氷感がひりひりと治療者に伝わってきて、確かに治療者も不安を感じていた。

X＋五年八月、開放病棟に行き卓球をしてきたと言う。そこは彼が入院していた病棟での知り合いが何人かいた。ここ一年あまりない笑顔をしていた。この後外来受診日毎にこの病棟に出向いて卓球や雑談をしていたようであった。またこの年の秋には、安全保障感がかなり回復してきているようだった。

X＋六年一月、風景構成法を行った。ストーリーを尋ねると、「この人はテレビが好きで、そればかり見ているが、その割に畑が好きで、野菜を作っている。橋を渡って畑に行き野菜を作ります。大変田舎の町です」と言う。

X＋六年三月、かつて働いていた職場での人間関係上の困難を具体的に語った。真面目にやっていても、かえって上司の劣等感を刺激してしまったりとか、要領よくやっていけない。責任・命令系統がはっきりしていないと戸惑うことを話す。働くなら、人間関係のない仕事もあるのかなとか、自宅近くの小さな職場がよいとも言う。

X＋六年六月、「学生時代の夢。入試に備えて勉強しなきゃいけないような」。また、長く持続していた頭痛や「薬の効果が切れると頭が働かない、調子が悪い」という感じは最近無いという。接していて、自然に間口が幅広くなってきており、Aも落ち着いているよう。

X＋六年七月、母親によると「Aは約一年前から教会に行ってます。そこの人もよく訪ねてきてくれ一緒に遊びに行くこともあります。時々疲れた、だるいと言っていますが、穏やかです。父親との間も落ち着いていますが、父親は『今どんな具合だ』としつこく聞くので、Aは面倒くさい様子。父親は『家でぶらぶらしてたらいかん』『たまには労働しいないといかん』と言うが、一方でまた調子が悪くなると怖いと言います。兄とAはよくいざこざになる。兄の方が不安定で、兄が外出していると本当に家の中は静かです。私がいるとAは気をよくしています」。

体重は、退院後、X＋四年の夏にわずかに減少したが、その後一年余りは増加傾向だった。そして、X＋五年冬からはゆるやかな減少傾向があったが、入院時の体重よりは多い。夢は全くの悪夢が、彼のテーマを反映した物に変わっていった。長く十四時間程度の睡眠が続いており、多量の眠前薬がないと入眠困難だったが、X＋六年春頃から、少量の睡眠薬で十時間程度の睡眠となっている。探索行動が徐々に進んでいるが、まだ生活範囲は狭く回復過程の途上にある。描画の他には、中医学的診察、漢方薬の投与も行ったが、詳細は省略する。向精神薬は、急性状態にはhaloperidol換算量で三〇mg程度使用したが、その後減量し、退院後はhaloperidol換算量で五mgとcloxazolam四mgを投与していた。

2 診断的議論

この症例では、患者がシュナイダーの一級症状ばかりか、幻覚・妄想について陳述したことはなかった。また病的体験のみならず、内的体験についても徐々に語るようになったのは、入院後数カ月以上してからで、内的なことを語ることに対し、非常に警戒的であった。われわれが担当する以前のカルテ記録からも同様の記述がある。そして父・兄との関係で複雑な家族力動がある症例である。これらのことから、非分裂病性の人格反応や非定型精神病と捉える読者もあり得るのではないかと想定する。それ故あえて診断的議論としてわれわれがこの症例にありふれた分裂病性を感じた根拠を明示しておきたい。

まずは主観主義的な直観診断である。われわれが彼の担当医になった当初は隔離室での治療が行われている時期であったが、こちらが自己紹介をすると、Aは土下座をして「よろしくお願いをします」とけた外れの丁寧さでおじぎをした。そして、ムースを誤ってかけきわめて充血している彼の目や前額部の擦過傷について尋ねると、「大丈夫、大丈夫、僕は診て頂かなくてもよいですから、他の人を診て下さい」と取りつくしまがなかった。また、Aがトイレに服を詰め込んだり、入院前の行動の詳細を尋ねても、「いえ、そんなことはしていないです」「それはすべて父の嘘です」と否認し、あたかもわれわれが重大な事実誤認に基づいてそのように質問してしまったような非常に冷ややかな拒否的な返答をしていた。

われわれはAが非自発入院治療に導入され隔離と行動制限をされ、かつ、彼と長年の感情的確執のある父が入院を要請してきた一人であるということをふまえて、Aが拒否的であることはあり得ることと考えていたが、一方で、Aの拒否や取りつくしまのなさはそれらでは説明がつかないものであった。むしろわれわれが、精神科医としての職務に基づき診察をしようとしたり何か疎通のチャンネルを持とうとしたり、志向性を振り向けると、Aは取りつくしまがなかったり痛烈に拒否していた。看護スタッフとの関与でもほぼ同様のことが起きていた。これは、リュムケがいう「接近本能と呼ぶべきものとそれの表出との、患者の側からの一方的な遮断」や、ビンスワンガーのいう「内的にぎくっと尻込みさせられるような印象」に相当すると思われる。これは入院当初顕著であり、その後弱まりこそすれ消失することなく数カ月以上持続した。

また、入院当初の一ヶ月以上の間、その時その時で彼は横柄な態度をとったり、これ以上ないほどのかしこまった丁寧な態度をとったり、冷ややかに拒絶したり、興奮していたりしていた。そしてその移り変わりの背景は全く判らないものであったし、Aが様々なチャンネルを駆使して目眩まし的な対象操作をするというのでもなく、ただただ異様な変化であった。

Aは内的体験を尋ねられることに非常に拒否的であったので、その詳細は判然としなかったが、少なくとも入院前入院中の異常行動を彼は覚えていないのではなく、そのようなことはないと断定的に否認していた。

そしてこのような入院当初の状態は、精神病としての標準的な治療で数カ月以上かけて徐々に収まっていった。そして入院後数ヶ月間は拒絶的であったが、入院させられているという事態が変化しなくとも、Aは入院治療を事実上受け入れ、治療者に穏やかな陽性感情を振り向け、入院期間の終盤は治療を受けていた閉鎖病棟にむしろ居つづけたいと感じているようだった。それは拒否をしていた者に屈服させられたということとはまったく違っていた。

Aはなるほど、長年父と戦うような、あるいは、内的体験を不用意に外に漏らさないような傾向がある症例だったが、それは体験から得た自己防衛的なスキルであったり、繊細さの裏返しの表現であって、Aの部分的な自我の強さといえるものかもしれない。しかし、Aのもともとの脆弱性がこの入院期間中に露呈していたとわれわれは考える。そして、急性期の性質は、意識変容や、micro-pychosisとは異なっている。また急性期離脱後、引きこもり、過眠、抑うつが相当長期に持続し、この点経過は病相性のものとはいえない。以上からわれわれは、分裂病性の緊張病、ないし破瓜緊張病と診断した。

3　治療過程についての小括

ここで、治療過程、回復過程に際して、患者を前にして治療者の中に受動的に生じた感触に注目して、その内実の変遷をまとめてみたい。受動的に生じた感触について注目するのは、後述するようにそれが精神療法的関与を行う際に依拠するもののひとつであったからである。

症例Aの急性期から臨界期にかけては、Aを前にすると、あいだに身を切るような緊迫感が漲り、治療者は凝固してしまい、何をしても空々しいものに終わるという感じがした。あるいは、わずかな疎通のチャンネルが感じられても、すぐにそれがひっくり返ってしまうようなおぼつかなさを感じていた。要するに「気の抜けなさ」の連続であった。しかし、その合間に気の抜けなさばかりでない時もあった。ようやく治療者が「そこにいる」ことを辛うじて許されるように思えたのは、入院1ヶ月頃であったが、この頃、ことわりをいれてAに意識を振り向けずAに視線を向けず隔離室のすぐ傍らに黙って坐っていたり、要件のみのやりとりの際に会話の合間の沈黙を十分にとったりした。そうすることが不自然に際立つことがそれ程ないことがあった。また、強烈な拒否をした後に、指の疣の処置を彼が要求してきた時があり、この時彼は非常に素直に処置を受け入れた。これらは、治療者が患者から受けるはっきりといえない作用のようなものに感じられた。その被作用感は、明晰にはその質を表現しにくく、視野の辺縁に感じられるようなものであった。辛うじて、「私に感じられる余地」とか、「おそらく彼が許容している」というような感じのものであった。

X＋四年一月頃からは、Aは冷ややかさはないものの、発話は概して手短で深い話をみずから切り出すことはなかった。Aを前にして治療者は余地・自由度や時間的余裕をかなり多く感じられるが、ある種の間口の狭さ・微かな閉塞感が感じられた。半ば気が抜ける感じであった。これはきわめて長く続き、治療者が自然に気が抜けるに近い状態になったのは呈示した経過の終盤だった。

そして退院直前頃から約一年余りは、見るからに生気がなく、安全保障感の欠如がひしひしと伝わり治療者はひたすらAのサポートをしていた。尋ねれば、Aは茫漠とした将来への不安、過去の悔恨、家族のこと、身体の不調、不眠について語り、それらを巡って徐々にではあるが会話が生じるようになっていった。しかし、逆に話題はそこに限られていた。

X＋五年五月頃から、雑談的なものが自然に生じるようになった。その年の夏頃から、憂うつさを訴えてはいたが、笑みを伴った朗らかな表情や何か伸びやかな印象が増えてきていることに治療者は気がつかされた。この頃より、Aは探索行動を始めていた。また同時に、治療者はAを前にして自然に気が抜けるようになったように思われた。

以上のように治療者の中にAを前にして受動的にその時その時生じる感触は推移していった。その時のやりとりの深浅をその感触を頼りにして治療者は行っていたように思う。

三、考　察

1　患者を前にして治療者に受動的に生ずる感触と寛解前期における精神療法的関与

寛解前期において、Aを前にして治療者が受動的に感じる感触をもう一度まとめると、一方で余地や自由度、時間的余裕がそれ以前の時期よりも多く感じられたが、他方次第に薄れはするもののなお軽い閉塞感が治療者には感じられていたこと、そして、特に退院前後から一年余続いた（おそらく絶望をかすっていったとみてよいような）あの生気のなさからくる危うさであった。

このような軽い閉塞感は、ひとつには治療者の「話を深めよう」「ラポールをつけよう」という意図が背景になって、治療者―患者間に生じているように思われる。そして治療者の関心にのみ基づいて、話を深めようとするならば、この閉塞感が際立ったり、何か不自然な空振りするようなやりとりになる傾向があった。また、端的にAの方から避けてくることもあった。しかしこの軽い閉塞感に注意を振り向けつつ、そこに生じるやりとりに、特に不自然な感がないときに、この時のやりとりが意味があるように思われた。結果として、患者がその時点その時点で語るレベルの深さ、そして、その時の患者―治療者の間で不自然感なく生ずるやりとりのみが続いていった。

また、間口は狭いものの、治療者―患者間に不自然さが際立たないようなやりとりが生じているとき、それは治療者の技法的なものによってのみ生じているのでもないように思われた。そのような技法的なものが機能し得るような素地が治療者―患者間にもたらされていること、それを可能にするような余地が生じていることが必要で、余地として治療者に感じさせる作用（おそらくそれは患者の意志的なものではないだろう）を患者が及ぼしているように治療者には思えた。そのようなものが、寛解前期で治療者が患者を前にして感じられるある程度の余裕や余地であった。それらは急性期やそれに続く臨界期の中で端緒的に生じ、少しずつ広がってきたものだった。

そして、このようなことは、急性期・臨界期を通しても端緒的にはみられていたが、不自然感が生じないようなやりとりが生ずることはあっても、ほんの一時的であって、次の時点ではそれがすぐにひっくり返って無に帰してしまうようなおぼつかなさがあった。急性期・臨界期では治療者からの接触はその都度その都度一からのやり直しであった。

一方、退院前後より、上記したような危うさを感じさせるようになっていった。治療者は、Aに休養がちに過ごしていてよいこと、今は長い睡眠をとっていても差し障りないことを、ごく控え目に保障しつつ、そして望みを失わないように支持し続けた。言語的なやりとりは、体調や睡眠などごく浅いレベルを中心にし、折に触れて辺縁的な身体感覚についての話題を持ったりした。そして、以前は内的体験に立ち入られることに非常に警戒的だったAだが、尋ねれば将来の不安や、家族のこと、以前の職場の人間関係から考えることを語るようになった。また、治療者の方からAに活動を促すことはしなかった。

2　媒体性について

臨床の技法として、辺縁的な身体感覚の話題、この一週間の安全保障感に対する話題、身体診察や身体を媒介とするコミュニケーション、体重測定、描画、中医学的診察等をわれわれは使っていた。これらはいわば治療者—患者間の媒体であったが、コミュニケーションとしてその時点その時点で自然な感じで導入されているときにのみ意味があると思われた。例えば、中医学的診察については、Aの体の不調の訴え（寛解前期にしばしば不可避の様々なすぐれなさ）、舌象、脈象から、中医学的弁証を行い、時には漢方薬の投与を行ったが、これらは、治療者―患者のコミュニケーションとして不自然さが際立ってしまうことがない限り意味があるようだった。そして、そのような「不自然さが際立つこと」が、およそまずあり得なくなるまで、われわれはそれを技法として使うことはなかった。コミュニケーションとして自然に導入される感触は、上の節で述べたその都度の治療者―患者関係で生ずることに意識を振り向けていくことにつながっている。描画療法について、滝川[5]が「ある特定の技法が臨床的に機能するためには、おそらくその技法のそとに、ひそかにそれを支える基質みたいなものが必要に思われる。ちょうど舟はそれ自体で浮いたり動いたりするわけでなくて、周りに水があって初めて可能であるように」と語り、「舟」(描画、技法)ではなくて、「水」の重要性をごく控え目に強調しているが、この「水」は上節で述べた微妙な感触に通じていると思われる。

幸いにも、体重の計測にしろ、描画にしろ、中医学的診察にしろ治療者にその時点その時点での新たな発見と驚きがもたらされ、これらは患者に対するいきいきとした関心の維持や、時を移して患者に対する応答の仕方に反映されていったように思われた。「長い沈潜期」ともいえる寛解前期は概して出来事性という点でも地味である。治療としても地道さが要求されるように思われるが、治療者の関心の維持にも、何らかの媒体を使うことは効果があると思われる。

3　待つこと

Aの退院前後から長いひきこもりの時期に、休養がちに過ごしてよいことを保障しつつ、かつ支持をしながら、治療者は患者とともに待っていたわけであるが、そのような関与をしながら実際、待つことぐらいしかやりようがなかった。この間、このままの状態が延々と続いてしまうようにも思われた。しかし、結果として、患者の印象はある時期からわずかずつ変化していき、かつ、家庭外への探索行動も実を結び始めた。この変化は確かに治療者が期待していたものではあるが、実際には事後的にそうなったとしかいいようがない。気がついたら、患者は変化の兆しをみせていた、変化していたのである。

当然、治療者の果たしている役割は限定的であり、入院中であれば、看護スタッフや他の患者との関係性、退院後であれば、母親や彼の探索行動上で出会った人々との関わりが、むしろ大きな役割を果たしていよう。

いずれにせよ、ある程度の時間の経過が必要であること、その間上記のような関与をしつつ患者とともに待つこと、その中で、結果的にではあるが、何かが少しずつ沈積して患者のあり様を徐々に変えていったように思われる。

われわれは確かに寛解前期の患者にあるストラテジーを持って臨むが、この治療行為は確率的に転帰が想定されているようなマニュアルではない。ある関わりが多くの場合幸運にも持続し、患者に変化がもたらされるのは、あくまで事後的にである。この意味で、分裂病の精神療法は、いかに個々の条件での事象の読み方や技法が詳細化されようとも、確定されたマニュアルには原理的になり得ないのかもしれない。その患者に関しての熟知者によるその時点その時点での生の微妙な関わりとそれに対しての患者の応答——そもそも、そのような call and responce が治療者の技法のみによって意図的に生ずるわけではないように思われる——の持続が辛うじて結果として何かを用意し得るとぐらいにしかいえないように思われる。

そして、われわれが特にこのようなことをいうのも、悲観論からではなく、分裂病の精神療法が関係性と時間的な持続という点で、そして事後的にしか生じ得ない回復の進展という点で、いわば操作的な性質から遠い事柄であることを強調したいためである。

四、結語にかえて

Aは退院直前頃から著明な精神病後抑うつを示すようになり、それは長く遷延した。彼の家庭では、キーパーソンの母親がいるが、病者であり不安定な兄と長年の確執がある父親という同居家族の構成であった。兄との間で母親の取り合いになる場面は、日常的にあるようだ。また、退院前に、頻繁に家族調整を両親に行っているが、父親はAを恐れている反面で寝てばかりいるAに我慢がならないようであった。

Aは退院後1年以上経てから、顔見知りの居る病棟に立ち寄るようになり、また、教会の人との交流をするようになった。この頃から、面接場面でも彼の笑顔がよく見られるようになった。確かにこれらは探索行動ではあるが、Aはまず必要なものを求めて行動したように思われる。われわれが指摘する「寂しさをわずかにでも保護してくれるようなパートナー」(6)を求めてAは行動をしたのである。また、当然、母親も「パートナー」であろう。

星野が指摘するように、寛解前期の患者に対し治療者は杖とならなければならない。しかし一人の治療者のできる限界は当然ある。面接場面ではわれわれは彼をサポートしつつ、彼とともに回復の自然でゆるやかな進展を待っているが、おそらく患者が「待てる」ためには、それを可能にするいくつかの条件があるのだろう。寛解前期を患者が安全に通過するには、上記のような「パートナーの存在」がおそらく不可欠なのだろう。そして次のような仮説は、寛解前期の安全な通過に際し重要な視点を呈示してくれると思われる。すなわち、「仕事や結婚をできるようになるだろうか?」「両親が死んだ後、一体どうすればいいだろうか?」と患者がみずからの未来に強い不安を持つことは、現実的であり、もっともなことである。しかし、「『暗い空間』(ミンコフスキー)に閉ざされたこの種の不安が長く続くようであれば、それは発病過程の『神経が研ぎ澄まされた』兆候過敏な状態が続いていて、彼らに『休息』が保障されていないことを示しているのである。そしてこのことは『パートナー』の存在を欠いた『孤独感』や『薄氷感』の顕な表現と考えてよいと思われる(6)」。

このような事態は、中井のいう臨界期の「共人間的世界に開かれた不安」、木村のいう「アンテ・フェストゥム」に直結している。そしてこの不安・薄氷感は専らの個人病理として見るべきではなく、はじめから人間関係の視点で捉えるべきである。

おそらく寛解前期の患者においても、多くはこのような不安、薄氷感が隠伏的にしろ基底的なトーンのひとつとして存在し、抑うつ、身体症状、独特な身体不調感、生彩のない雰囲気を伴って、容易に顕在、先鋭化し得ると考えられる。このような時、治療者はたとえわずかにしか及ばぬかもしれぬが、「患者の杖」となるべきであると思われる。

文献

（1） 星野弘（1996）『分裂病を耕す』星和書店、東京。
（2） 星野弘（1996）「分裂病治療の経験——寛解前期の慢性化を少なくする治療について——」精神科治療学　11：67.
（3） 中井久夫（1974）「精神分裂病状態からの寛解過程——描画を併用せる精神療法をとおしてみた縦断的観察」『分裂病の精神病理2』東京大学出版会、東京。
（4） 永田俊彦（1981）「精神分裂病の急性期症状消褪直後の寛解後疲弊病相について」精神医学　23：123.

（5）滝川一廣（1984）「日常臨床の中の風景構成法」山中康裕編『中井久夫著作集　別巻　風景構成法』岩崎学術出版、東京。
（6）工藤潤一郎（1999）「分裂病寛解前期の寂しさを取り上げることの治療学的意義」永田俊彦編『精神分裂病──臨床と病理2』人文書院、京都。

経過の良好な精神分裂病者に残された治療的課題

吉岡眞吾
工藤潤一郎
小河原尚泰
森　勇人

一、はじめに

精神分裂病（以下分裂病と略す）の治療の目標としては「病的体験の消失」を重視する立場から、「（病前の状態に戻ることにとどまらず）自己決定を余裕をもってできる自由を実感できるところまで」[1]を目指す立場まで幅広く考えられている。目標を後者におくと、いわゆる寛解状態を得た症例の中にその後も再発予防以上の治療の余地、つまり彼らにふさわしい社会参加にいたるまでの治療を積極的に考えさせられる症例が存在する。今回はこの部分を考察したい。なお、ここでは「寛解」という用語を陽性症状の消失と病像安定を得た状態一般を指すもの、すなわち寛解期前期（中井[2]）以降の状態に概ね相当するものと考える。

ここで区別しておかねばならないのは、分裂病の治療的経過においては急性期症状の消褪後の寛解期にしばしば一過性の（多くは数週間から二年間程度の）心身の不全状態が出現することである。これらについてはこれまでにも中井[2]、永田[3]、関根[4]、コンラート[5]（Conrad, K.）、フーバー[6]（Huber, G.）、マクグラシャン[7]（McGlashan, T. H.）ら多数の研究者により様々な報告がなされており、臨床家の間でほぼ定着した概念となっている。

これらの一過性の不全状態をここでは中井の概念を援用して寛解期前期の諸問題の一つと考えることにする。ここで「一つ」というのは、この問題を矮小化するためではない。寛解期前期は縦断的時間の長さ上でも、横断的状態像の多様さの上でも分裂病の経過の上でかなり広い位置を占めるものと考えられ、そこには上記の不全状態以上に様々な問題が含まれ得るからである。その治療的重要性と複雑性は星野[8]の強調するところである。

今回の考察は、そのような一過性状態のことではなく、それを経たのち、すなわち寛解期後期[2]から上述の目標とする状態（完全寛解状態）にいたるまでの問題として位置付けられるものと考える。

一方で日頃急性期や慢性期の重篤な状態の患者達の治療に苦慮している臨床家にとっては、寛解状態の先の治療を考えることは「優雅な余技」のごとく感じられるかもしれない。しかし筆者らがこの病態の治療に関心を持つ理由は、

①ひとまずの寛解を得た症例の中にも、その後社会参加まではなかなかいたらない症例があること。
②そのような症例の中に、本人が現状に満足せず、さらなる改善を求めて切実な不全感を持つ症例が存在すること。
③治療者にとって、そのような症例には再発準備性が高いのではないかとの懸念が残ること。

また、

④回復段階の後半の病理の中にも、分裂病患者ないしは分裂病を病んだ経験を持つ人（これらを総称して分裂病者と呼ぶことにする）に対する他では得がたい理解を得られる可能性があること。
⑤様々な回復段階に停留する他の患者の治療にも、さらに治療を進展させたり、生活の質を高めたりするヒントが得られる可能性があること。

などといったことである。とはいえ、寛解期以降の諸問題については従来十分な考察がなされてきたとはいえない。また自由と多様性が重視されるべき寛解期以降の患者には治療者があまり深く踏み込むべきではないとも思う。それ故ここでは寛解後も社会参加を希求しながらもいまだ叶わず、不全感を強く持つ症例に絞って、特徴的なタイプを提

示して試論としたい。症例を二例、さらに比較のために、不全感を治療者に対してあまり話題にしない症例をもう一例提示する。

二、症　例

症例1――過去の病的体験を頻回に想起するタイプ

二十三歳発症の妄想型分裂病の男性。現在三十三歳。筆者が初回治療から現在まで関与している。病前性格はおとなしく受け身。他人が言うことを気にしやすく、すぐに信じてしまう。「飲み会でも自分では騒げないが、そういう友人を見ているのは好き。誘ってくれるのをじっと待つタイプ」とみずから言う。

大学四年生ごろ、周囲の友人となぜか溶け込めないような、しっくりいかないような離隔感ないしは離人感のような感じがあった。大学卒業後地元企業に就職した。

先輩職員より学歴がよく、優遇されて得意な気持ちもあったという。就職して約半年後会社の職員を対象とする「自分の身辺調査がされている」という妄想が出現し、やがてそれは誇大化し、「親と会社がグルになって、自分の情報を漏らしている。」「全国的に表と裏の世界がある」「自分が喋ったことが新聞やテレビに載っている」などと恐慌状態になり、その三ヵ月後初診した。さらにその二ヵ月後閉鎖病棟に入院した。入院時も病棟にあったゴミ箱を見て「うちの会社が手を回している」（そのゴミ箱には「紙・繊維用」と示してあったのだが、彼は化学繊維の会社に勤めていた）と興奮した。約八ヵ月後寛解して退院した。

二十七歳時再就職したが、約十ヵ月後にたまたま自家用車に女性同僚を乗せたことを他の同僚に冷やかされてから「自分がその女性の不倫相手になっていると皆が噂をしている」という職場に関係する妄想が出現し、再び恐慌状態となり、約三ヶ月間の入院ののち、寛解し退院した。いずれのシュープも急性期症状の消褪は順調であった。その後も現在まで規則正しく通院している。

ただ三十歳の時やはり就職に踏み切れない不安から、軽度の恐慌状態となって短期間入院するということがあった。しかしこの時は精神病性のシュープにまでは発展せずに収束し、寛解した。

本症例は社会に出ることへの期待と不安が非常に強く、結局長く家庭内寛解といった状態にとどまっている症例である。就職のことが常に頭から離れないが、いざ実行しようとすると過去二回の職場での妄想状態の恐怖や挫折体験が蘇り足がすくんでしまっている。しかし一方で入院中に知り合った友人と会いに外出したり、外来通院期間中に専門学校に通って資格をとるなどの生産的な能力の回復や社会性も保っており、寛解度はかなり高いと思われる。

彼は診察のたびに「毎日職場での出来事を思い出すとドキドキして不安になる」「どうしてあの時、あの女性を車に乗せたりしたんだろう」「仕事をせにゃいかんとは思うんだけど、以前のことを思い出すと……」といつも困ったようにはにかんだ苦笑を見せる。彼は「就職のことさえなければ問題はないのだけれど」とぼやき、現在の自身の健康度自体にはさほど不安を持っていない。

＊最近筆者の勧め（就職よりも保護的で実現可能性が高いために筆者が勧めた）から家業（父親一人で切り盛りする家内工業）を少しずつ手伝うようになり、やや不安が紛れているようである。それまでは本人も父親も、家業に就くことは「将来性がない業種だから」と否定的であった。

その後は「僕は気が弱くて、いつも人に何か言われると言い返せない」「人に言われたことをいつも真に受けてしまう」あるいは「就職してもまずは大丈夫と思うんだけど、そのうち人に何か言われてたりするとまた繰り返すんじゃないかと思うと、怖くて……」といった自己の性格特徴といったことが内省的に話題にされるようになってきている。

なお、薬物療法としてはブロムペリドール三mg／日で維持している。

症例2——健康者の世界への前途を遠く憧憬するタイプ

十八歳頃発症の妄想型分裂病の女性。現在三十四歳。病前は大人しく、自宅を訪れた来客に気づかれない程の静かな子供であったという。小学校五年生頃から自己や周囲に対する離隔感や、「元来読書好きだったのに、本を読んでも意味が読み取れなくなって読めなくなった」という不全感を自覚するようになった。しかし受験勉強はさほど苦でなく一流大学に現役合格し下宿生活となった。大学一年生時に一過性に幻聴が出現した。その後強い疲労感などからあまり登校できずに下宿で寝て過ごすことが多かった（結局留年を繰り返し入学八年後当院に入院した後に中退となっている）。

数カ所での不規則な治療の後、二十六歳時急性幻覚妄想状態となって当院の閉鎖病棟に入院した。当時は「プロ野球のA選手が追いかけてくる」と逃げ回ったり、窓に目貼りをしたりする異常行動があった。また焦燥感が強く、自分の首を手で絞めようとしたり、叫び声をあげたり食事を手づかみで食べたりする状態だったという。

入院一ヶ月後には陽性症状が消失し退院となった。その後外来通院したが約二年後中断された。二十九歳時再び急性再燃傾向が出現し、治療再開。これ以降筆者が担当している。幸い本格的シュープを回避して短期間で収束し寛解を得た。すなわち治療開始直後から睡眠が改善し、十日後には自律神経症状が出現した。一ヶ月後には軽度の疲弊病相（永田）[3]の到来を経て、引き続き病歴の回顧が語られるようになった。その半年後に疲れやすさを残しながらも、彼女はやや強引に社会復帰をめざしてアルバイトを始めたが、強い疲労感から三週間で頓挫した。その直後に深い抑うつ、自信喪失状態に陥っている。

その抑うつ状態から離脱する頃、彼女は「先生（筆者）は私の病気のことを、いつも分かりやすく単純に説明してくれて、楽観的な予測をしてくれます。でも私の病気はもっと重いものだと思う」と語っている。当時の筆者は、彼女がもはや闘病生活から降りてしまったような静けさを感じ、自殺企図も心配された。この頃までを広く寛解後の疲弊病相、すなわち寛解期前期の状態と考えている。

その後さらに豊かに生活史の回顧が語られるようになり、寛解期後期に移行したものと考えている。先に略記した子供の頃の様子や、大学生の頃の生活この時期に語られたものである。またこの時期には「入院した時は『自分は病気なんかじゃない』と言い張ったが、本当は自分は病気なんだと、医者にかかるなら精神科しかないと思っていた。でも変な医者に当たって自分がめちゃくちゃにされるのが怖かった。精神病院なんかに入ったら立ち直れなくなると思っていた」ときちんとした病識を含んだ内省を語った。

この症例は現在では過去のシュープでの体験へのこだわりはもはやみせず、「先生は過去のことを私に質問する時、とても慎重に言葉を選んでくれているのがよく分かります。でも私は昔のことを思い出して調子を崩すことはまずありません。何より病気がひどい頃のことはもうあまり覚えていないのです」と言う。また外来受診時も、混雑していると「今日は私は薬だけでいいですから」と気を使ってくれたりする（おそらく片道二時間ほどかけて通院してくるのだが）。

しかし彼女は自らを精神障害者としてスティグマのように規定し、健常者との隔たりを過剰なまでに自覚している。例えば彼女はアルバイトを探す時も一般の職場を選ぶべきか、精神障害者用の作業所などにするべきかずいぶん迷っていた。筆者は彼女の寛解の程度と、彼女自身の自己評価を高めたいとの思いから一般の仕事を勧めたが、彼女は「自分のようなものが社会に通用するはずがない」と遠慮することが多かった。また旧友と会う時も、仕事もせずに自宅で過ごしている自分を、精神障害者であることを伏せて説明するにはどうしたらよいか、といったことが大きな問題として繰り返し話題にされた。

彼女はこの五年間健常者の世界を遠く憧れながら、執拗な疲れやすさゆえに家庭内で療養生活を続けている。家事の手伝いも、週に一、二日すると後の数日は疲れて寝て過ごすという毎日だった。彼女は「どの程度行動したらどの程度疲れてしまうか」ということに予想がつかないことに戸惑っていた。

気分のよい時には近所の散歩をしては季節の草花の美しさに心を動かしたり、家庭菜園の作物の成長を楽しんだりする一面もある。しかし以前のアルバイト先の唯一の友人に会いたいと思いながらも「今の自分をどう説明したらよいだろう?」との迷いから実現できていない。

＊ごく最近、家事の大半をこなしていた父親（母親は別居して働いており、患者は定年退職した父親二人で自宅で過ごしている）が病に伏し、患者が家事全般をせざるを得なくなった。すると患者はむしろ疲れやすさを感じなくなり、それほど無理せずに家事をこなしているという。「はじめの三週間は一〇〇%の力を出してしまい疲れてしまったが、寝込む程にはならず、その後の一ヶ月は自然に四〇%の力でやるようになった。そうしたら徐々に疲れがとれていって、自分の心が広くなったような気がする」と語り、彼女自身この変化を喜んでいる。
薬物はハロペリドール二mg／日で維持している。

症例3――ファンタジーが救いになっているタイプ

二十七歳発症の緊張型分裂病の男性。現在四十八歳。急性幻覚妄想状態で発症し、他の病院に五回の入院歴がある。四十五歳から当院の外来に通院し、筆者が担当している。当院初診時は既に、陽性症状や思考障害といった精神病症状はみられなかった。当時から現在まで実家の近くのアパートに単身で住んでいる。仕事を探しているがまだ就いていない。四十七歳から以前たしなんでいた油彩画を再開した。絵画教室に通い近所の風景のスケッチなどもするという。「時々私の絵を欲しいという人がいるのであげます」と笑う。彼の絵画は、彼が健康であった頃との連続性を提供するファンタジー（五味淵[9]）の役割をしているようである。

五味淵によれば、患者にとって良いイメージをもつファンタジーが、分裂病の治療に良い働きをすることがあるということである。これについては後に改めて触れるが、本症例では、絵画が五味淵が指摘した「患者の自我を病の束縛から救ってくれる救命艇のごときファンタジー」の役をしているように思われる。彼は「仕事を探してはいるんだけど」と語ることは多いが、彼自身いまだ本格的な就職をするには時期尚早とも感じている。しかし診察場面ではむしろ余裕を感じさせ、焦りを（少なくとも露骨には）みせない。

もちろん筆者らも絵画のみを高く評価しているわけではない。例えばこの症例の年齢は、症例1、症例2よりも高い。病歴も長く入院歴も多いため、社会参加に対する姿勢も違うであろうし、分裂病の晩期寛解傾向も考慮に入れる必要があろう。しかしなお、筆者らは彼の余裕感や笑顔の柔らかさが、絵画を再開した後に増したように思うのである。また、診察の際に絵画が話題にのぼるようになってから、患者も筆者に「良い話を伝える」ことを喜んでくれるようになったようである。

処方はブロムペリドール一〇mg／1日（本人がこれ以上の減薬を希望しない）で維持。

三、鑑別と比較

病態の特徴

症例1と症例2に共通する病態の特徴を挙げる。

①治療への良好な反応

急性期の精神病状態からの離脱は速やかである。症例1では、後になっても急性期の体験にとらわれてはいるが、患者自身少なくとも「過去の出来事」として定位可能である。

②現在は抑うつ状態、退行状態といった一定の病理的状態を示していないこと

③豊かな精神機能の保持

高い知性と豊かな感情、言語的表現能力を保ち、思考障害や人格変化は見られない。ラポールも良好で、会話の際の表現も微妙なニュアンスを持ち、現在の彼等と対面する人は、何人も病的な印象を受けないであろう。筆者が以前指摘した親和性[10]を治療者にしっかりと感じさせる人たちである。

④良好な治療関係

彼等は予約通りきちんと通院し、礼儀正しい。少量の薬物のコンプライアンス（受容性）も良好である。

⑤病態の安定

少なくともこの約五年間は寛解した状態を維持している。睡眠、体重などの自律神経系も程よいところで安定している。これは寛解度の高さ（寛解期後期）と安定度を示すものであろう。

⑥低い自己評価

筆者は現在の彼等の生活を基本的にはポジティブに評価し、支持的に接しているのだが、彼等自身が現状に満足しておらず、社会参加への意欲は高い。それゆえにこそ彼等の自己評価は低い。

⑦病前性格は大人しく受動的な弱力性優位だが、病前の社会的達成度は平均以上に良好

などがあげられる。

診断と鑑別

診断的には、症例1、症例2ともに妄想活発なシュープを経験している。また両者ともに発病に先立つ数年間前に離隔感などの不全感を自覚しており、急性精神病状態として事例化する数カ月以上前に幻覚や妄想の出現を見ていることなど、分裂病と診断するのにそれほど異論はないであろう。

その中では、先に挙げた病態の特徴に加えて、若い患者であること、何よりも治療の主座が外来治療に置かれている点などから、笠原の外来分裂病[11]のカテゴリーにほぼ矛盾なく入る。笠原は既に、この病態にある患者が急性期を経過した後に長い「無為・退行」の時期を持ちうることを指摘している。

なお症例1は、病前性格の繊細さと後の葛藤の抑留は敏感性格（クレッチマー）[12]に類似しているが、発病は比較的緩徐であり、「恥ずべきストレス状況から鍵体験を契機に反応性に発病する」ことを典型とする敏感関係妄想とは異なるものと考えている。また症例1の就職へのこだわりに関して、最近の小出[13]は、思春期妄想症まで含めた広義の境界例の病理を換喩[註1]として抽出しているが、ここではそのような換喩の構造はなく、「就職問題意外のことは問題はない」という文字通りの意味で理解して良いだろう。

先行研究との病態の比較

①ポストサイコティック・デプレッション

症例1、症例2の病態としては、概してみればポストサイコティック・デプレッション（マクグラシャン）[7]の特徴と重なる部分もあるが、その一過性を重視する観点から比較すると、本症例らの場合はやはり持続期間が長過ぎる。またポストサイコティック・デプレッションの病態は、抑うつ状態、退行状態といった精神機能全体にわたる病理的状態にあると考えるべきであり、彼らには当てはまらないとみるべきであろう。

②寛解後疲弊病相

①よりもさらにゆき届いた考察をしている永田[3]、中井[2]らを参照しても、本症例らは先に触れたように、寛解後疲弊病相、すなわち寛解期前期を既に経過し、寛解期後期以降まで達しているものと思われる。

永田はこの疲弊病相を著明な言語活動の低下で特徴づけ、その病態を寛解期前期の「非現実感」に覆われた中での現象としてとらえ、日常慣れ親しんだ作業でさえ意図的な努力なしにはできないこと、他者との間の振る舞いが障害されていることなどをあげている。これらの点は本症例らには当てはまらない。

症例2にみられる頑固な疲れやすさには、精神疾患、精神医療を経験したことによる心理的スティグマも大きく影響していると思われ、この疲弊病相とは別の事態と思われる。

③過敏内省型

関根[4]は急性期経過後の分裂病者の一群が呈する一過性残遺状態を、「情意弛緩型」と「過敏内省型」とに分類して考察しているが、その「過敏内省型」は本症例らと重なる部分もありそうではある。しかしそれは寛解前期から後期に移行する時期に対応させており、「精神機能全般にわたる緊張力の低下 Verlust der Spankraft[5]」を基礎に持ち、睡眠リズムや体重が変動しやすいといった自律神経系の不安定な状態を含んでおり、やはり寛解期前期的な色調の濃いものと考えられる。

いずれにせよ、以上三つの概念は、不完全寛解（寛解期前期）における諸現象と位置付けられるものであろう。今回の考察は、患者を診察室で診察する上では「完全寛解した」とみなしたいのに、社会参加ができないでいる状態が続いているというところを問題にしているのである。

④自生体験(14)

症例1にみられる急性期の体験の執拗な想起に関しては、分裂病の初期段階から現れうる、自生思考、自生記憶想起といった自生体験との類似を考えさせられる。しかし我々はこれを症例1の就職への葛藤状況から了解可能とし、内容もそこに限局されていること、また自己能動性が高いことから自生体験とは鑑別している。ただし、この七、八年間毎日毎晩のように繰り返されるところに我々は「この病態」としての病理性を感じてはいる。

なんとなれば、この想起現象については急性期、ないしは寛解前期といったもっと回復段階の浅い病態の症状の現れではないかという議論も可能ではあり、さらに一層の経過観察も必要であろう。

四、考　察

今回の論考はリハビリテーションを考える上での前提となる問題と考えている。昨今ではこれまでの入院中心の精神医療への反省からも、個人の自立、自己決定を尊重する社会の気風の変化からも、早期退院、早期社会復帰(社会参加、生活再獲得)が推奨されるようになってきている。すわなち、関係法律の理念上も、医療経済(診療報酬)上も精神医療活動全体の中で入院治療のシェアーは減少してきており、実際わが国の精神病床数も減少しつつある。また外来診療機関も増えて多様化してきており、援護寮なども作られ、精神障害者福祉手帳も発行されるようになり、SSTなどの社会復帰のための治療技法も開発されてきている。

筆者らもこれらの精神医療の動きの良い面は高く評価しているし、基本的には正しい方向への変化だと考えている。しかしこの医療の動きは、分裂病者のうちのどれほどを、彼らが満足できる社会参加へと導くことができるのであろうか、という疑念が残る。

一方で、特に精神療法的見地からは、分裂病者の社会復帰に関してはつとに〝待つ〟ことの重要性[1][註2]が強調されてもいるのである。

この二つの治療スタンスの相違の由来を精確に論ずることは容易ではないが、一つには治療者が分裂病者の気持ち[註3]を汲もうとする時に、そして工藤ら[15]がいう患者に対する治療者の存在の（しばしば能力を超えた）重要性を治療者自身が覚知した時に〝待つ〟という姿勢が、時には他にしようがないものであれ、治療者の中に自然に芽生えてくるのではなかろうか。

筆者らは、少なくともここで述べたような彼らの気持ちに十分な配慮をされずに進められた社会復帰は、時に彼らを萎縮・硬化させ（この硬さについては工藤ら[16]を参照されたい）、冒頭に示した「自己決定を余裕を持ってできる自由を実感できる」回復へは導かないのではないかとの不安を持つ。そしてこの不完全な回復像が固定化し、蓄積してゆくことは、彼ら自身の満足や自己評価の回復につながらないだけでなく、彼ら自身やその家族、あるいは第三者（社会）にとっての分裂病のイメージを、不必要なほどネガティブに片寄ったものへと誤解させ、彼らと「健常者」との境界を両者のいずれの側からも強固なものにみせてゆくのではないかと懸念するのである。

また分裂病者の側からみれば、「引きこもり」こそ〝待つ〟姿勢の代表ともいえる一面がある。これこそが「分裂病者が世に棲む英知[17]」とさえいわれるほどである。筆者らも基本的には賛成である。しかしそれは自我を守る機能と同時に、社会との断絶という二つの側面を持つものであるから、先にあげた彼らの気持ちへの配慮に加えて社会とのかかわりとのバランスをはかる感覚も重要であろう。

たとえば分裂病者の自閉的生活をポジティブに重視し、技法化した神田橋ら[18]は、その方法が結局は彼らを社会の中でひっそりと生きる生活に押し込めてしまう危険を持つ点にも触れており、それに対して

①患者自身の主観的改善度を重視する。

②患者の選択、自己決定の余地を多く残す。
③結果的には患者は自閉的ではなくなる。
などの点をあげた上でその技法を提唱している。

思うに治療においては、中井[19]が危惧するように、分裂病親和者を規範重視的、勤労強迫的な躁うつ病親和的執着気質者へと人間改造を企てる危険を避ける配慮が必要であり、「保護され、すべてが許される、きわめて母性的な場」である「第三の故郷（広沢[20]）」のようなものをはるかに指向するのが良いのであろう。ふり返れば、本症例の母親は三例ともいわゆる感情表出の激しいタイプの女性だが、症例3の母親はややどっしりとした「女親分」的要素があった。

それゆえに寛解期以降の治療は、よりプライベートな性質を持ち、社会での少数者[21]としての生活の質、すなわちち安らぎ、「非窮屈感」の獲得の問題ともいえよう。そのためには患者の個別性、多様性に対する治療者の開かれた柔軟な姿勢が要請される。もっとも本来この治療スタンスは、寛解期になって唐突に適応されるべきものではなく、治療の導入期から、急性期の強力な薬物療法や隔離などの非自発的な治療を施行している場面においても、通底されるべきものであろう。

先にこの病態の把握に外来分裂病の概念を取り上げたのは、笠原[22]が最近の論稿においてもこの概念を継承し、それを分裂病者をできるだけ社会の中で治療する立場に身を置く「治療的概念」と規定した上で、分裂病の病態の核に（多次元的な意味での）[註4]「社会性の喪失」を置き、「外来分裂病は軽症ではあっても必ずしも治療が容易ではない」とし、それのリハビリテーションに対して根気と、多次元的な思考法や接近法を要請する慎重さと柔軟さがある点を評価したからである。

それらを考え合わせた上で、我々の症例に立ち戻ってみよう。

残念ながら症例の蓄積もまだ少数であり、症例1、2ともごく最近の改善（＊印）について検討をするには観察期間が短すぎるであろう。また症例1に残る反復強迫性や、症例2における疲れやすさや健康への隔絶感など自体についての検討も十分にはできておらず、ここではその存在を指摘するにとどめざるを得ない。

あえてこれまでの経過から述べるとすれば、最近の彼らはいずれも中間的・緩衝帯的で適度な現実的適応を手に入れ、やや余裕を持って生活を送れるようになったことを指摘できよう。すなわちそれらは症例1では将来性は乏しいながらも家業へ参加したこと、症例2では引退した家族との生活での主婦的役割をすること、症例3ではアマチュアとして絵を描くこと——ファンタジー的ではあっても絵画行為自体は現実である——を指しているのである。

先に触れた五味渕(9)はファンタジーを精神分析とはひとまず離れた文脈でとらえ、「現実にはあり得ない内容を持つ表象の一つ」と位置づけており、患者の不快な現実、不快なイメージをやわらげる作用を持つものとしている。彼はその治療的要素として、その非現実性を重視しているが、分裂病者に対してはそのテーマが現実や日常から極度には遊離していないことが安全だとも述べている。本稿では、むしろそのマイルドな現実性こそが、この回復段階の患者に治療的に働くと考えられる。おそらくは自己評価の回復には素朴で現実的な手応えが重要なのだと思う。

また症例2の主婦的な役割も、症例3の絵画も患者が経過の中で自主的に始めたものである。症例1にしても、家業への参加は患者の就職への焦りを緩和するために筆者が勧めたという経緯がある。基本的には焦らず〝待つ〟ことが重視されるべきであり、これらはその待ち方の例といえないであろうか。なんらの自己評価の回復もなく、当てもなく長期間待ち続けることの苦痛は、想像に余りある。

現在新たに発病した分裂病の経過の多くは良好であり、また軽症例(早期回復例、非荒廃例というべきか)の割合が増えていることは喜ばしい。それでもなお分裂病は、その患者に深刻な刻印を残し得るものと考えるべきであろう。しかしながら、本症例らのように長い不全状態を経ながらも、豊かな精神機能を保持し、さらなる改善の希望を持ち続ける症例の存在をふり返ると、実は彼らは我々治療者を粘り強く励まし続けてくれていた人たちでもあったのだとあらためて気づかされるのである。

五、まとめ

①今回我々は、高い寛解度を保ちながらも、五年間以上にわたる家庭内寛解にとどまる分裂病症例について検討した。②その状態に対して強い不全感を持つ症例を二例あげて、その様態を「過去の病的な状態へのとらわれ」と「前途の健康な世界との隔絶感」という二方向の葛藤があることを示した。③この病態にある分裂病者のリハビリテーションに対しては、彼らの個性を重視した支持的対応を根気よく行う必要があることを述べた。④その根気よく〝待つ〟期間の間にも、彼らの生活の中に自己評価の回復と余裕の獲得に与する緩衝帯的な現実行動があり得るという可能性を示唆した。

註

(註1) 換喩とは坊主を袈裟でたとえるようなこと。ここでは「自己臭さえなければ、全てうまくいく」などという境界例の患者の思考法をなぞらえたもの。

(註2) 中井は原則的な提言の第一に「まず害するなかれ」という鉄則をあげているが、この「待つ」ことはその鉄則に含まれる「なさざるの善」にあたるものであろう。

(註3) 筆者らがここでいう気持ちとしては、分裂病者の寂しさ、疲れやすさ、恐怖、窮屈感、徒労感、絶望感、殺伐とした感じ、自己卑小感、疎外感、圧迫感、屈辱感、気後れなどを、あるいは、ささやかな親切に感謝する心、はにかみがちに示される治療者への親和性な[10]

どを意識している。

（註4） 笠原はその論稿の中では、「社会性の喪失」について分裂病者の社会参加といった行動面に絞って記述していると思われるが、筆者らは「分裂病的自閉」などに通ずる分裂病の基本病理に及ぶものまでをも想定している。

文献

（1） 中井久夫（1984）「分裂病患者の回復過程と社会復帰について」精神神経誌　86(12).
（2） 中井久夫（1974）「精神分裂病状態からの寛解過程―描画を併用した精神療法をとおしてみた縦断的観察―」宮本忠雄編『分裂病の精神病理2』東京大学出版会、東京。
（3） 永田俊彦（1981）「精神分裂病急性期症状消褪直後の寛解後疲弊病相について」精神医学　23(2).
（4） 関根義夫（1988）「精神分裂病急性期経過後の一過性残遺状態、特にその二類型について」精神神経誌　90(5).
（5） Conrad, K. (1958) Die Beginnende Schizophrenie., thieme. 山口・安・中井訳（1994）『分裂病のはじまり』岩崎学術出版、東京。
（6） Huber, G. (1966) Reine Defektsyndrome und Basisstadien endogener Psychosen., Fort. Neu. Psychiat, 34.
（7） McGlashan, T. H. (1976) Postpsychotic Depression in Schizophrenia., Arch. Gen. Psychiatry, 33.
（8） 星野弘（1998）「分裂病の回復をめぐって」『治療のテルモピュライ』星和書店、東京。
（9） 五味渕隆志（1989）「分裂病圏の患者のファンタジーについて」季刊精神療法　15(2).
（10） 吉岡眞吾（1998）「精神分裂病者が治療者に与える親和性と治療について」治療の聲　1(1).
（11） 笠原嘉、金子寿子（1981）「外来分裂病（仮称）について」藤縄昭編『分裂病の精神病理10』東京大学出版会、東京。
（12） Kretschmer, E. (1966) Der sensitive Beziehungswahn., Springer. 切替訳（1989）『新敏感関係妄想』星和書店、東京。

(13) 小出浩之「魔術的思考とコンクレティスム」本書。
(14) 中安信夫（1990）『初期分裂病』星和書店、東京。
(15) 工藤潤一郎（1999）「分裂病寛解前期の寂しさを取り上げることの治療学的意義」永田俊彦編『精神分裂病　臨床と病理2』人文書院、京都。
(16) 工藤潤一郎・五味渕隆志・星野弘（1997）「分裂病者の『重さの感覚』をめぐって〝硬さ〟と〝やわらかさ〟の観点から」中安信夫編『分裂病の精神病理と治療8』星和書店、東京。
(17) 永田俊彦（1997）「精神分裂病とひきこもり」臨床精神医学　26(9).
(18) 神田橋條治・荒木冨士夫（1976）「『自閉』の利用─精神分裂病者への助力の試み」精神神経誌　78(1).
(19) 中井久夫（1977）「分裂病と人類」安永浩編『分裂病の精神病理6』東京大学出版会、東京。
(20) 広沢正孝・大槻徳和（1996）「長期入院分裂病患者の老化と妄想テーマの変化─出立から故郷回帰へ─」市橋秀夫編、『分裂病の精神病理と治療7』星和書店、東京。
(21) 中井久夫（1980）「世に棲む患者」川久保芳彦編『分裂病の精神病理9』東京大学出版会、東京。
(22) 笠原嘉（1997）「外来分裂病のこと」『新・精神科医のノート』みすず書房、東京。

分裂病における寛解時高揚病相

加藤　敏

一、はじめに

分裂病急性期後、活気がなくなり、ベットに臥床がちになるといった状態については、精神病後うつ状態（うつ病）、あるいは寛解後疲弊病相などと呼ばれ、注目されてきた。筆者自身、分裂病急性期を大きく精神運動性の高揚からなる高揚病相と、精神運動性の低迷からなる低迷病相のワンセットとして捉える観点を提出し、コンラッド[1](Conrad, K.)のいうトレマ期、アポフェニー期、アポカリプス期を高揚病相とみる一方、精神病後うつ状態（うつ病）ないし寛解後疲弊病相は寛解時低迷病相とみた。この際、筆者は、精神病後うつ状態は精神病状態を締めくくる効果があることを指摘した。あわせて、精神病後うつ状態を遷延化させることなく首尾よく終わらせてはじめて、分裂病の寛解がもたらされることを述べた[2]。

ところで、少なからぬ症例では、急性状態消褪後に、抑うつ状態とは逆に、活動性が亢進し、気分的にも高揚する一種の軽躁的状態の出現をみ、この状態がしばらく続いた後、寛解状態が得られる。筆者は、この軽躁的状態を寛解時高揚病相と呼び、分裂病の寛解のひとつの過程として記述しておきたい。たしかに、精神病後うつ状態に比べると、頻度は少ないように思われるが、分裂病の治療を進める上でも重要な指標となるはずである。

文献的には、筆者の知る範囲では、寛解時高揚状態としての精神病後軽躁（ないし躁）状態そのものを主題的にあつかった研究はないようである。しかし、分裂病の急性期後の経過をあつかった。キック[3](Kick, H. A.)の研究では、急性精神病性状態の消褪六カ月後の寛解時に、躁病性気分変調を呈した症例が三例あったという観察所見が述べられている。その三例中二例は、入院時にも躁病性気分変調が認められていたという。

二、症例呈示

まず自験例を呈示することにしたい。

症例1――三十三歳(初診時十八歳)男子、会社勤務、独身

生活史および性格 五人兄弟の第四子。もともと快活で友人は多かった。おとなしく、父のいうことをよく聞いた。努力家で、勉強を頑張ってやった。高校卒業後、新聞記者になろうと大学受験。一浪して大学に入学。大学卒業後、仕事を転々とする。

現病歴

第一回目急性病相

X年六月(十八歳、高校三年)に入り、情動的に不安定となり、「父親を殺す」といって、父親に対し暴力的な行動がみられ、さらに、父親の持ち物を外に放り出してしまうこともあった。そのため、精神病院に入院となる。しかめっ面をし、なかなか口を開かない。抗精神病薬の投与で一カ月ほどして改善をみせ、「人のことを追いかけまわす声が聞こえた、恐しくてしょうがなかった」「父親が包丁をもって自分を殺すといっている」「テレビをみていて、徳川家康が父親にみえ、父親は悪い奴だと思った」と入院前の状態を回想する。誘因として、高校三年になり大学進学コースに入ったこと。また、母親が病気のため入院したことが

あげられる。

約二カ月の入院加療で退院。退院後はじめてのX年八月中旬の外来では、にこにこし、よく話をし、父親との関係は良好で、「ふざけあっている」という言葉も聞かれた。九月より学校に復帰。元気よく明るい。担任の先生は、以前より明るくなったといい、少し心配しているとのことである。その後は二回ほど外来に来ただけで、本人の判断で通院を中断。後にわかったことだが、退院後、順調に日常生活を送り、大学受験は失敗したものの、無事に高校は卒業した。

高校卒業後、新聞記者になりたいと大学受験。一浪して某私立大学入学。四年で無事卒業し、会社に就職するが、長続きせず、二、三カ月で別の会社に移るといったことを繰返す。

第二回目急性病相

X＋七年九月、雑誌関係の会社に入社したものの三カ月で会社をやめ、家でぶらぶらしていた。X＋八年三月（二十六歳)、本人の意志で久しぶりに来院し、次のように話す。

同僚と話したことが上司に伝わってしまう。周りで（人が）話していて、「ああ伝わっちゃったんだ」とわかる。ボソボソと人が喋べる声が聞こえる。自分を非難している声。同じ職場の人を（入社後、二カ月して）非難した。それが自分にふりかかってくるように感じられた。去年の十二月頃から始まった。人が信じられなくなり、考えることができず、仕事もできなくなった。

中等量の抗精神病薬投与により、急速に病的体験は軽減。「人がつぶやいたことが聞こえる感じ、通りすがりの人が自分のことを非難していると思う、思い違いかもしれませんが」など、病的体験はまだ認められるが、ある程度の距離がとれてきている。同年七月、「どうも無気力で、好奇心がわかない、人と会いたくない、胸が締めつけられるような感じ、頭が働かない、言葉が出てこない」などうつ的な訴えがみられるようになる。もう一方で、同時に「相手の思考が伝わってくる」という体験も訴えられる。

精神病後うつ状態が主な病像と判断し、少量の抗うつ剤を投与し、次第に改善に向かう。

X＋八年十月、出版社に就職し、なんとか仕事に従事。三年ほどして結局、会社をやめ、今度はパン工場で働くようになる。

第三回目急性病相

X＋一一年七月頃（三十歳）より、「（誰かに）追いかけられている、つけられている、自分自身をつぶそうとして追いかけてくる、統一教会がからんでいる」など被害的言辞が主治医に述べられるようになる。また、「X＋一二年二月の面接では「（オウム真理教によって殺害されたことがあとでわかった）坂本さん一家のことが気になる、救出できたらと思う、坂本さん一家が教祖の弁護をしているのではないかと考えてしまう」と社会をにぎわす事件に大きな関心をもち、それによる動揺をみせる。

また、（大震災に見舞われた）神戸に先週行ってきたと報告する。「気になって、世紀末だから地震が多発する、それで見に行った、被災者を見てきた」という。「神戸では（人に）つけられている感じはなかった」というが、被害・追跡妄想は続く。抗精神病薬を追加するが、本人は服薬に拒否的な態度が目立つ。

三月、家の前の道路にビンやトタンをおき、通行止めにしてしまい、他人の家のブロック塀に石をぶつけたり、他人の家の周りをグルグル回るなどの異常行動が出現したため、強制入院となる。当初は表情硬く、全く口をきかない。入院加療によりある程度落ちついてくると、入院時のことをふりかえり、周りの人が自分の悪口を言っていると感じた、車が自分の家の周りにたくさん集まってくると感じたなどと述べる。病的体験は比較的早く、入院後一カ月半ほどで消褪。口数が少なくなり、本来の様子からすると、少し静かになる。

入院後、二カ月ほどして外泊をはじめる。外泊時、小学校時代の友人や中学時代の野球部の友人と会ったり、家で園芸をおこなう。表情明るく、活気がみられる。

病的体験はすっかり姿を消し、状態の改善がみられたので、三カ月の入院加療で退院とした。退院後、外来にて、医師に愛想よく話をするようになり、かつて南米に旅行した時のアルバムをもってきて医師にみせる。また、南米の紙幣を「記念にプレゼント」と医師に渡そうとする。自宅での様子をよく聞いてみると、昔の友人に連絡し、毎日のように会っているという。また、本人の好きな野球チームの応援に、球場まで二回ほど足を運んだという。さらには、ゴミ処理の報告会に参加し、質問をしてきたともいう。睡眠は一応ちゃんととれており、軽躁状態といってよい病像といえる。

こうした他者への接近の目だつ高揚状態が二カ月ほど続いた後、次第に平常の落ちつきが出てくる。そしてX＋一二年八月大手スーパーで販売の仕事をはじめ、これまでにないよい適応をみせ、二年以上、おおきな破綻なしに経過している。

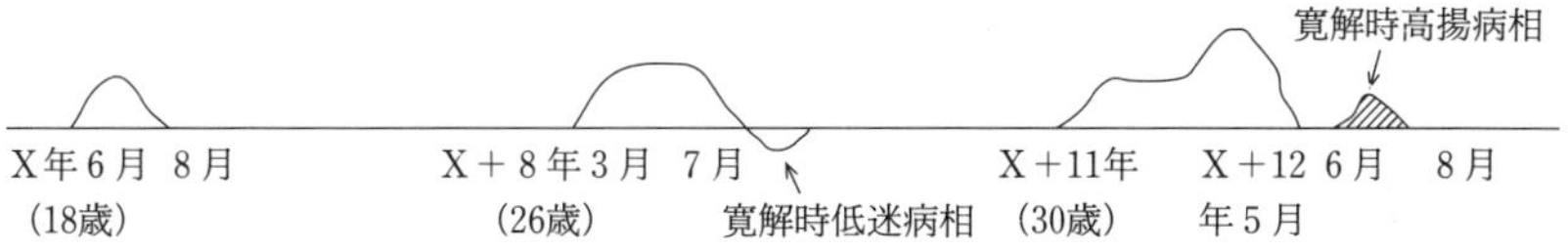

図1

症例のまとめ
十五年の経過で三回の急性期を呈している急性病相寛解型の症例で、第三回目の急性期消褪後に二カ月ほど続く軽躁状態がみられ、これにひき続き、良好な寛解が得られている。また第一回目の急性病相においても、社会復帰の段階で軽度の高揚状態がみられている。他方、第二回目急性病相では、急性期消褪後、精神病後うつ状態の出現をみている(図1)。

症例2——四十一歳(初診時二十三歳)男子、店員、独身

生活史および性格 二人兄弟の第二子。もともと陽気で、几帳面な方、友人は普通にいる。成績は中、大学卒業後、家の仕事を手伝う。

現病歴
第一回急性病相
大学四年(二十四歳)になり、X年六月から教育研修がはじまった。あまり勉強していないので自信がなかった。髪がうすいことを気にし、人前に出るのもいやだった。研修をしていると、周囲の視線が気になって仕方がなく、人前で喋れなくなってしまった。教育研修に行かず、家にいた。
X年十一月 突然、「誰かを殺すことになる」、「神の声が聞こえる」などと口走り、興奮状態となる。怒鳴ったり、裸となってしまうため、精神病院に入院となる。
はげしい緊張病性興奮は二週間ほどでおさまり、自分の体験した病的状態を語りだす。「今まで生きてきた世界と全く別な世界が見えてきた。神様の声が聞こえた。普通の声と違い、それだけ強く聞こえた。内容はわからない。……」

四カ月の入院加療で退院。しかし、しばらくの間、「不思議な音が突然響いてくる、ラジオ、テレビなどで、突然一箇所だけ響いて聞こえる」、「自分の考えていることが皆にわかってしまう感じがある」などの比較的軽度の病的体験が時々出没していた。X＋一年八月、退院後五カ月ほどして、元気なくふさぎこみ、昼間、寝ていることが多くなる。この精神病後うつ状態が二カ月ほど続いた後、明らかな病状の改善をみせ、両親の経営している店を手伝うようになる。また、友人とのつきあいも出てきて、野球チームを友人とつくり、休みの日に野球をするようになる。一人立ちして会社で仕事をするまでには至らないが、家の店の手伝いを毎日、一定量、規則的にこなすようになる。

第二回急性病相

X＋一五年、十一月（三十六歳）、両親がたまたま短期間の旅行に出かけ、家で一人になったのを機に、病勢増悪をきたす。テレビの画面をみて、「この人どこかで見たことがある、一回見たテレビ番組のようだ」といったり、眼鏡をはずし、「おかしい、おかしい」といい、眼鏡をゴミ箱に入れてしまう、などの奇妙な言動や行動がみられた。二、三日ほどして、指でうずまきをつくり、くるくるまわすなどの動作に加えて、大声を出してテレビアンテナによじ登ろうとする行動まで出現。再び緊張病性興奮状態となり、入院となる。

個室にて、全裸になり、服をトイレに突っ込んだりのはげしい運動興奮がみられる。医師の問いかけに対し、硬い表情で、「エイズになっている」「エイズと宇宙誕生と一緒みたい……ブラックホール」「悪いことをした」などごく断片的な言葉を発するのみで、言語的コミュニケーションは全く成り立たない。

一週間ほどしてだいぶ落ちつきがでてくると、「入院の少し前、赤とか黒とか白とか色がひどく気になった。たいへん鮮やかに見えた。……周りにカメラがある感じもあった。部屋の（四）隅にいっぱいある感じ。見られている感じがあった。……二次元、三次元という次元が無限になった感じ……すべてがこれから始まっていると思った。自分が最初の人間じゃないかと思った。……神になった感じだった」。

入院後、三週間ほどですっかり落ちつき、外泊をするようになり、二カ月後退院となる。少しずつ再び、店の仕事を手伝いだす。

第三回急性病相

X＋一八年十月（三十九歳）、再び、前回と同じような急性の緊張病性興奮状態が出現し、入院となる。店がチェーンストアー

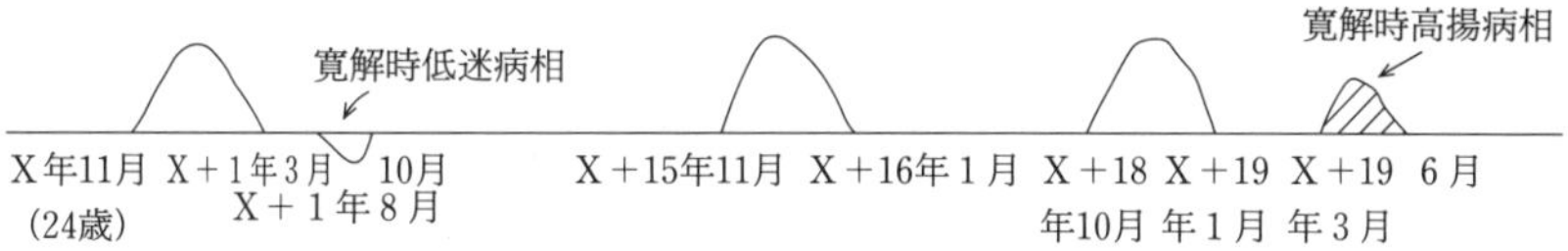

図 2

になることになり、家族が忙しく働いていたことが契機としてあがる。

前回と似たような経過で、三カ月の入院加療で退院となる。一カ月ほどして、店の仕事を少しずつ手伝うようになる。X＋一九年三月（退院後二カ月）頃より、朝、早く起きるようになり、仕事が楽しいと朝八時から夜十一時までするようになる。同時に、本をたくさん買って読んだり、CDを買ってよく聴くようになる。「絶好調です。今までうつだったのでしょうか」と本人は明るい様子で医師に話す。軽躁状態といえる状態。二カ月ほどこの高揚状態が続く。

そして、同年六月頃より、「朝起きにくい、今、仕事をはじめるのが億劫」となるが、一応の仕事はこなす。しかし、一時のように、たくさん本を読むことはなくなる。「一時、気分がハイになっていた」と本人は急性状態消褪後の高揚状態を回想する。その後、安定した状態となり、これまでにない良好な社会適応をしている。

症例のまとめ

明らかな緊張病性状態にまでいたる急性病相寛解型の症例。二回目の急性病相時に、急性状態が消褪し、社会生活に戻る際に、軽躁状態が出現し、これにひき続きごく短期の軽うつ状態を経た後、良好な適応をみせている。第一回目急性病相の消褪時には、逆に、精神病後うつ状態が一時出現している（図2）。

三、考　察

1　臨床的な特徴

筆者は分裂病において、産出性急性体験が消褪して寛解に至る途上に、精神運動面の一定の高揚状態が出現する症例があることに注目し、これを寛解時高揚病相と名づけたい。急性体験の消褪後、精神運動面の低迷状態、つまり精神病後うつ病、ないし寛解時疲弊病相がみられることについては、もはや一般の理解が得られた既知の事項になったといえる。筆者自身、これを寛解時低迷病相と名づけ、この病相が分裂病の寛解過程において重要な意義を考察した(2)。その意味では、今回、提唱する寛解時高揚病相は分裂病寛解過程において出現するもうひとつの特徴的な現象といえる。

まず、自験例にもとづき寛解時高揚病相ないしこれを呈する症例の臨床的特徴をあげておこう。

①病相性をもち欠陥成分の目立たない病相性優位の症例で認められ、予後は比較的良好である。病型としては、妄想型（DSM-Ⅳ）ないし緊張型である。

②幻覚妄想状態、ないし、緊張病性状態が抗精神病薬により比較的早期に(一～二カ月程度)終息した後に出現する。社会的寛解に先行して出現し、一～二カ月ほど持続する。ただし、この高揚状態を薬物増量により抑えるようなことはしない、という条件下においてのことであることを付け加えておかねばならない。

③寛解時高揚病相に前駆して、ごく軽度の抑うつが認められることがある。しかし、少なくともはっきりした一定期

間続く抑うつ状態、つまり低迷病相は認められない。また、それ以前の急性状態においては、明らかな低迷病相が出現している場合もある。このように、寛解時高揚病相を呈する症例では、寛解時に、躁うつ病様の力動の動揺がみられる。

④寛解時高揚病相は二、三回目の分裂病急性期においてはじめて出現する傾向があり、年齢としては三十歳以後である。

⑤患者の病前性格としては、適度に友人がおり、勉強や仕事を一生懸命やるなど、共同世界志向的、かつある程度のエネルギー水準の高さがある。

2　寛解時高揚病相を呈する分裂病の分裂感情性

分裂病の経過は、理念的には、病相性の明瞭な波状型の経過をとるものと、だらだらとアクセントのない、同じ状態が続く場合と進行性の場合を含め、直線型の経過をとるものに大別できる。筆者は別のところで、こうした観点から、種々の分裂病が位置するスペクトルの両極を、慢性重度欠陥型と急性病相寛解型と名づけ、急性病相寛解型は一定の段差を隔てて、双極型から単極型へとのびる躁うつ病のスペクトラムに連結されるというシェーマを示した(図3参照)[(4)]。

急性病相寛解型は、急性の病相性経過のみで完全寛解に至り、少なくとも顕在的な欠陥を残さない一群の分裂病を指し、従来の病型では妄想型および緊張型の症例の一部にあたる。他方、慢性重度欠陥型は、多少とも急性の状態を呈したあと、あるいは、急性状態の出現のないまま、かなり重篤な欠陥状態に持続的に陥ってしまう分裂病症例を指す。

分裂病と躁うつ病の関連については、それぞれはお互いに全く別種の疾患であるとみる分裂病・躁うつ病二分法仮

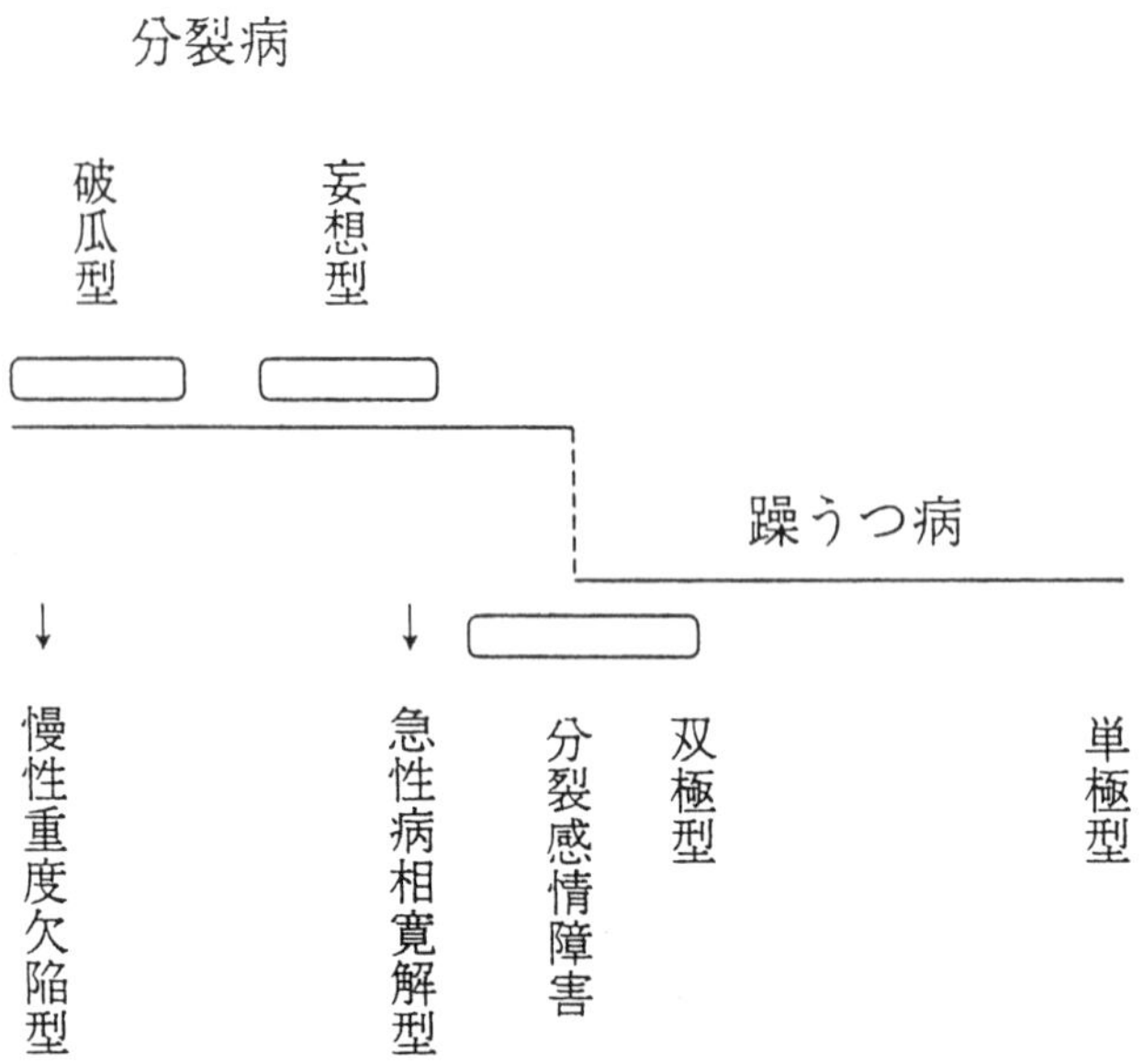

図 3

説と、これらに一定の連続性を考える分裂病―躁うつ病連続体仮説が従来からあり、さまざまな論議がされてきた。どちらの仮説に与するかは別として、急性病相寛解型は躁うつ病、とりわけ双極型に近縁性をもつ（図1、2参照）。

実際、急性病相寛解型は急性期において躁的な気分高揚を呈し、急性体験消褪後にはうつ状態を呈する症例が少なくなく、病像も躁うつ病様の症状を呈することがある。この種の病態は分裂病と躁うつ病にまたがるヤンツァーリク[5]（Janzarik, W.）のいう中間領域 Zwischenbereich に位置するといえる。この中間領域を中心に展開する分裂病については、これまでその疾病論的規定につき、さまざまな見解が出されたところであった。

精神病を把握・分類する伝統的かつ基本的な視点として、精神病が病相性をもつか否かというリズム性に注目する考え方があった。そもそもクレペリン[6]（Kraepelin, E.）が躁うつ病と早発性痴呆という形で内因性精神病を二分割した際の当初の原理は、まずは、このリズム性の有無の視点に拠っているといえる。つまり、病相性のある病態は躁うつ病に、そして、病相性のない病態は早発性痴呆に帰せられた。そのため、当初のクレペリンの分類にあっては、病相性をもった分裂病は躁うつ病に組み入れられていた。

ちなみに、クレペリン[6]は周期的な経過をとる「周期型早発性痴呆」について、第八版の『精神医学』のなかで次のように述べる。「以前私はこの型のものを躁うつ病に入れた。(……)更に発生してくる精神的な痴呆的な状態は全く早発性痴呆によって生じた荒廃の性質を持っている。こういう経験があったので私の見解を変えることになった」(p 132)。

内因性精神病を二分割する際、中間領域にかかる病態を呈する症例をいかに位置付けるのかはクレペリンの頭を悩ますことになった。今引用したクレペリンの言葉から窺われるように、内因性精神病の二分割は、当初、病相性が欠陥性よりも優先され、病相性があれば欠陥性が多少あろうとも躁うつ病に組み入れられた。ついで、今度は欠陥性が病相性よりも優先され、欠陥性があればたとえ病相性がはっきり認められても早発性痴呆に組み入れられたのだった。

精神障害の疾患単位の歴史をふりかえると、マニー、メランコリーといった形で、まず病相性をもった疾患が記述され、ついで、早発性痴呆といった形で人格欠陥の出現を特徴とする非病相性の疾患が記述された。そして、クレペリンの早発性痴呆という概念の提出により、分裂病は実際の在り方とは裏腹に、人格の欠陥性および非病相性のイメージを強く刻印されてしまったのである。しかし、病相性、非病相性の視点を堅持しつつ、こうした誤解を招く見方を修正する考え方がその後いくつか提出された。レオンハルト[7](Leonhard, K.)による体系性分裂病 systematische Schizophrenie と非体系性分裂病 unsystematische Schizophrenie の区別はその一つの例である。

レオンハルト[7]は、分裂病に病相性がないものと病相性があるものに区別し、ゆっくりとした進行性の経過をとる前者の型を典型的な分裂病という意味で体系性分裂病と呼び、幻覚や妄想、あるいは錯乱性病像、ないし緊張病性症状が周期的に生じる後者の型を分裂病には非定型という意味で非体系性分裂病と呼んだ。

ICD-10、DSM-IVでは分裂感情障害の概念が提唱され、定着しだしている。病態としては躁うつ病に近づけて捉える見方が優位のようだが、分裂感情障害を分裂病と躁うつ病の中間領域で展開する症候群とみるなら、当然、分裂病により近縁な分裂感情障害も問題にできるはずである。ちなみに、マルネロス[8]（Marneros, A.）は、分裂感情障害の躁病様エピソードに感情病優位の類型に加えて、分裂病優位の類型を認める。また、ブロイラー[9]（Bleuler, E.）は、躁うつ病性の病像の目だつ分裂病をひとつの類型としてとり出し、分裂感情性分裂病という類型をあげている。

これまで述べてきた分裂病の病相性に注目する視点はやや巨視的で、急性期をひとつの総体としてみようとするものであった。本論の眼目は、分裂病の病態をその時間的推移に即して、とりわけ寛解過程のなかで、より微細な病相性に注目することであった。その結果、寛解時高揚病相が提唱されたのであった。マルネロス[8]には、急性期消褪後の推移を重視する姿勢もあり、彼は精神病後うつ病が内因性うつ病のクライテリアを満たすなら、分裂感情障害の診断がより適切だと述べている。この言い方を借りると、急性期後の躁状態が定型的な躁うつ病におけるそれに近いなら、分裂感情障害も考えるということがいえるかもしれない。

いずれにせよ、寛解時高揚病相を呈する症例は、寛解時低迷病相を呈する症例と同様、分裂病のなかでも、さしあたり分裂感情性分裂病とでも呼ぶべき一群に属するといえる。われわれの症例では、分裂病急性病相からの寛解時、当初は、低迷病相が目立ち、後に高揚病相が目立ってきており、毎回の急性期寛解後に、広義の躁うつ病様の病態の出現をみている。また症例2では、急性期寛解後の軽躁状態にひき続きごく短期間の軽うつ状態をみている。こうした躁うつ病様の力動の動揺が寛解期に出現していることは留意されてよい。もしも分裂病症例を微細にみるなら、とりわけ一定の寛解状態にまがりなりにも行きつく分裂病では、寛解過程においてこの種の力動の動揺を呈している症例は少なくないと思われる。こうした分裂病については、われわれは分裂感情性の要素をもつということはいつもいえるはずであり、また、この要素が寛解に導くといえるはずである。

筆者は、分裂病のひとつの経過として当初、幻覚や妄想などの定型的な分裂病症状が病像の中心をなし、年齢があがり中年に近づくにつれ躁うつ病様の感情性障害が病像の中心をなす症例に焦点をあてた[10]。この病像変遷の要因として、年齢があがることにともなう人格の成熟に加えて、抗精神病薬の服用をあげた。つまり、抗精神病薬は急性の幻覚・妄想状態の出現を阻止するよう作用し、ヤンツァーリク[5]の術語を用いれば力動逸脱の程度を小さくする作用をもたらし、その結果、分裂病性の力動不安定の代わりに、躁状態ないし軽躁状態レベルの力動拡張、あるいはうつ状態の出現に対し促進的に働く。

こうした抗精神病薬の作用は一回一回の急性状態についても予想可能である。たしかに精神病後うつ病や筆者のいう寛解時高揚病相は、抗精神病薬導入後により多く観察されるようになったのではないだろうか。要するに、分裂病急性期における抗精神病薬の使用は、それにひきつづく、力動収縮としてのうつ状態、あるいは軽度の力動拡張としての軽躁状態のひとつの出現布置になっていると考えられる。別な言い方をすれば、抗精神病薬は——勿論、病態にみあった適量という条件つきであるが——分裂病に対し分裂感情性の要素をもたらす、あるいは増大させるということができる。

筆者の呈示した一定の段差を介して連結される分裂病と躁うつ病のスペクトラムに即していうと、抗精神病薬による症状の重心移動は躁うつ病の方向に向かうという意味で、分裂病の右方移動ということで言い表される。こうした分裂病の右方移動は年齢の上昇にともなう人格成熟によってももたらされることも付け加えておこう。

3　寛解時高揚病相の主体定立機能

躁うつ病化した分裂病の躁状態と、寛解時の躁状態がいずれも、分裂病性の力動不安定に代わる力動拡張の出現という点では多少の類似性をもつものの、その内実は質的にだいぶ違う。躁うつ病化した分裂病の躁状態にあっては、世界の中心であると同時にその局外にあるという患者の中心化と局外化が基本的にはなお存続し、患者が身をおいている場所は共同世界の彼方の超越的世界であるのに対し、寛解時の躁状態にあっては、患者は共同世界へ足を踏み入れており、そこには、共同世界への定位志向性をはっきりみてとることができる。

われわれの症例にあっては、寛解時躁状態は、退院して自宅での生活がはじまったり、就労の準備をはじめる状況において生じている。そこには、病者が共同世界に自己を定位させるという課題のなかで、この状況に適応すべく高揚状態が出現している面が窺われる。この高揚状態は、自我の能動性をとり集め、共同社会に定位へと向かう、合目的な自我高揚とみることができる。うつ病において、その回復期に、とりわけ退院や社会復帰を前にして軽躁状態が出現する。われわれが今問題にしている分裂病における寛解時躁状態は、このうつ病寛解時の躁状態に比較可能である。

一般に、前向きの自己像があらたに獲得される時期に、人は気分面および精神運動面において高揚する。例えば、エディプス・コンプレックスが解消されて、子供が一定の自我に目ざめる時、気分高揚が生じる。また、精神分析の過程で、ある時期、被分析者は分析家との関係のなかで、抑うつ期にひき続き高揚感を呈する時期を迎える。あるいはまた、一目惚れといった恋愛にあって、人は理想的な愛の対象を見出し、高揚状態となる。さらに、分裂病急性期に、神の使命を与えられているといった妄想確信を抱いた患者も、気分、精神運動面の高揚状態を呈する。

このように少なからぬ広義の躁的、あるいは軽躁的状態は、自我の心像がそのモデルとなる対象との関係のなかで、ちょうどカメラのピントが見事に合うように、像をあらたに鮮明に結ぶ時に生じる。

われわれの問題にしている分裂病における寛解時高揚病相にもこのことがある程度あてはまるように思われる。つまり、主体としての全面的な崩壊の危険を内にもった急性状態から回復して、あらためて他人と共にある共同世界に組み込まれだす時、患者は現実的なあらたな自己像を手にし、この時、高揚状態が生じる。寛解時高揚病相という呼称そのものは力動面の変化に注目したものだが、もしもこの病態を人間の人格的な構造面と力動面のそれぞれに同時に目を配るなら、そこには同時に、共同世界志向的な現実的な自我の芽ばえがあるのである。こうした構造としての主体の側面は、分裂病を治療するうえで十分頭においておくべき事柄と思われる。

われわれの視点は寛解時高揚病相のもつ主体定立的な側面に注意を促すものである。したがって、この時期、病者が多弁多動で落ちつきがない、明らかに病的だと判断し、この状態を薬物でただちに抑えようとすることには慎重であらねばならない。むしろ、治療者としては寛解時高揚病相に対しては、受容的に接し、後からついていく仕方で、ゆっくりその推移を見守る態度が望ましい。

ところで、分裂病急性期後の寛解時高揚病相という考え方をそれとして主題的に扱った研究はないものの、この現象に連なると考えられる研究は散見される。確認の意味で整理しておこう。

実のところ、急性状態消褪後に高揚状態が出現すること自体については、既にコンラート[1]が一言だけ次のように指摘している。「アポフェニーの退潮、すなわち固定化の開始とともに、はじめて病者の体験が目的論的な意味の価値をもち、病的体験が自己価値高揚へと変形され歪曲される」。しかしながら、コンラートにあっては、この自己価値高揚の臨床的記述、またその意義については正面から論じられないままに終わってしまった。

大森らは分裂病寛解過程において、医療者や他人への患者の接近がみられ、性的逸脱を含む「おどけ」がみられる現象を記述した。この現象には気分亢揚、能動性亢進がみられる点からして、われわれのいう寛解時高揚病相に属すひとつの現象形態と理解することができる。

また、中井は分裂病の寛解過程において、臨界期に、「性的な衝動や攻撃性の一過性奔騰[11]」、寛解期前期に「攻撃性が意識にのぼってそれが耐えがたい時期がつづく[12]」とし、このことはコンラートのいう急性期後の「代償的な自己価値高揚」の事象にあたると述べる。他方、加藤[13]は、分裂病寛解過程において、一緒に居合わせる身近な他者に対する加害を内容にした加害的自生発話(ないし思考)の体験が出現することを記述し、攻撃性および能動性の亢進としての加害的自生発話(思考)は、共同世界において他者との対峙的関係におかれた病者が主体性を打ち建てようとする主体定立的な症状とみなした。こうした分裂病寛解期における身近な他者に対する攻撃性の亢進という現象も、「おどけ」と同様、分裂病寛解時高揚病相の具体的な現われとみることができよう。

4　裂開相と自閉相

筆者は別のところで、分裂病初期状態を捉えるのに、高校入学や就職など共同世界へと開かれ、参入していく局面と、逆に、こうした状況を避け、そこから身を閉ざそうとする局面を区別し、それぞれ裂開相、自閉相と呼んで、これら二つの局面での症状発現の仕方の違いを明らかにした。[14] この観点は分裂病全般の経過にも適用可能なはずである。

一般に、急性の幻覚、妄想は病者が本人にとり過重な社会参加の課題を前にした挫折の表現である。そして、この急性幻覚妄想状態が出現する前の前駆期、また、その後の慢性期にしばしば認められる他者とのコミュニケーションの断絶、自室への引きこもりなどは自閉相の症状といえる。

今問題にしている寛解時高揚病相は、急性期の幻覚や妄想が消褪し、病者が共同世界へと開かれていくという急性期後の裂開相における病態にあたる。他方、精神病後うつ状態は急性期後の自閉相における病態ということができる。この観点から寛解過程の推移を跡づけるなら、急性期後の自閉相にひき続き、裂開相がくるのが自然な流れであり、病態として、抑うつ（低迷）状態、続いて軽躁（高揚）状態が出現することが予想される。われわれの症例では、寛解時にこうした明瞭な双極的な動きは認められなかったが、二例ともそれぞれ少なくとも一回の急性増悪時には、ごく軽度の抑うつにひき続く形で軽躁状態の出現をみている。

裂開相と自閉相は、分裂病症状が発現する際の対となる基本的な状況布置といえる。ヤンツァーリクの意味での力動 Dynamik に即して、ごく単純化していうと、分裂病では裂開相において力動の（不安定化と拡張を含む）高揚がおこり、自閉相において力動の収縮が生じる。分裂病の急性期幻覚妄想状態からこれにひき続く抑うつ状態への推移は、裂開相から自閉相へという病者のおかれた布置の変化とみることができるし、精神病後うつ状態からこれにひき続く寛解時軽躁状態への推移は、自閉相から裂開相への布置の変化とみることができる。

慢性期において、この裂開相と自閉相が交互に対となって現われる症例がある。例えば、大学入学前後に発症しその後十年ほどたった男性は、自室に閉じこもりがちのほとんど無為自閉の生活を二、三カ月続けると、ある時期より気分的に少し高揚し、積極性が出てきて、外出が多くなってくる。この状態は、ごく軽度の軽躁状態といえるものである。しかし、その挙句に、被害関係妄想や一過性の幻視、幻聴が出現し、これを機に再び、無為自閉の生活が始まる。そして、またこの二、三カ月の自閉相に続いて、一週ほどの裂開相が繰り返される。

この症例では高感情表出の父の存在が、こうした病像形成に大きくかかわっていることが判明した。父親は本人に自分の経営する店を継がせたいという強い願望をもち、本人に陰に陽になんとか就労するよう圧力をかける。そうしたなかで、心のうちのある部分では父と一体化している患者は、社会へと出ていく態勢をとりだす。ところが、患者は、社会へと自己を参入させすぎると、たちどころに微小再燃をきたしてしまい、最も安全かつ無難なひきこもりの生活に舞い戻ってしまうのである。

一般に、本症例でも示されるように、抗精神病薬による治療と、外来中心の治療のなかで社会復帰、社会参加を促していく今日の治療動向は、分裂病の裂開相と自閉相の対をより際立ったものにしている印象がある。実際、抗精神病薬は中枢神経系に作用することにより外界との接触の程度を下げ、分裂病者に自閉相をもたらすことに貢献する。この場合の病態として、精神病後うつ状態と、過沈静による活動性低下状態の二種類があがる。その一方で、社会復帰や社会参加を促していく治療的戦略は、病者を裂開相におくことを意味する。この場合の病態として、急性状態の再発、および寛解時高揚状態の二種類があがる。病態の程度に応じた適量の抗精神病薬と家族に対する指導を含め、患者に社会参加を急がせない適切な治療的態度により、精神病後うつ状態の出現、およびその終息、また、寛解時高揚病相の出現と、これを踏み台にした共同社会へのあらたな組み入れがもたらされると考えられる。

さきに抗精神病薬が分裂病に分裂感情性要素をもたらす、ないし増加させると述べたわけだが、ここにきて、われわれは長期在院に代えて社会復帰を進めていく方向も、抗精神病薬と相挨って、同じ分裂感情性要素の増大、したがって分裂病の右方移動を進める効果をもつと付け加えねばならない。

現代社会における分裂病像の軽症化に関連して、妄想型の増加や感情性要素の増大ということがいわれる。この現象はわれわれのいうところの分裂感情性要素の増大、分裂病の右方移動にあたるわけである。そうしてみると、本論で扱った分裂病における寛解時高揚病相は、これと対をなす低迷病相としての精神病後うつ病とならび、今日の治療のなかで増えだしてきた病像ということができ、分裂病の良性の変化を示すものといえる。

四、まとめにかえて

グルーレ[15]（Gruhle, H.）は、分裂病の根本病態を人間のエネルギー貯蔵庫におけるエネルギー配分の障害に求めた。たしかに、分裂病では、ある時は自発性低下や感情の動きの欠如が目立ち、別な時には、突然の旅行や多弁が出現する。しかし、こうした力動の低迷状態、および高揚状態の出現にあたっては、当人のおかれた状況布置が重要な因子となっていることが少なくない。

われわれは分裂病の症状を当人のおかれた社会状況に対する応答とみる視点が、分裂病を治療していくうえでます重要になると考える。その際、裂開相と自閉相という状況布置の対に注意を喚起し、単純化して図式的にみると、裂開相において力動の（不安定化と拡張を含む）高揚が生じ、自閉相において力動の収縮がもたらされることに言及した。こうした枠組において、分裂病の急性症状消褪後に出現する気分面、精神運動面での高揚状態は、病者が共同世界へと開かれていく急性期後の裂開相において出現する共同世界志向的な病態と考えられた。

文献

（1） Conrad, K. (1958/1971) Die beginnende Schizophrenie. Versuch einer Gestaltanalyse des Wahns., George Thieme, Stuttgart. 山口直彦・安克昌・中井久夫訳（1994）『分裂病のはじまり』岩崎学術出版社、東京、吉永五郎訳（1973）『精神分裂病』医学書院、東京。

（2） 加藤敏（1999）「急性期の症状と病態」『分裂病の構造力動論』pp. 43-83　金剛出版、東京。

（3） Kick, H. A. (1999) Psychopathologie und Verlauf der postakuten Schizophrenie., pp. 65-76 Springer, Heidelberg, New York.

（4） 加藤敏（1999）「分裂病の異種性（変異性）—病相性優位型と欠陥性優位型」『分裂病の構造力動論』pp. 204-218　金剛出版。

（5） Janzarik, W. (1988) Strukturdynamische Grundlagen der Psychiatrie., Ferdinand Enke Verlag, Stuttgart. 岩井一正・古城慶子・西村勝治訳（1996）『精神医学の精神力動的基礎』学樹書院、東京。

（6） Kraepelin, E. (1913) Psychiatrie 8 Aufl., Verlag von Johann Ambrosius Barth, Leipzig. 西丸四方・西丸甫夫訳（1986）『精神分裂病』p. 134 みすず書房、東京。

（7） Leonhard, K. (1986) Aufteilung der endogenen Psychosen und ihre differenzierte Atiologie., Akademie-Verlag, Berlin, pp. 88-217

（8） Marneros, A. (1995) Schizoaffektive Erkrankungen., Georg Thieme, Stuttgart, New York.

（9） Bleuler, E. (1983) Lehrbuch der Psychiatrie. Aufl, neubearbeitet von Manfred Bleuler. Springer-Verlag, Berlin, Heidelberg. 切替辰哉訳（1990）『内因性精神病と心因性精神障害』p. 57　中央洋書出版部、東京。

（10） 加藤敏（1999）「躁うつ病化する分裂病症例」『分裂病の構造力動論』pp. 175-203　金剛出版、東京。

（11） 中井久夫（1974）「精神分裂病状態からの寛解過程」宮本忠雄編『分裂病の精神病理２』pp. 187-195　東京大学出版会、東京。

（12） 中井久夫（1976）「分裂病の慢性化問題と慢性分裂病状態からの離脱可能性」笠原嘉編『分裂病の精神病理５』p. 40　東京大学出版会、東京。

（13） 加藤敏（1999）「加害的自生発話（思考）の臨床―分裂病寛解過程における能動性亢進―」『分裂病の構造力動論』p. 145-203 金剛出版、東京。
（14） 加藤敏（1999）「分裂病初期段階における中心化（局外化）体験」精神科治療学 14：479-486.
（15） Gruhle, H. (1929) Psychologie der Schizophrenie., Verlag von Julius Springer, Berlin.
（16） 大森健一・高江洲義英・入江茂（1980）「分裂病寛解過程における対人関係の一様式―『おどけ』について」臨床精神病理 1：169-180.

初期分裂病の発病年齢と転帰

関　由賀子
針間博彦
中安信夫

一、はじめに

本稿を始めるにあたり、まず初期分裂病研究の流れをみておきたい。初期分裂病は、一九九〇年に著者の一人である中安[1]によって、「初期―極期―後遺期と進展する特異なシュープを反復する慢性脳疾患」という急性―再発型（従来分類に従えば緊張型あるいは妄想型）の精神分裂病（以下分裂病とする）の定義を前提に、「初回シュープの初期」と規定されたものである（図1）。それはいうならば分裂病の一つの病期型であるが、①極期ないし後遺期の症状と初期症状の間には明確な症状学的差異がある、②極期には病識が失われるが、初期には病識が保たれている、③極期症状に対しては有効な定型的な抗精神病薬が初期には必ずしも有効でなく、その病態にドーパミン系が関与しているとは考えられない、④初期から極期への移行には段階的飛躍を要し、両者の間には障壁がある、などの臨床的特徴から一つの臨床単位として取り扱われるべきものである。中安が、従来一般には発病に先立つ「前駆期」とされてきたこの時期を、すでに発病した後の「初期」と考えたのは、なによりも微細なものながら分裂病特異的と考えられる症状（初期分裂病の特異的四主徴）をこの時期に見いだしたことによるが、ただしこの考えはまったく新しいというものではなく、クレランボー[2][3]（Clérambault, G. de.）の小精神自動症、マギーとチャップマン[4]（McGhie, A. & Chapman, J.）の基本（一次的）障害、フーバー[5]~[8]（Huber, G.）らの基底症状、および中井[9][10]のいう「いつわりの静穏期」などの先行研究に通じるものである。

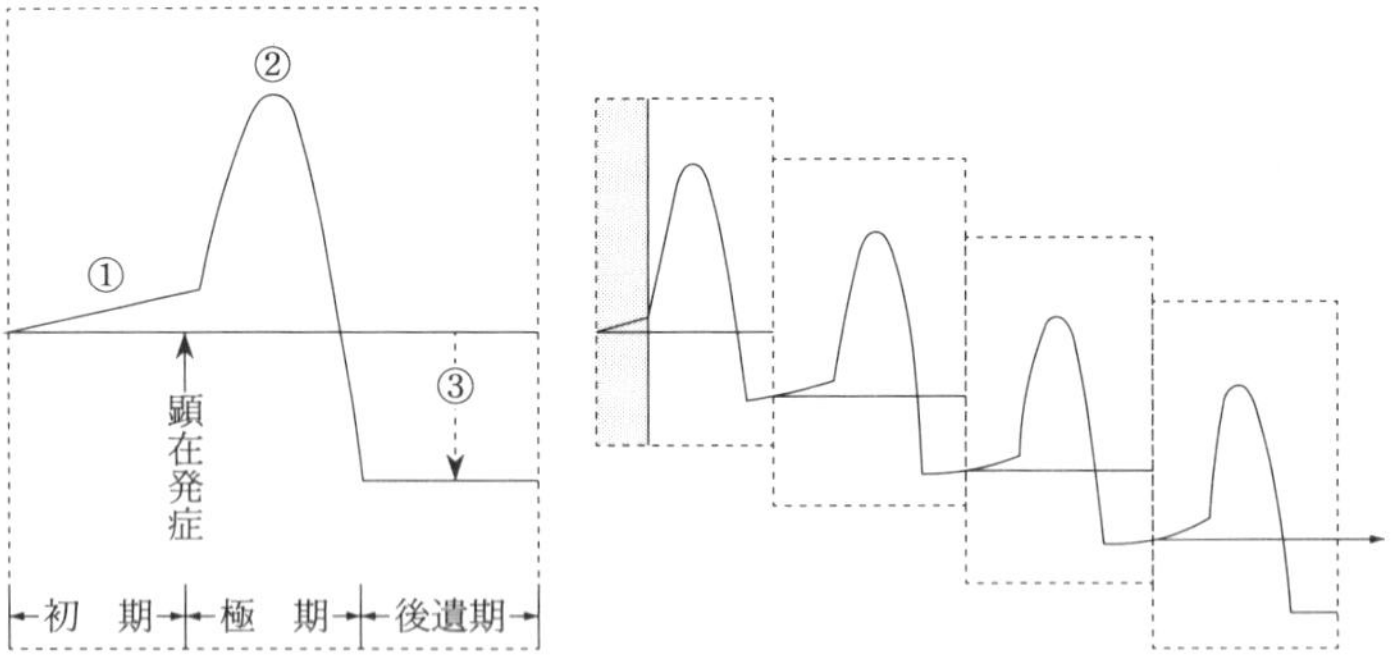

①初期症状	②極期症状	③後遺(期)症状
自生体験 気付き亢進 漠とした被注察感 緊迫困惑気分	幻　声 妄想知覚 自我障害 緊張病症候群	感情鈍麻 意欲減退 思考弛緩

図１　分裂病シュープおよび経過の模式図と初期分裂病

図左：水平基準線は個々のシュープ前（初回シュープでは病前）の状態を表す。基準線より上方はいわゆる陽性症状の発現を，また基準線より下方は陰性症状の発現を示す。

図右：分裂病の経過は個々のシュープの連続と理解され，シュープを経るごとに基準線は低下していく。シュープごとに初期症状が出現するが，初回シュープの初期（灰色部分）のみを初期分裂病と呼ぶ。

中安[11][12]はこれまで、《初期分裂病の特異的四主徴》が真に①分裂病性であるか否か、次いで②初期に認められるものか否か、さらには③分裂病特異的か否か（他の疾患では決して出現しないものかどうか）という点についての検証を、経過観察によって実証的に行うのではなく、「状況意味失認—内因反応仮説」によって精神病理学的に論証してきた。しかし初期分裂病症状はこれにつきるものではなく、最近中安[13]は、《初期分裂病の特異的四主徴》の下位症状一〇種のうち少なくとも一つが確実に存在し（その大半、九五・三％が二種以上を有する）、かつ他の疾患を疑う根拠が見いだせないということで初期分裂病と診断された、自験六四例の症候学的再検討を行い、上記四主徴に随伴して頻繁にみられるその他二〇種の症状を初期分裂病症状候補として注目していくことを提案した。著者らはこれら総計三〇種の症状について、中安の六四症例に、中安の追加例、針間および関の自験例を加えた一〇二名の初期分裂病症例について、改めて症状の出

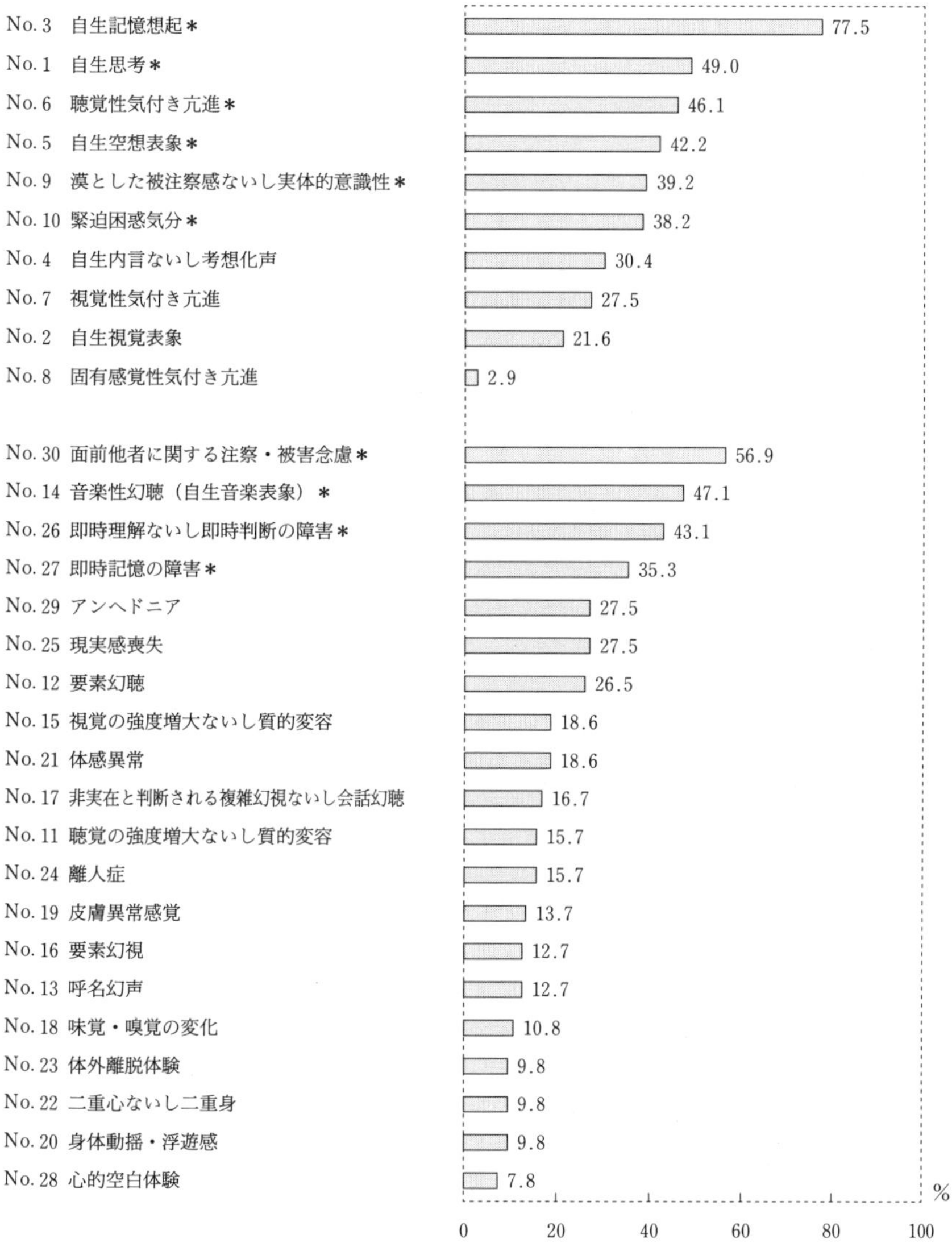
No. 3 自生記憶想起＊ 77.5
No. 1 自生思考＊ 49.0
No. 6 聴覚性気付き亢進＊ 46.1
No. 5 自生空想表象＊ 42.2
No. 9 漠とした被注察感ないし実体的意識性＊ 39.2
No. 10 緊迫困惑気分＊ 38.2
No. 4 自生内言ないし考想化声 30.4
No. 7 視覚性気付き亢進 27.5
No. 2 自生視覚表象 21.6
No. 8 固有感覚性気付き亢進 2.9
No. 30 面前他者に関する注察・被害念慮＊ 56.9
No. 14 音楽性幻聴（自生音楽表象）＊ 47.1
No. 26 即時理解ないし即時判断の障害＊ 43.1
No. 27 即時記憶の障害＊ 35.3
No. 29 アンヘドニア 27.5
No. 25 現実感喪失 27.5
No. 12 要素幻聴 26.5
No. 15 視覚の強度増大ないし質的変容 18.6
No. 21 体感異常 18.6
No. 17 非実在と判断される複雑幻視ないし会話幻聴 16.7
No. 11 聴覚の強度増大ないし質的変容 15.7
No. 24 離人症 15.7
No. 19 皮膚異常感覚 13.7
No. 16 要素幻視 12.7
No. 13 呼名幻声 12.7
No. 18 味覚・嗅覚の変化 10.8
No. 23 体外離脱体験 9.8
No. 22 二重心ないし二重身 9.8
No. 20 身体動揺・浮遊感 9.8
No. 28 心的空白体験 7.8
%
0
20
40
60
80
100

図2　初期分裂病症状（30種）の症状出現頻度（n＝102）

現頻度等についての検討を行った。その結果については、他稿[14]で報告しているので詳細はここでは触れないが、初期分裂病症状（三〇種）の出現頻度については図2に示しておいた。

さて、筆者らは日頃の臨床場面で、初期分裂病が疑われる患者の問診をしている際に、いくつかの初期症状が、〝物心ついた頃より〟存在していたものと判断される症例（以下これを物心症例とし、それ以外の症例を非物心症例とする）が少なからず認められるという印象をもっていた。このような患者も他の初期分裂病患者と同様に精神科を受診するのは思春期以降のようであり、筆者らは問診をしていく中で、幼少時から初期症状が存在していることを知り、驚かされるのであった。患者自身は、物心ついた頃から存在していた初期症状を「とくに異常だとは思っていなかった」とか「誰でもそうなんだと思っていた」などと述べることが多く、初期症状についての問診がなされてはじめてそれらの体験が症状（異常体験）として認識されるようであった。これは〝物心つく年頃〟というのが成長した後において想起可能な個人史の始まりの時点とすると、物心ついた頃から症状があったということは、生まれながらにして症状が存在していた可能性すらあるということであり、つまりは自らの精神状態の変化を経験していないわけで、自らの体験の正常―異常の区別がつかないことはもっともなことといえる。そのような患者が精神科受診に至るのは、思春期以降に新たな症状が付け加わるか、あるいはそれまでにも存在していた初期症状が増強することにより何らかの二次的な症状が出現することによるようであった。

先にも述べたように初期分裂病研究は現在まで症候学的な論証に厚く、経過や大数研究といった実証に薄かった。一九九〇年に初期分裂病概念を提唱してすでに八年が経過しており、以上のような発病年齢についての経験からの印象や、症候学的特徴以外の臨床像を実証的に明らかにすべき時期にきたものと思われ、前述の一〇二症例を対象とした初期分裂病症状の出現頻度等の報告に加え、今回はこの症例を対象として初期分裂病の発病年齢や転帰などの実態を調査し報告する。これらの報告が初期分裂病の臨床像の理解をより深めることを期待する次第である。

二、対象と方法

一九九七年十一月までに筆者らのいずれかが直接診療にあたった患者で、《初期分裂病の特異的四主徴》の下位症状一〇種のうち少なくとも一つが確実に存在し、かつ他の疾患を疑う根拠が見いだせず、すでに初期分裂病の診断のもとに治療を開始している一〇二症例を調査の対象とした。なお対象選択にあたって、三〇種の初期症状の同定をより厳密にするために、初期症状の定義と実際の陳述例[14]を参照して再度検討した。今回の調査では、本研究のための新たな面接や追跡調査は行わず、診療録による情報のみとした。

この一〇二症例に対して、①個々の症状の初発年齢、②個々の症状の増悪年齢、③医療・保健機関受診年齢、④主訴、⑤遺伝負因、⑥転帰の六項目について調査した。①個々の症状の初発年齢については、すでに同定の済んでいる各々の初期症状がはじめて出現した年齢をもって決定した。②個々の症状の増悪年齢については頻度あるいは持続時間の増強によって（あるいはその増強による集中力の減退などの二次的な症状の出現によって）決定した。③医療・保健機関受診年齢については筆者らを受診する以前に本疾患による相談や受診歴がある場合その年齢を記載した。④主訴については特に初期症状か否かに注目した。⑤遺伝負因については診療録上わかる範囲内で分裂病の負因か否かを、一親等、二親等、三親等以上に分けて調査した。⑥転帰についても追跡調査は行なわず、一九九八年七月の時点で診療録上わかる範囲内で調査した。転帰の区分としては、治癒／寛解／軽快／不変／増悪／顕在化の六区分を設けた。それぞれの評価としては、「治癒」は未服薬の状態で初期症状がすべて消失しているもの、「寛解」は服薬下で初期症状がすべて消失しているもの、「軽快」は残存している初期症状はあるものの、いくつかが消失しているか、あるいは消失はしていないが出現頻度や持続時間が減少しているもの、「不変」は初診時以来治療によっても症状に変化がみられないもの、「増悪」は新たな初期症状が出現しているか、あるいは初期症状の出現頻度や持続時間が増強しているもの、「顕在化」は幻声や妄想知覚、緊張病症候群などの明らかな極期症状が出現しているもの、とした。

その結果、初期症状の初発年齢の同定が不明であった一二症例を除いた九〇名（男性四六名、女性四四名）を今回の対象とした。

以上の調査によってえられた資料をもとに、

(1)初期分裂病の発病年齢
(2)物心症例の増悪年齢
(3)分裂病の発病年齢との比較
(4)発病から受診までの期間
(5)主訴
(6)遺伝負因
(7)転帰

について報告する。(1)発病年齢については、三〇種の初期分裂病症状のいずれかが初めて出現した時期をもって決定した。(2)物心症例の増悪年齢は物心ついた頃から存在している初期症状の頻度あるいは持続時間の増強、または新たな初期症状が付け加わった時期をもって決定した。(3)分裂病の発病年齢との比較については、本邦でもっとも引用されている一九七一年の宇野[15]の報告との比較を行なった。(4)発病から受診まで期間については、各症例の発病年齢と医療・保健機関受診年齢の差をもって決定した。(5)主訴については、複数の主訴のうち一つでも初期症状があるものは「初期症状を主訴とする症例」とした。(6)遺伝負因と(7)転帰は前述したとおりである。

三、結　果

(1)初期分裂病の発病年齢

図3に初期分裂病の発病年齢の人数分布を示した（「小学校の頃から」「中学校の頃から」「高校の頃から」と陳述されている症例については、各々中間年齢をとって図3には白ぬきで示しておいた）。図4には男女別の発病年齢の人数分布を示した。この図から、発病年齢には物心ついた頃と十四〜十五歳前後の二つのピークがあることがわかる。物心症例の人数は一七名（男性六名、女性一一名）で、この一七名を除いた七三名の非物心症例についての発病年齢の平均は一五・〇±三・九歳（男性一五・五±四・二歳、女性一四・五±三・四歳）であった。

(2)物心症例の増悪年齢

発病年齢の第一のピークである物心症例は一七名であったが、これらの症例は、物心ついた頃から初期症状が存在するからといってその時点で受診した症例はなく、全例が物心ついた頃から存在している初期症状の頻度あるいは持続時間の増強、または新たな初期症状が付け加わるなどによって、つまり増悪してのちの受診であった。それでは図5で物心症例の増悪年齢をみてみたい。増悪時の年齢の平均は一五・六±三・二歳（男性一六・二±二・〇歳、女性一五・三±三・六歳）であり、これは非物心症例の発病年齢の平均一五・〇±三・九歳とほぼ同年齢である。

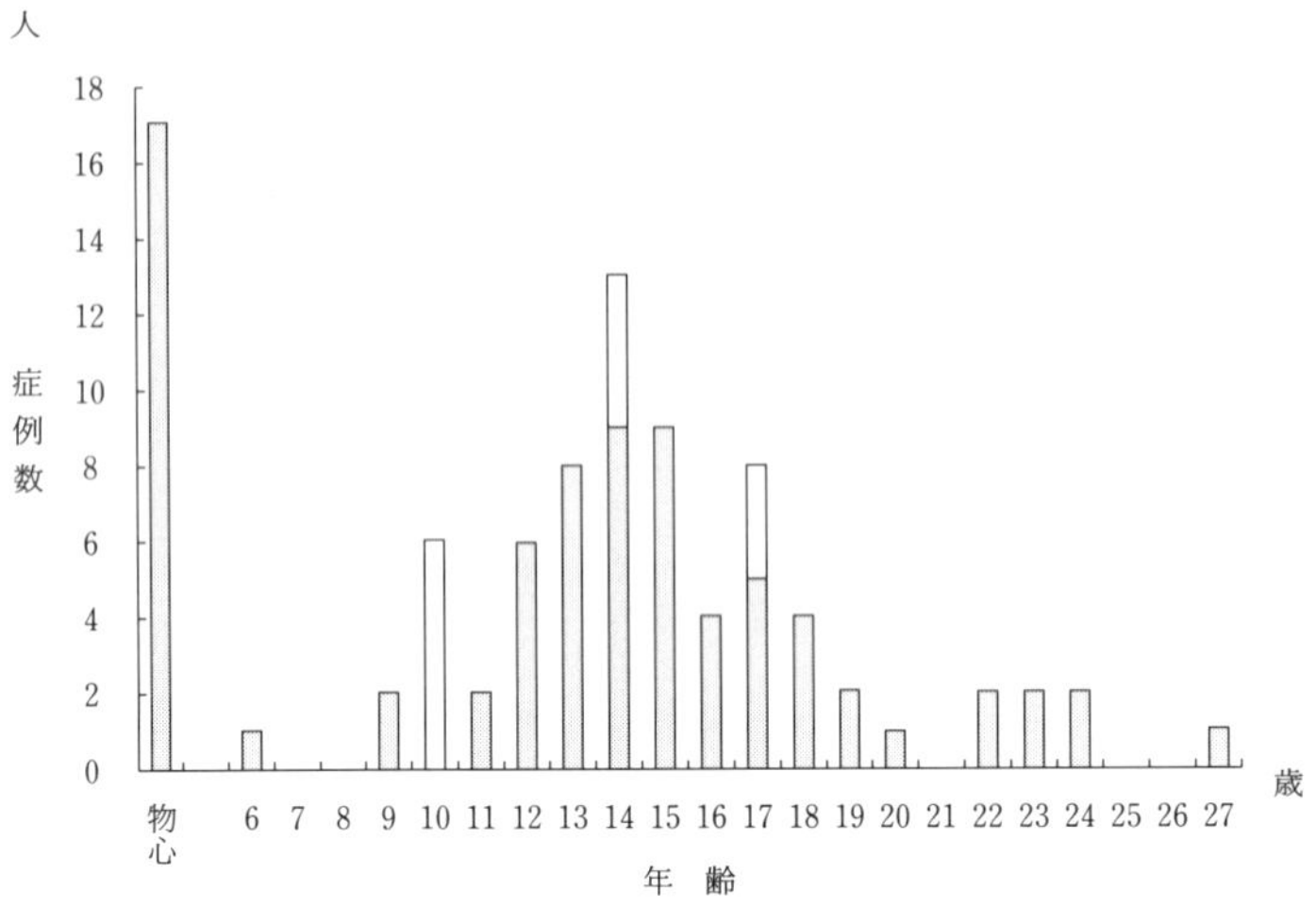

図３　初期分裂病の発病年齢（ｎ＝90）

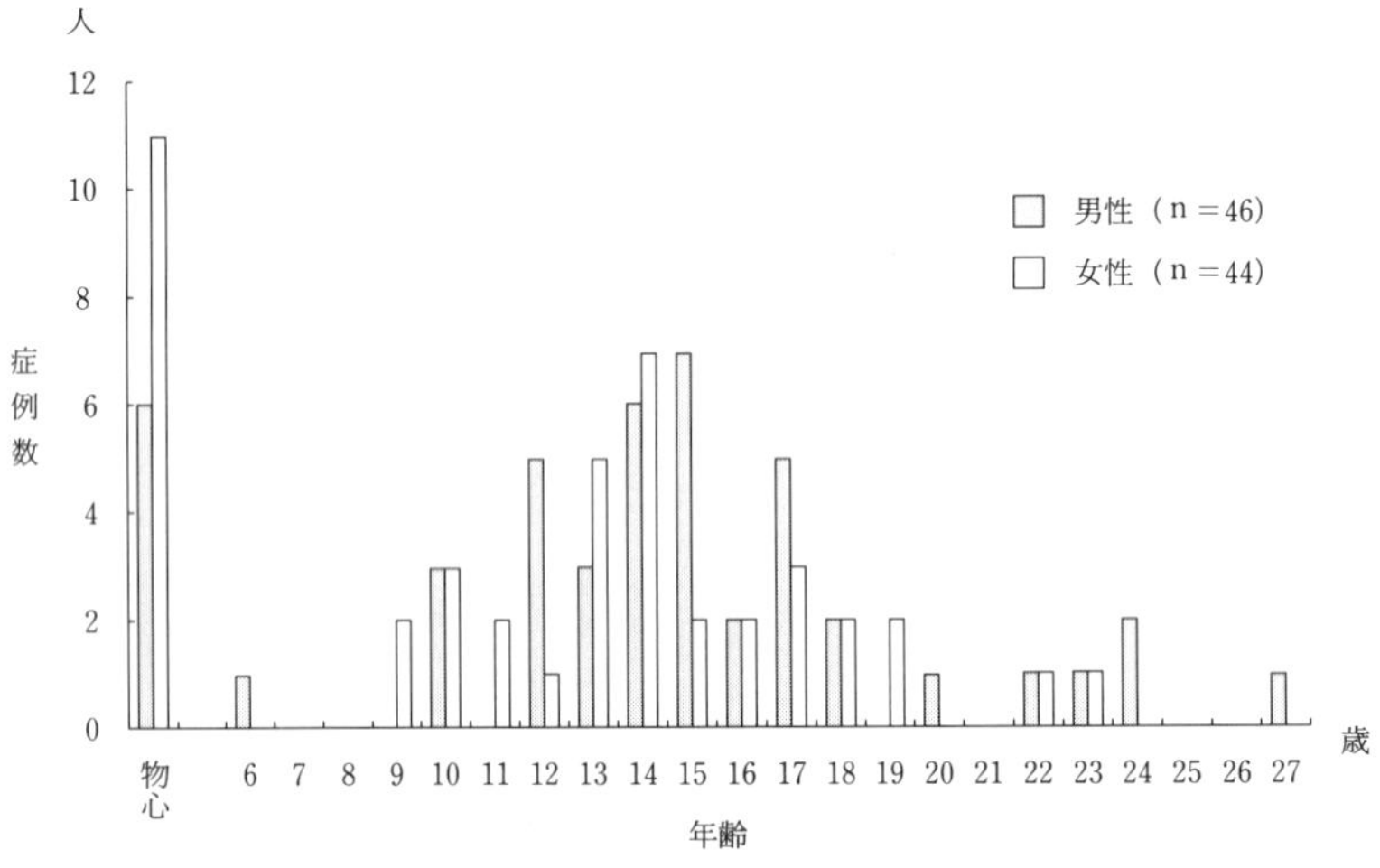

図４　初期分裂病の男女別発病年齢

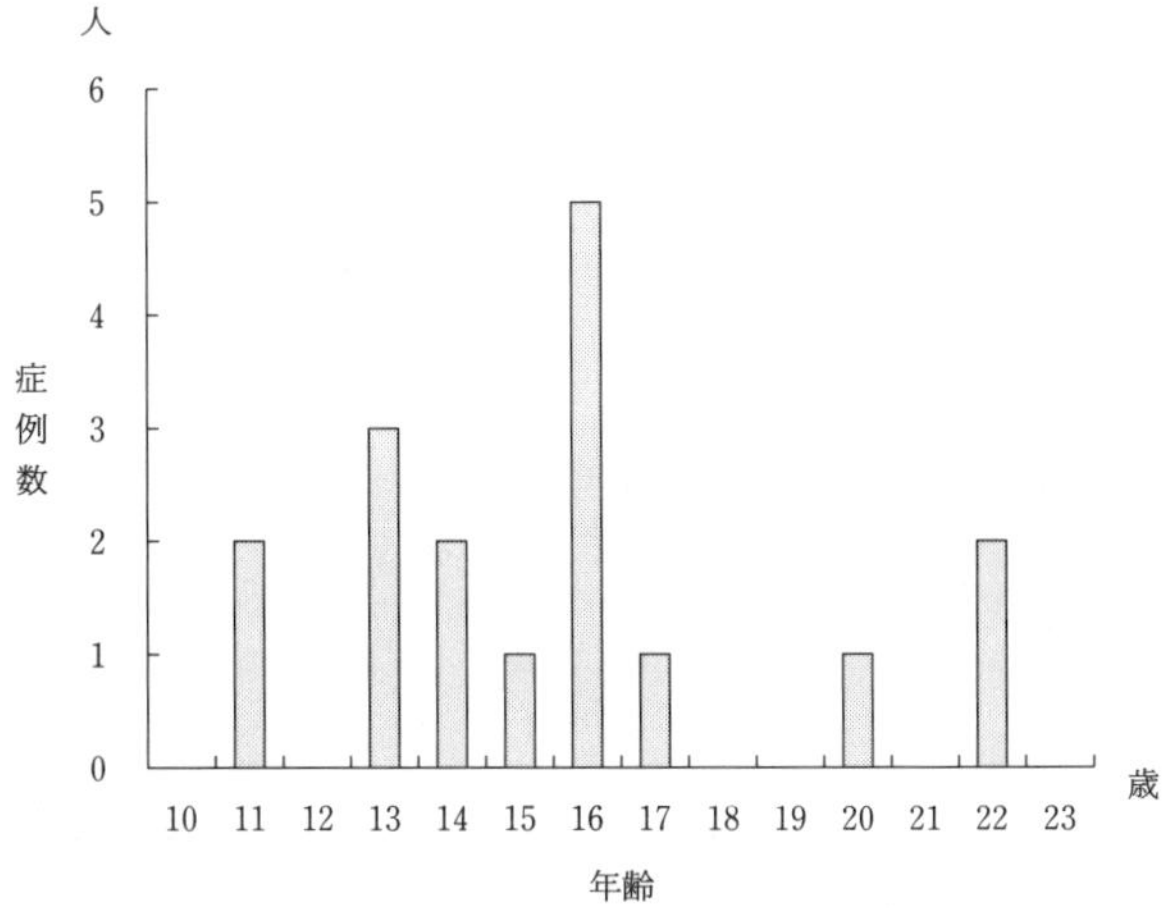

図5　物心症例の憎悪年齢（n＝17）

なお、物心ついた頃から認められていた初期症状の個数は、一個のみの症例が八名、二個が二名、三個が五名、四個以上が二名であり、存在していた初期症状の内訳は多い順から自生記憶想起九名、音楽性幻聴（自生音楽表象）六名、自生視覚表象と自生空想表象がともに五名、その他（一二種）は各一名ずつであり、自生体験が主体であった。

(3)分裂病の発病年齢との比較

初期分裂病と分裂病の発病年齢（宇野）[15]の比較を図6に示した。宇野にならって発病年齢を五年間隔に区切って症例の分布を百分率で示した。なお宇野の対象症例の分裂病の発病年齢の平均は男女ともに二三・八歳である。

初期分裂病研究において対象としている病型は、緊張型や妄想型であり、明瞭なシューブをなすことなく、急速に感情鈍麻、意欲減退、思考弛緩などの陰性症状を強め、いわゆる人格荒廃にいたる破瓜型は現在のところ除いているので、本来は一七〇例を対象とした分裂病の発病年齢（宇野）のうち明瞭なシューブを呈したことのない二三例（単純型が二例、破瓜型Ⅰが二一例）を除いて比較すべきではあるが、これら二三例の発病年齢の分布が不明であった

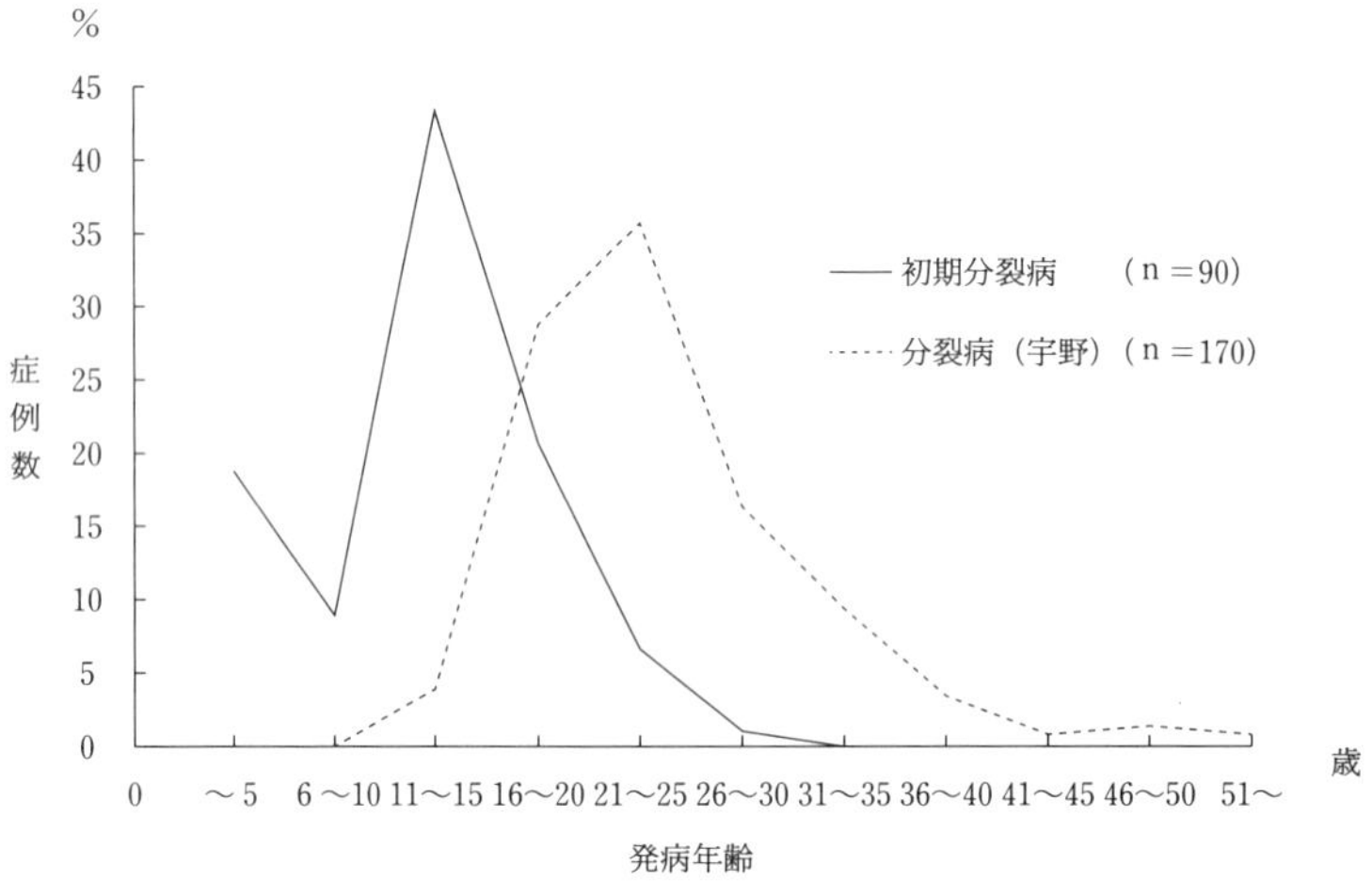

図6　初期分裂病と分裂病（宇野[15]）の発病年齢の比較

ため、今回はこれらを含んだまま比較してある。

物心症例を除いた初期分裂病の発病年齢の分布と分裂病のそれはほぼ同様の曲線で描かれている。初期分裂病の非物心症例の発病年齢の平均は一五・〇±三・九歳で、分裂病の平均発病年齢二三・八歳とは八・八年の開きがあった。

(4) 発病から受診までの期間

図7に発病から受診までの期間を示した。物心症例は増悪前に受診した症例はなく、物心症例については増悪年齢から受診までの期間として示してある。発病もしくは増悪して一年未満で受診に至る症例が二三名（二五・六%）ともっとも多く、六年未満は六九名（七六・七%）であったが、例外的ながら受診までに十二年以上経過している症例も五名認められた。なお図8は医療・保険機関の受診年齢であり、その平均年齢は一八・九±四・五歳（物心症例では一九・二±六・四歳、非物心症例では一八・八±四・〇歳）であった。

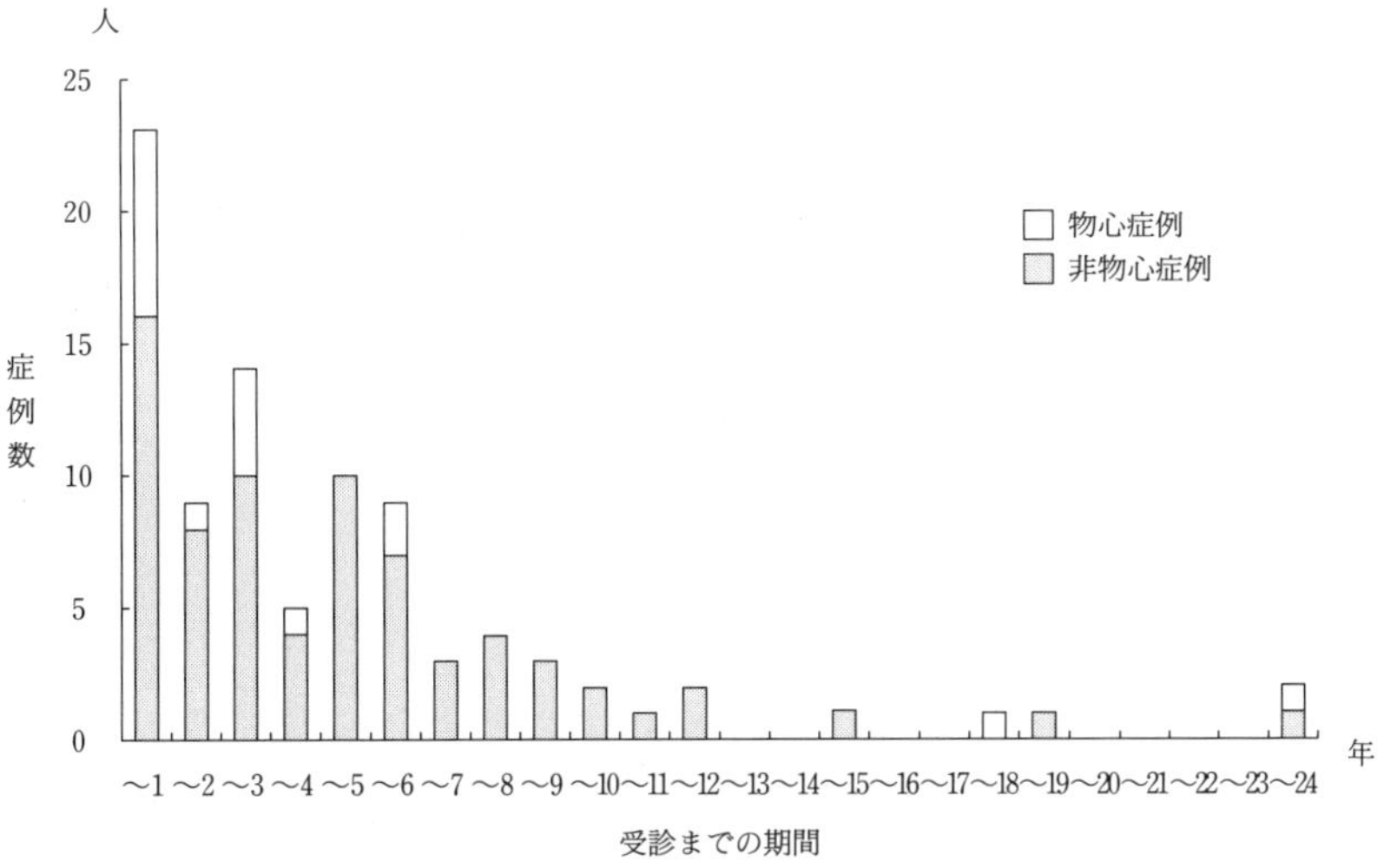

図7　発病（物心症例については憎悪）から受診までの期間

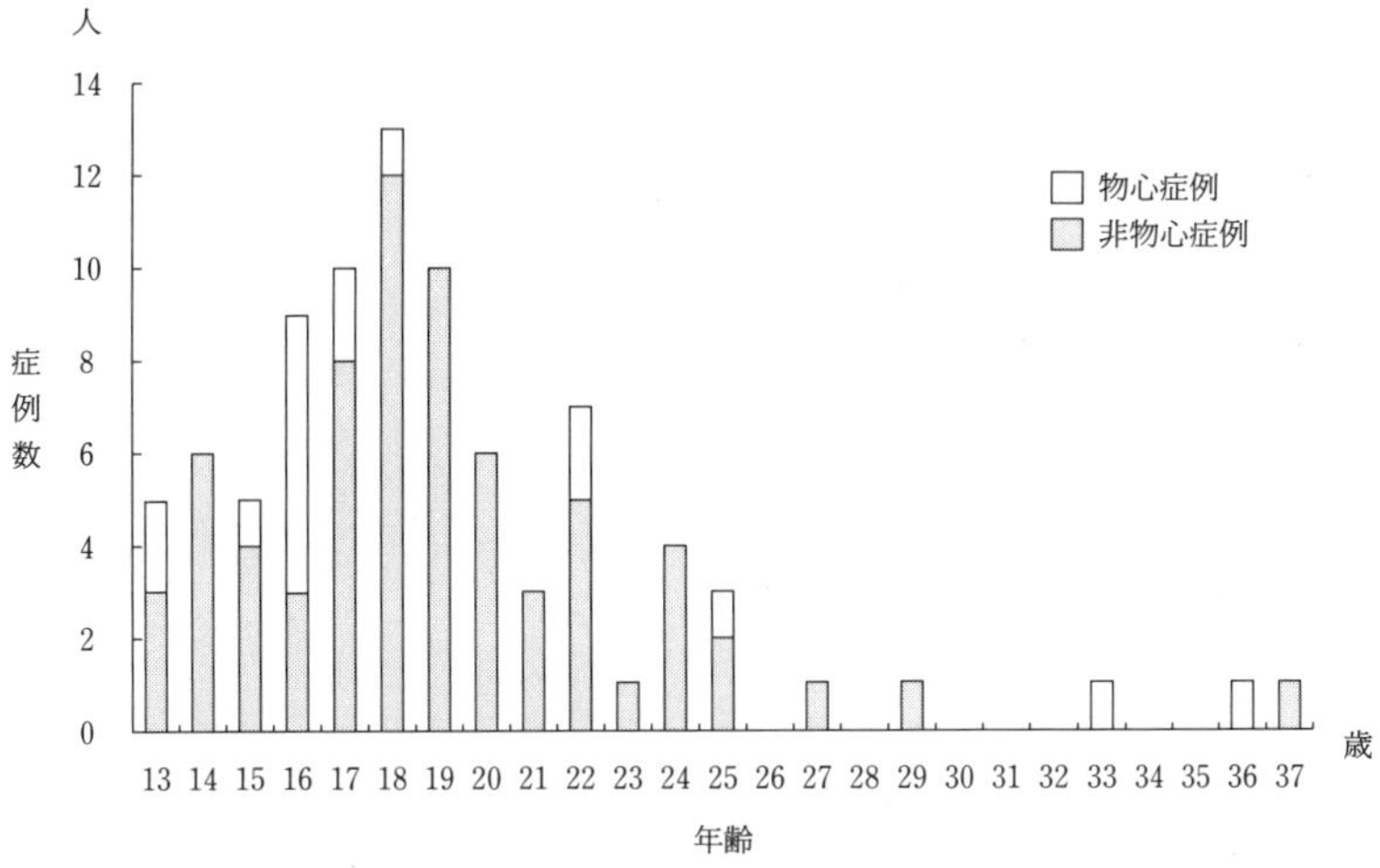

図8　受診年齢

(5) 主訴

表1に主訴が初期症状か否かの人数を物心症例とそれ以外に分けて示した。なお、非物心症例七三名のうち二名については主訴が不明であったため、七一名について示してある。物心症例では初期症状を主訴とする症例が八名（四七・八％）、初期分裂病症状以外を主訴とする症例が九名（五二・九％）とほぼ半々なのに対し、非物心症例では初期分裂病症状を主訴とする症例が四七名（六六・二％）、初期症状以外を主訴とする症例が二四名（三三・八％）であり、約2／3の症例が初期症状を主訴としていた。

表1　主訴

	初期症状	初期症状以外	計
物心症例	8 (47.1%)	9 (52.9%)	17 (100%)
非物心症例	47 (66.2%)	24 (33.8%)	71 (100%)
計	55 (62.5%)	33 (37.5%)	88 (100%)

不明：非物心症例２名　　(単位：人)

物心症例で初期症状を主訴とする八名のうち、物心ついた頃から認められる初期症状を主訴として受診した症例は三名で、その内容は自生視覚表象、自生記憶想起、自生空想表象、音楽性幻聴（自生音楽表象）がともに二名ずつであった。残りの五名はそれ以外の新たに出現した初期症状を主訴としており、その内容は面前他者に関する注察被害・念慮が二名で、ほかは自生思考、聴覚性気付き亢進、聴覚の強度増大ないし質的変容、身体動揺・浮遊感、即時記憶の障害が一名ずつであった。また物心症例のうち初期症状以外の主訴の内容は、「気持ちが落ち込んで泣いてしまう」「何もやる気がしない」「気うつ」「うつ的」などの気分や意欲の低下を思わせるものが四名、不登校が四名、残りの一名は「考えがまとまらない」というものであった。

非物心症例で主訴を初期症状とする四七名の具体的な内容をみてみると、もっとも多いのが面前他者に関する注察・被害念慮の九名（一九・一％）で、ついで自生記憶想起が八名（一七・〇％）、即時記憶の障害と自生視覚表象がともに七名（一四・九％）、アンヘドニアが六名（一二・八％）、自生思考、自生空想表象、緊迫困惑気分が五名（一〇・六％）、自生内言ないし考想化声、聴覚性気付き亢進、音楽性幻聴（自生音楽表象）、離人症、現実感喪失が四名（八・五

%）、体感異常と即時理解ないし即時判断の障害が三名（六・四％）、視覚性気付き亢進、漠とした被注察感ないし実体的意識性、視覚の強度増大ないし質的変容、要素幻視、皮膚異常感覚、二重心ないし二重身が二名（四・三％）、一名のみ（二・一％）のものが、固有感覚性気付き亢進、聴覚の強度増大ないし質的変容、要素幻聴、非実在と判断される複雑幻視ないし会話幻聴、味覚・嗅覚の変化であった。非物心症例で初期症状以外が主訴であった二四名の具体的な内容は、不登校が五名（二〇・八％）、「うつが治らない」「気分が重い」など気分や意欲の低下を思わせるもの、「イライラ」、不眠がおのおの二名（八・三％）ずつ、ほかは「他人とうまく話せない」「集団に入ると緊張する」「気分の波がある」「精神状態が不安定」「色々考え込んでしまう」「頭が混乱する」「勉強が手につかない」「不安」「必要なときに泣くことが出来ない」などさまざまであった。

(6)遺伝負因

表2に遺伝負因の内訳を示した。（　）内の数値は物心症例の人数である。診療録上で確認し得た範囲内で、精神疾患の遺伝負因を有する症例は二〇名で、そのうち分裂病の遺伝負因を有するものは一一名、分裂病以外で病名がわかっているものが三名、精神科通院歴を有するものの診断が不明のものが六名であった。分裂病の遺伝負因を有する一一名のうち、一親等に負因のある症例が三名（うち物心症例一名）、二親等が四名、三親等以上が四名であった。

表2　遺伝負因

単位：人

	分裂病	分裂病以外	受診歴
一親等	3 (1)	1 (1)	3
二親等	4	1	
三親等以上	4	1	3
計	11	3	6

（　）内は右の人数のうちの物心症例の人数

(7) 転帰

表３　経過観察期間（1998年７月現在）

経過観察期間（年）	人数（人）	継続中（人）	終結（人）	中断（人）	死亡（人）
〜１	25	2	2	21	
１〜２	20	10	3	6	1*
２〜３	14	6	1	6	1
３〜４	10	4	2	4	
４〜５	1	1			
５〜６	7	4	2	1	
６〜７	7	6	1		
７〜８	3	2			1*
22〜23	1	1			
不　明	2				
計	90	36	11	38	3

＊は自殺

対象症例の経過観察期間は表３に示したとおりであり、一九九八年七月現在で九〇名のうち筆者らのいずれかが治療を継続している症例および他医に通院中であることが判明している症例は三六名（前者二八名、後者八名）、終結が十一例、中断が三八例で、死亡例が三名（うち自殺者二名）であった。

表４は転帰不明の二名を除いた八八名についての治療転帰の内訳である。表の（　）内の数値は物心症例の人数である。なお、終結の一一例と中断の三八例についてはカルテ調査によって得られた、終結あるいは中断の時点での転帰であって、一九九八年七月の調査時の転帰ではない。この表には記載していないが、初期状態の再発例は治癒・終結の女性の五名のうち二名と、軽快・中断の女性の一六名うち二名の計四名であり、増悪・継続中の男性は二名とも調査時点で入院中であった。

図９は治療転帰不明の二例を除く、現在通院中の三六例、治療を終結した一一例、治療が中断となった三八例、死亡した三例の治療転帰（図中の線は軽快と不変の境界を示している）を、図10は診療経過を考慮せずに全例の治療転帰を示したものである。

先に述べたように、転帰は追跡調査を行ったものではなく、また経過観察期間の長短に差があるため正確な結果ではないものの、治癒が八・九％、寛解五・六％、軽快五三・三％と軽快以上の転帰を示したものは六七・八％と２／３をこえており、一方で、顕在化六・七％、増悪四・四％で、一一・一％が悪化の方向を示していた。顕在発症例は

表4　転　帰

単位：人

		治癒 男	治癒 女	寛解 男	寛解 女	軽快 男	軽快 女	不変 男	不変 女	増悪 男	増悪 女	顕在化 男	顕在化 女	計
継続中	筆者ら			2	2	12	5	1		1	1	3	1	28
	他医					2	2 (2)	2		1		1		8
終結		2 (1)	5			2 (1)	2 (2)							11
中断			1 (1)	1 (1)		6 (2)	16 (4)	7 (1)	6 (2)		1			38
死亡	自殺						1						1	2
	病死							1						1
計		2 (1)	6 (1)	3 (1)	2	22 (3)	26 (8)	11 (1)	6 (2)	2	2	4	2	88
		8 (2)		5 (1)		48 (11)		17 (3)		4		6		

不明：男2名
(　) 内は上段の人数のうちの物心症例の人数

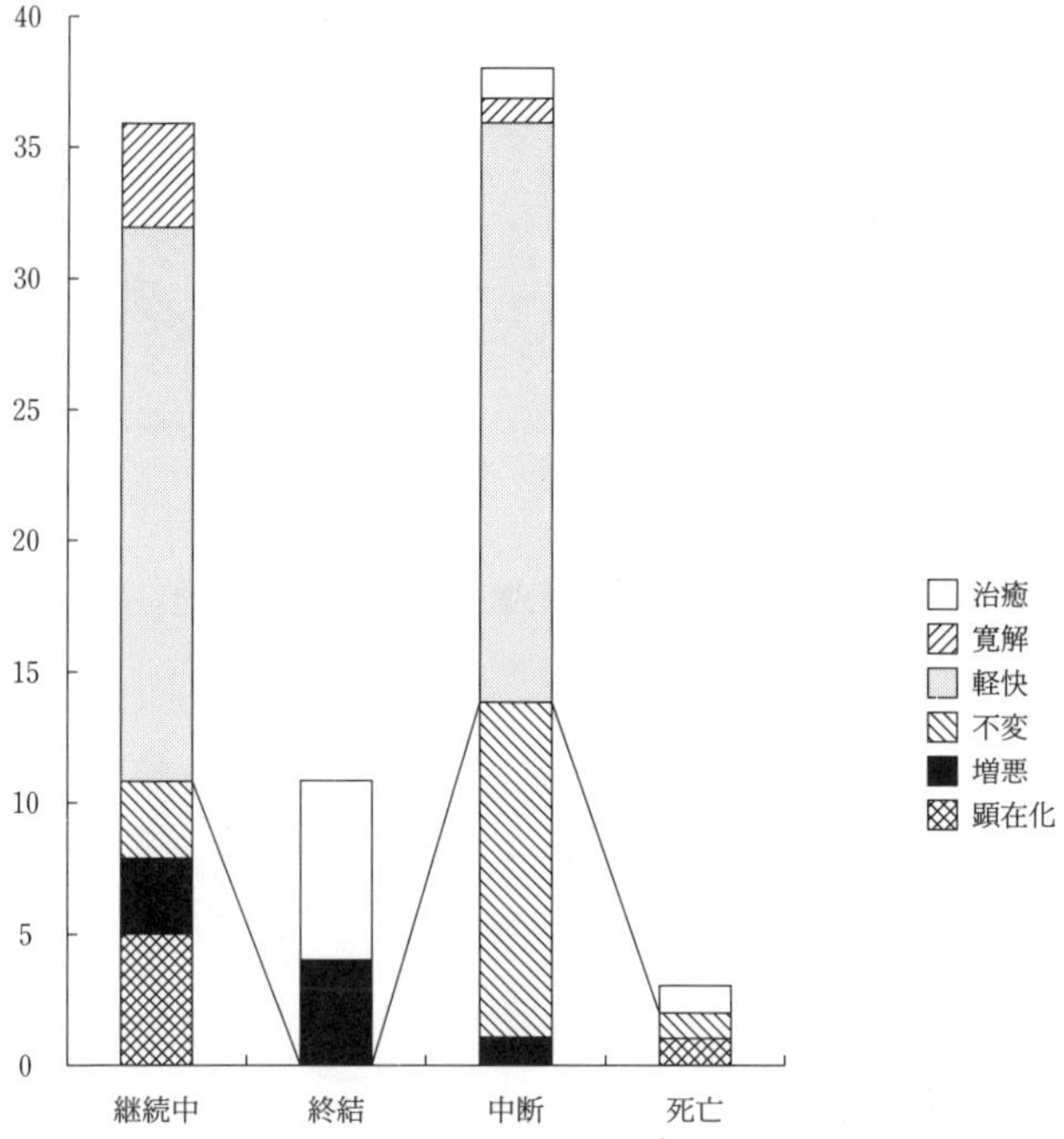

図9　診療経過と治療転帰

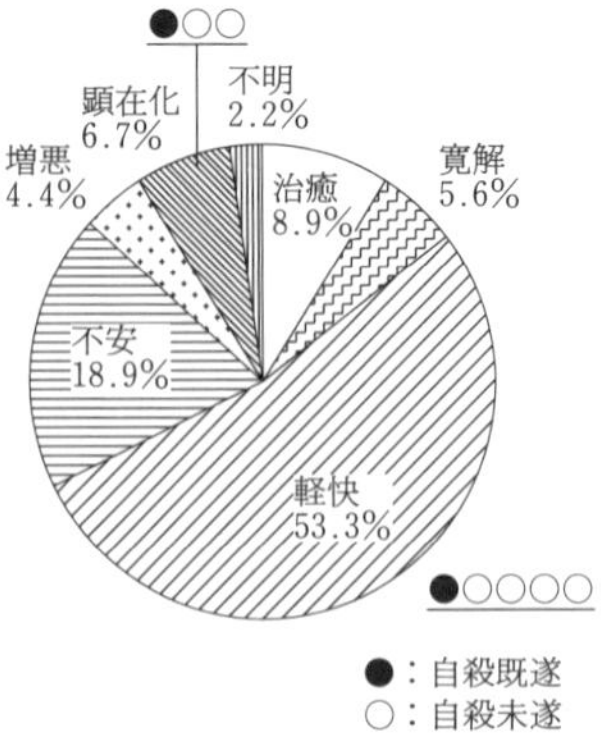

図10　転帰

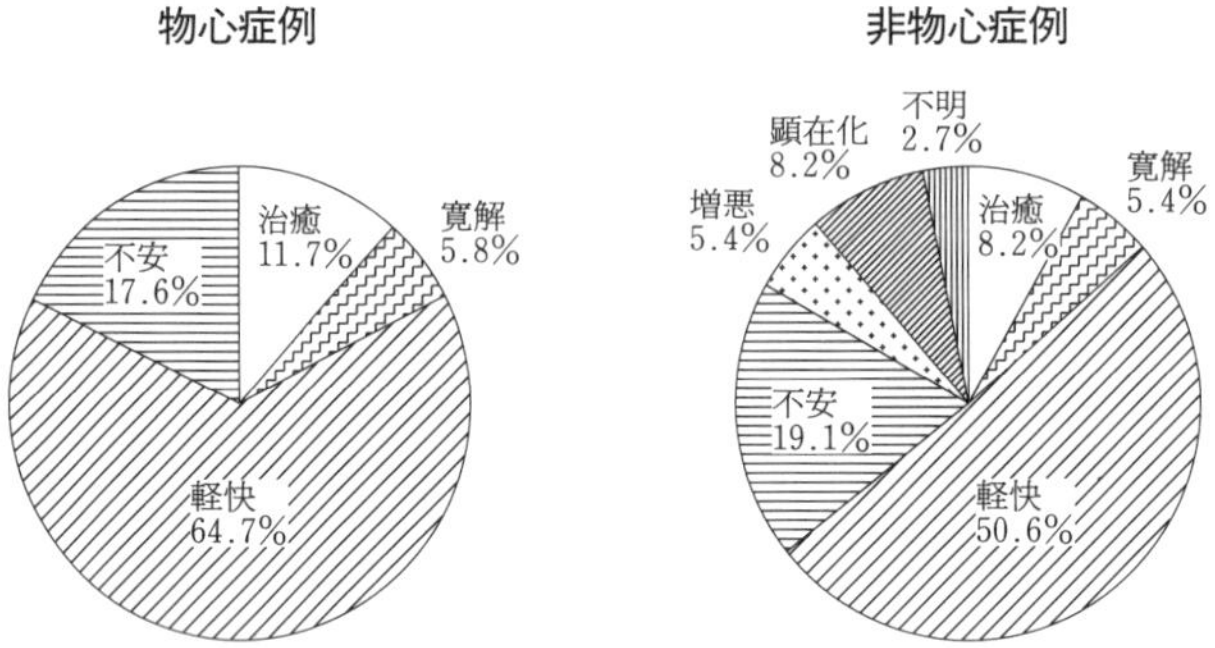

図11　物心症例（ｎ＝17）と非物心症例（ｎ＝73）の治療転帰の比較

男性四名（このうち一名は自殺未遂による頭部外傷あり）、女性二名の計六名であり、一名の自殺例を除いて全例が継続中の症例であることから、現在も追跡しえている三六名と顕在発症後に自殺した一名を加えた三七名においては一六・二％が顕在発症した計算になる。図10の欄外の黒丸、白丸は各々自殺既遂例、自殺未遂例を示しているが、顕在化例と軽快例に各々一例と三例、一例と四例が認められた。

図11には物心症例と非物心症例に分けたときの治療転帰が示してある。この図からわかるように、増悪ないし顕在発症例は全例が非物心症例であった。

四、おわりに

本稿では九〇名の初期分裂病症例を対象として以下のことを報告した（なお、初期分裂病症例を対象としたこのような実証研究の報告は今回が初めてのことであり、比較対象となるような先行研究はなく、また結果を示すことこそが重要であると思われたため、あえて考察の項は設けなかったことをお断わりしておく）。

（一）初期分裂病症例は物心ついた頃にはすでに初期症状が存在していたと判断される物心症例（一七名）と、後年になって初めて初期症状が出現する非物心症例（七三名）の二群に分けられた。

（二）非物心症例の発病年齢の平均は一五・〇±三・九歳（男性一五・五±四・二歳、女性一四・五±三・四歳）であった。

（三）物心症例の初期症状の増悪年齢の平均は一五・六±三・二歳（男性一六・二±二・〇歳、女性一五・三±三・六歳）であり、非物心症例の発病年齢の平均一五・〇±三・九歳とほぼ同年齢であった。

（四）初期分裂病と分裂病（宇野）の発病年齢の分布は、物心症例を除くと八・八年の差をもってほぼ同様の曲線で描かれた。

（五）発病もしくは増悪して一年未満で受診に至る症例が二三名（二五・六％）ともっとも多く、六年未満は六九名（七六・七％）であったが、例外的ながら受診までに十二年以上経過している症例も五名認められた。受診時の年齢の平均は一八・九±四・五歳（物心症例では一九・二±六・四歳、非物心症例では一八・八±四・〇歳）であり、物心症例は全例が増悪後に受診していた。

（六）初診時の主訴は、物心症例では初期症状と初期症状以外が半数ずつであったのに対し、非物心症例では約２／３が初期症状を主訴としていた。

（七）遺伝負因は二〇症例で認められ、このうち分裂病の遺伝負因を有するものは一一名であった。

（八）転帰は追跡調査を行ったものではなく、また経過観察期間の長短に差があるため 正確な結果ではないものの、治癒が八・九％、寛解五・六％、軽快五三・三％と軽快以上の転帰を示したものは六七・八％と２／３をこえており、一方で、顕在化六・七％、増悪四・四％で、一一・一％が悪化の方向を示していた。明らかに顕在発症した症例は六名であり、これは現在も追跡しえている症例（三七名）のなかでは一六・二％にあたった。また顕在発症例は全例が非物心症例であった。

この結果をふまえて、さらなる実証研究からどのような特徴を有する初期分裂病患者が顕在発症しやすいのか、ということを示すことが今後の課題であると思われる。

文献

（１）中安信夫（1990）『初期分裂病』星和書店、東京。
（２）Clérambault, G. de (1942) Automatisme mental et scission du moi. Oeuvre psychiatrique, Tome II, PUF, Paris, pp. 457-467 高

橋徹・中谷陽二訳（1977）精神医学　19：527-535.
（3） Clérambault, G. de (1942) Automatisme mental. Oeuvre psychiatrique, Tome II, PUF, Paris, pp. 453-654　針間博彦訳（1998）『クレランボー精神自動症』星和書店，東京。
（4） McGhie, A. Chapman, J. (1961) Disorders of attention and perception in early schizophrenia., Br J Med Psychol 34 : 103-116. 天谷太郎・飯島幸生・加藤雅人ほか訳（1991）「初期分裂病における注意と知覚の障害」思春青年精学　1：92-110.
（5） Gross, G., Huber, G., Klosterkötter, J., et al (1987) BSABS. Bonner Skala für die Beurteilung von Basissymptomen., Springer-Verlag, Berlin.
（6） Gross, G., Huber, G., Klosterkötter, J. (1992) Early diagnosis of schizophrenia., Neurol Psychiatr Brain Res, 1 : 17-22. 針間博彦訳（1998）精神科治療学　13：795-800.
（7） Huber, G. (1966) Reine Defektsymdrome und Basisstadien endogener Psychosen., Forschr Neurol Psychiatr, 34 : 409-426.
（8） Huber, G. (1983) Das Konzept substratnaher Basissymptomene und seine Bedeutung für Teorie und Therapie schizophrener Erkrankungen., Nervenarzt, 54 : 23-32. 坂元薫訳（1988）「基本接近的な基底症状の概念とその精神分裂病の理論と治療に対する意義」精神科治療学　3：615-619.
（9） 中井久夫（1974）「分裂病の発病過程とその転導」木村敏編『分裂病の精神病理3』pp. 1-60　東京大学出版会，東京。
（10） 中井久夫（1979）「奇妙な静けさとざわめきとひしめき―臨床的発病に直接先駆する一時期について」中井久夫編『分裂病の精神病理8』pp. 261-279　東京大学出版会，東京。
（11） 中安信夫（1991）『分裂病症候学―記述現象学的記載から神経心理学的理解へ』星和書店，東京。
（12） 中安信夫（1996）『初期分裂病／補稿』星和書店，東京。
（13） Nakayasu, N. (1996) Symptomatology of early schizophrenia in Japan.Proceeding of the 6th East-Asian Cultural Psychiatry—Sym-ptomatology of Schizophrenia in East Asia. The East-Asian Academy of Culutural Psychiatry.
（14） 中安信夫・針間博彦・関由賀子（1999）「初期症状」松下正明総編集『臨床精神医学講座　第2巻　精神分裂病Ｉ』pp. 313-348　中山書店，東京。
（15） 宇野昌人（1971）「精神分裂病の長期経過に関する研究」精神神経誌　73：183-220.

分裂症性他者体験における「絶対的な外部」について

——類的存在の病理としての精神病（二）

高木俊介

信じるところに現実はあるのであって、現実は決して人を信じさせることはできない。（太宰治「津軽」）

一、はじめに

精神分裂病[註1]（以下「分裂症」）における「他者」の問題は、精神病理学の大きな問題であり続けてきた。その理由のひとつには、分裂症性幻覚妄想における他者のありかたが分裂症の症候学を超えて、疾病学的立場にも関連すると考えられてきたという事情がある。さらに、分裂症という事態が、共同体社会との関係において最も困難な事態を引き起こす病であり、共同性の根底には自己と他者の関係が横たわっているという理由がある。これは、サリバン（Sullivan, H. S.）やいわゆる新フロイト学派が、かつて分裂症を対人関係の病であるとした考えに通ずる。

それらにもまして、臨床上分裂症患者と接していると、私たちが日常当然のこととして受け入れている他者の存在について再考をうながしてやまない力が、患者が経験し私たちに語ることのうちに潜んでいる。それは、私たちの日常の背後にあって通常は隠されている、不気味に口を開いた「見知らぬもの Unheimlich」が、私たちの前にも一瞬露わとなるような体験である。このような世界が、患者が語る「他者」のうちに凝集している。

前回のワークショップ[1]で、私は非定型精神病における他者体験が、このような分裂症性幻覚妄想とは違って、日常的他者と地続きのものであることを従来の精神病理学的知見と自験例から再確認し、それが非定型精神病患者の共同体との関わりのあり方から帰結するものであることを主張した。私たち人間は、類的存在としてしか存在しえず、共同体を形成することを宿命づけられている存在であり、他者との関連をもたずに自己というものも存在しえないのでである。非定型精神病は、意識障害を伴う幻覚妄想状態を主症状として、急激な人格の解体状態にいたるとされる疾患単位であり、急性精神病症状の激しさにもかかわらず、その予後はよい疾患である。そして、その幻覚妄想のなかに出現する他者は、私たちの構成する共同性を逸脱したものではなく、眼前の現実他者たちとリアリティの質を共有している。私は、このような他者を、ミード（Mead, G. H.）やバーガー（Berger, P. L.）らの社会心理学を援用して、「制度化された他者」と名づけた。

今回は、分裂症、特にその幻覚妄想における他者のありかたを、前回と同様に人間の共同性との関連から、つまり他者を認知し認知されつつ共同体を構成するものとしての人間と、その構成そのものの病（類的存在の病）という観点から考察する。そのために、まず分裂症性幻覚妄想における他者に関する従来の見解をまとめ、次に私自身の方法論について再度確認しておく。

二、分裂症性体験における他者

分裂症における幻覚妄想体験が覚醒剤中毒のような症状精神病における幻覚妄想体験と区別される際立った特徴を、諏訪[2]は妄想気分のなかから抽出して「分裂病者の不気味体験」と呼んだ。それは、周囲の世界に患者が感じる漠然とした不安緊迫気分を伴った底の知れない不気味さである。それはまた、「症状の背後にあって症状を形成せしめる根拠となって[3]」それに特有の色彩を与えるものである。それゆえ、分裂症性幻覚妄想体験のうちに出現する他者もそのような不気味さの刻印を帯びている。

安永[4]も症状論において次のように述べている。「分裂病に特異的な妄想は、気分、感情状態に特殊の色合いがなく、乾いていて、しかも当惑している。他人の行動から一瞬のうちに直接的、直観的に読みとられる意味づけが患者を圧倒して」おり、しかも、その他者が含意する意図は、いつも間接的、暗示的であり、思わせぶりな性格をしているという。ある患者はこのような圧迫と緊張を、「いつも的にされているようなしんどさ」と簡潔に表現した。事実、この患者は常に緊張して全身をこわばらせ、周囲の一挙手一投足にも気を配らんばかりの警戒をしている。

このような他者のありようは、分裂症性妄想体験の特質として多くの研究者によって分析されてきた。[5][6]木村によれば、分裂症性妄想においては、ノエシス的自己として限定されない「あいだ＝いま」が浮遊して、「無気味で異様な未知性」が他者の姿をとって出現しており、このような他者は、外的空間を経由することなく、「自己の内部に忽然と姿をあらわし、自己の主権簒奪をおこなう」。村上[7]は、記述現象学的手法に忠実に分裂症性妄想体験を分析し、そこでの他者の特質を記述した。それによれば、分裂症性妄想における他者は、単に現実のある人物なのではなく、その他者の背後にあって不明・未具体的にとどまる「超越的他者」であるという。小出[8]は、さらに、そのような妄想的他者が明らかに出現しないような病態においても、「私の意志そのものに、今、現に働きとして割り込んでくる」ような意志として他者が体験されるとして、それを「他性」と呼んだ。この意志は、その内容が患者に明らかにならないまま、常に患者に先回りして出現する。これらの主張はすべて、他者体験のありようが、多かれ少なかれ分裂症そのものの本質に関わっていることを主張している。

しかし、このような主張に対しては反論もある。中安[9]は、他者の超越性が出現するとされる症状を詳しく分析して、「他者とは背景思考が漸次聴覚の属性を帯びていく過程のうち『営為に対する自己能動感』と『内容の自己所属感』が薄れていくにつれあらわれる二次的な産物」にすぎないと結論した。したがって、中安によれば、「分裂病に固有の他者の出現」が分裂症の本質をあらわすという従来の精神病理学的命題は、否定されることになる。

同様な主張は、フーバー（Huber, G.）の基底障害論とそれを発展させたクロスターケッター[10]（Klosterkötter, J.）にもみられる。彼らは、自生思考から幻聴へといたる症状発展の際に、患者がその体験に他者性を付与すると考えた。これは、体験が他者性を帯びるのは、患者がみずからの体験をまとめるために推論を働かせた結果であるという考え方であり、現代の神経心理学的な妄想研究ではほとんどアプリオリに前提とされているといってよい。

しかし、そのように患者が主体的に推論を行うと想定してみたところで、なぜ分裂症患者が他の幻覚妄想状態とは異なる他者体験をもつのかという疑問は解決しない。さらに、これらの反論では、「自分のものではないこと」が、ほとんどすぐさま「他者のものであること」に変化することを自明のこととしている。例えば、「ある考えが頭に浮かぶ」時、それが自分の考えでないと患者が感じることから、さらに推論を働かせて「他者から考えを吹き込まれた」という確信にいとも簡単にいたる。しかし、このようなことは、自明な前提としてよいことであろうか。「自己ではない」ことから「他者である」ということにいたる転換は、ある種の「飛躍」である。しかも、自己と他者の区別や関係は、すぐれて意味的な世界のできごとである。このような飛躍が、思考や知覚の障害のような個別の機能の障害から導かれるものであろうかという疑問が生じる。私たちはいましばらく、意味として生成する世界と、有機体の物理的機械的構造の間の懸隔を認め、意味の世界に踏みとどまらなくてはならないだろう。

これまでのワークショップ[1][11]で、私はこのような自己と他者のからみあいとその転換について、ミード流の社会心理学を援用しながら考察を進めてきた。それは、まだ緒についたばかりであるが、そこでは、自己という確固とした実体があるのではなく、社会関係の中で他者の応答を幾重にも内在化し、また常にしつつある関係の進行そのものが自己であるということが基本におかれる。このような主張の臨床的な基盤は、妄想の背後にある「思考の自生性」である。自己という閉じられた存在が思考するのではなく、本来そのつど生起しつつある環境—有機体複合である認知（＝情報単位）そのものが思考の基礎である。それは主体にとっては自生的性質をもっており、主体はその認知を事後的に自己に所属せしめて、自己の思考とするのである。分裂症性妄想における他者体験について考察する前に、これらの点についていま一度明らかにしておかなければならない。

三、認知・思考の自生性について

私は「妄想と強迫再考」(11)と題した以前の論考で、妄想と強迫の自生的性質に着目し、その基盤として思考そのものの自動的・自生的性質があることを主張した。それは、ある分裂症患者が自分の病的自生思考について、次のように描写した発言から導かれたものである。その患者Aは、発症から一〇年の間、幻覚妄想体験とともに強迫観念や自生思考が活発でありながら、病的体験への反省的態度を持ち続けている。彼によると、「前もってこう疑われているのではないかと自分が考えているかのように、一瞬のうちに次々と文節が吸い寄せられるように(頭の中に)文章が出来上がる。個々の文節がひとつひとつ浮かび上がっているときはそう考えているわけではないのに、出来上がった文章はぞっとするような意味をもつ」という。

言語的表出に優れたAのような例をまたずとも、急性精神病の発病前駆期には、思考の促迫や自生思考の活発化が現れる。非定型精神病患者Bの発症直前の訴えは次のようなものであった。「いつも頭に何か浮かぶ。雑念が入ってくる。(外から入ってくる?)浮かんでくるというか、思い出さすようにフワフワッと。(自分の考えじゃないみたい?)いや。自分の考え。……誰かが自分の中でしゃべっている感じ。もう一人の自分を押さえようと必死で闘っている」。ここでは、急性精神病発症直前の緊迫した感情の中で、思考の自己所属感や能動感はあやふやとなって浮動し、被作為感や他者性が現れては再び否定されている。また、分裂症患者Cは、幻聴の出現から妄想へと発展していく経緯をふり返り、「声と対話を始めてしまうと、物語が組み立てられていく。勝手にそうなる。冷静な自分はそれをそんなことは現実ではないとわかっていて、前にも同じことがあってそれが病気だとわかっているのに、どんどん疑心暗鬼になっていく」と、思考過程が自己のコントロールを逸脱して自生的に発展するさまを述べる。

私たちの日常的な感覚としては、思考ははじめから自分が「行っている」という自己所属感や自己能動感を備えている。そこから、それらの自己感覚が剝落していくことが、病理とされる。しかし、ここでは患者の述べるところに従ってそれを逆転させて、思考の基盤には、自己にとってはその起源を見知らぬ自生性という性質が最初にあって、自己性は事後的にそこに付与されると考える。このように考えると、「他者の思考の侵入」という病理現象については、自己性の剝落ののちに他者性が付与されるのではなく、はじめから見知らぬもの、他者性を帯びたものとしての思考が、自己性を付与されることなく、いわば裸のままで立ち現れたものであると理解することができる。そのようにして、自己の反省意識の中では、思考の背後に他者の影が推論によって発見されるのではなく、直観的・直接的に他者性が生じるのである。

次に、自己に先立つこのような他者性の起源を求めて考察を進めることで、「自己とは組織化された他者の態度である」という、ミードの社会心理学のテーゼに逢着した。[1] 今回は、この点をいま少し明らかにしていこうと思うが、それ以前に、思考の自生性をさらに広くとらえて、認知の自生的性質について補足しておきたい。

いうまでもなく、私たちの認知機能は外界・内界を問わず環境のすべての感覚要素に対して常に開かれて入力されているが、それらの入力が統合あるいは抑圧されて、ひとつの意味世界として構成されている。これを構成する主体の立場からみれば、個々の感覚要素の認知は主体にとって自生的に生じており、これが構成されたものが事後的に意識化されて「自己の」認知となる。同じような経緯を、フッサール（Husserl, E.）が現象学の視点から「意識の客観化的能作」として記述している。[12] それは、①前述語的で受動的な受容的経験、②述語的自生性、③概念的思考の三段階からなっている。フッサールによれば、①から②へいたる段階で、対象の認知は「はじめから」「すでに」類型による経験である、つまり意味として体験されるものであるという。私がこれまで述べてきた立場からすれば、これが「認知・思考の本来的な自生性」の段階である。認知・思考が自己性を「獲得する」のは、②から③へといたる段階である。

四、共同体の規範力と自己

では、フッサールが「意識の客観化的能作」として述べたような主体的認知の出現過程は、何によって駆動されるのであろうか。しかし、このような問いは、独我論的前提に立った思考法からは決して生まれないであろう。なぜなら、そこでは他者とは隔絶して、「すでに」確立した主体というものがアプリオリに想定されているからである。

独我論的前提からの脱却を当初から目指してきたミードの社会心理学では、自己そのものが、他者の態度が重層化（重奏化）し、常に他者とのコミュニケーションを行っている動的な存在――存在と呼ぶより機能であるとするほうがよいかもしれない――である。そこでは、主体＝自己が行う認知は、常に社会的なものであり、最初から他者の束縛のもとにある。私の目の前にある一冊の本を、たとえそれがぼろぼろに綻びかけたものであるとしても、これをぼろ紙の束ではなく一冊の本として認知するのは、そのような意味の世界から離れることが、私の中に他者からの非難を呼び起こすからである。このように、自己の中に生じる他者の態度こそが、共同体の規範という「力」である。対象の認知がそのはじめから類型による経験となっているのは、この力が常に自己の内で働くためである。

このように、共同体の力が自己の内部で働くにいたる過程をミードに依拠しながら考察したのは、バーガー[13]である。バーガーによれば、人間社会はすべて彼の世界構築の試みであり、それは「外在化」「客体」「内在化」の三つの契機の弁証法的過程によって達成される。外在化とは、他の動物のように本能的な確固とした世界をもたない人間が、みずからひとつの世界をつくりあげその中にみずからを定位することであり、自分にとっての環境の意味が、環境自体の意味として自分の外に置かれる。こうして外在化されたものは、本来は人間の内に構成されたものであるにもかかわらず、彼から分離して彼に対立し、客観的な「物の世界」に変容する。これが客体化であり、本来個人の内的な意味であったものが、個人の主観の外側にまさしく世界として独立する。最後に内在化とは、こうして外在化と客体化によって彼の前に対峙するようになった世界の構造が、彼の意識自体の主観構造を決定していくという、世界の再統合の過程である。このような過程を経て、社会的世界の客観的事実性が、同時に主観的事実性になる。

例えば言語では、個人にとって全く主観的に形成され発話されたものが、客観的には共同体社会の談話の法則に一致したものとなる。これは言語が、上記のような過程によって内在化されたものであり、そのことによって他者の監視を受けるものだからである。同様にして、正常な意識の中ではあらゆる体験の認知は、共同体社会の談話の法則、つまり規範に従って形成されてくる。先にあげた書物の例では、単なる紙の束として感覚されるものをこれこれの本として認知するのは、共同体の規範力によって束縛され強制されているからであり、しかしながらそれを、主体が能動的に選択しているように感じられるのは、この内在化の過程を経ているからである。「ものを見ている」という知覚も、その対象をめぐって一定の行為過程が仮説的に行われているのであって、その操作は共同体の存在を前提としている。

自己を独我論的に完結した存在とみるのではなく、自己そのものが他者との絶えざる交流の中でしか機能しないものであるという視点を得たうえで、前回のワークショップ(1)では、非定型精神病の幻覚妄想体験の中に出現する他者について考察した。そして、そこに出現する他者が、患者の生きる共同体の規範を強制する他者であり、患者に内在化されて彼に羞恥や罪意識を呼び起こす存在であることを見いだした。このような他者のリアリティは、私たちが現実社会で遭遇する生身の他者と、ほとんど同等なものである。別の言い方をすれば、たとえそれが幻覚体験であっても、彼にとってはそこに現れる他者についての客観的事実性と主観的事実性の間にズレはない。この内的にも外的にも同等なリアリティをもって、患者に共同体の規範力を及ぼす他者を、「制度化された他者」と名づけた(1)。患者は、健康時においても、その急性精神病状態においても、「社会の網の目にとらわれて」（ある非定型精神病患者の言葉）生きるのであり、そこに分裂症における意味での現世的共同性からの逸脱——例えば「自閉」や「自明性の喪失」——はない。

ところで、バーガーの理論は一見すると、独我論と同じくやはり最初に主体があって、そこから外在化から内在化にいたる活動が始まるかのような印象がある。バーガーにおいてはミードの社会心理学が前提としてふまえられているので、当然そのような独我論ではないのであるが、そのことを明らかにするためにも、本稿ではさらにミード自身の論考に立ち入ってみたい。バーガーの考察がすでに出来上がっている共同体と、その内部における自己・主体を扱っているのに対して、ミードは共同体と自己それぞれの生成にまで遡っていく。

五、ミードにおける自己と共同体

ミードの理論[14][15]では、自己と共同体は、最初にどちらかが先行してあるのではない。共同体と自己の最もプリミティブな形は、環境と有機体である。この場合ですら、環境は有機体に対して絶対的な準拠枠として存在するものではない。ミードによれば、「有機体が反応できる唯一の環境は、その有機体の感覚が明らかにする環境であり、有機体はその感覚によって自己の環境を決定する」という円環が常に形成されている。これは、近年、アフォーダンスという概念（環境の中で特定の事象が特定の有機体に対して提供する「行為の可能性」）のもとに再び注目されている。（実際、アフォーダンスという概念は、ミードが属し主導したプラグマティズムと緊密なつながりがある。）そして、「どの有機体も環境をつくりだすが、それはつくりだされたとたん現実のものとなる」。こうして現実化（バーガーの用語では「客体化」）されたものは、他者のパースペクティブとの相互作用を経て共有されて、共同の世界の客観的現実となる。このようにして、現実とは単なる客観的対象物の集合ではなく、そのつどの対人状況に依拠して成立する多元的なビジョンのひとつである。

次に、「自己」についてミードの述べるところを聞いてみよう。ミードは「自己」という精神機能は、共同体の中で有機体が相互作用を行うようになってはじめて個別の有機体の内に生じるという。社会的経験が自己の出現に先立つのである。「自己」という精神機能とは、自分自身にとって自分が対象になるという再帰性 reflexive を獲得した精神である。すなわち、自己は主体でありかつ対象である。共同体社会における経験と行動の脈絡の内部で、彼自身に向けられた他者の態度を取得する（「内在化」する）ことによって、彼自身にとっての対象である自己と、他者の態度と同一である主体としての自己が生まれる。それゆえ、自己の内部には、多様化、重層化（重奏化）した他者の態度が存在する。そして、思考とはそれらの他者の声との反復的応答である。自己とは組織化された他者の態度そのものであると言ってもよい。さらに、このように自己の内に取得され自己を構成している他者は、共同体一般の態度にまで抽象化され、「一般化された他者」generalized other として個人に内在するものとなる。前回ワークショップの報告では、このような他者における規範的側面を強調して、これを「制度化された他者」と呼んだ。[11] このような自己は、サリバン[12]によって精神医学に導入され、この部分についてのミードの思想は私たちにもなじみ深いものであろう。ただし、サリバンの発達論的考察では、他者は、ミードのいう「一般化された他者」という抽象化された他者にいたる以前に幼児にとっての具体的な他者イメージとして現れる「有意味な他者」significant other のみが重要視されているために、その射程は他者論一般には及んでいない。

さて、ミードによれば、自己は「一般化された他者」の役割を取得することで生成するが、このことからさらに遡って、物一般の役割を取得するという過程がある。つまり、原初的には、物もまた、生身の他者と同じようにある種の態度を備えたものとして感得されるのである。ミードは次のように述べる。「テーブルに手を載せると、手とテーブルを同時に経験する。テーブルに押しつける力と同じ抵抗がテーブルから返ってくる。……こういう場合、経験は手とテーブルの間に分割されているのである。従って、テーブルにかかっている圧力を経験するためには、自分自身をテーブルの態度のなかに置かなければならないのである。」このような例からわかるように、「対象がわれわれにとっての対象となるのは、われわれがその対象の態度を取得するときだけ」なのである。こうして、物の態度を取得することと、他者の態度を取得すること、特に幼児期にあっては「重要な他者」の態度を取得することの両者があってはじめて、物は単なる物として現れ、私たちが現実とするところの時空間に位置づけられる。それ以前の時期、つまり幼児の経験では、内部と外部の区別があるのではない。幼児は物との接触から生じる経験から、そうした時に生じる圧力経験に基づいて、物の中に物の表面とは別の境、すなわちもうひとつ深層の外部性を、ひとつの反応としてとらえることになる。同じメカニズムが自分の身体にも行われることで、身体の内部性が経験できるようになる。

物に態度があるという感受性は、主体が最初に立てられて客観的対象を把握していくという独我論的思考に代表される近代的思考にとっては、単にアニミズムの名残であり幼児的思考と映るかもしれない。しかし、このような世界の様相は、アニミズム的世界のような「異質な秩序」すらもたない。物が単なる物的対象として空間的に遠ざけられる以前の世界というものがあり、そこではすべての対象が有機体の存在を脅かす主体となって迫ってくるものとして感受される。そのような世界の様相は、サルトルの『嘔吐』などの実存主義文学によって描写されてきたものである。そのような対象がもつ力は、実は有機体自身の行為に対する環境からの反作用として生じたものなのである。しかし、有機体はそれを非主体的なものとして、つまり単なる物として遠ざけることでしかその力から逃れることができない。このように「環境が主体的な力をもつ世界」[17]が、私たちの精神の発生期からその背後に潜んでいる。ちなみに、精神病理学の枠内では、安永がそのパターン認識の理論から、最初はすべての対象に主体性があってそれが徐々に主体性を失って物となるという主張をしている。

以上のようにミードの考え方をなぞっていくと、私たちの知覚によって支えられたこの現実世界は、対象が有機体に向かって働きかけてくる世界（それは実は有機体自身の行為に対する対象の反応であり、反作用である）を、物を物として、他者を他者として、みずからの身体の外部へと遠ざけていった結果であることがわかる。物を物として、他者を他者として認知するとは、すなわち「一般化された物」、「一般化された他者」の規範に従って、みずからの環境としての共同体を組織していくことである。

ミードの体系は膨大であり、ここにまとめきれるものではないが、さしあたり次のように理解できるであろう。有機体である人間は最初は主体と対象、内部と外部の区別のない、環境と一体になった世界に住んでいる。その中で有機体の環境に対する作用(刺激に対する反応)に対する環境の側の反応が生じ、経験が主体と対象の間に分割されて生じる。この対象が「有意味な他者」の場合、その対象の態度を取得することで、主体にとっての対象となるような主体、すなわち自己が生じると同時に、他者という対象が生じる。このような反応の連鎖によって、「有意味な他者」を超えて、「一般化された他者」の態度が取得される。こうして共同体は個人の中に内在化され、重層化した他者の態度としての自己が生まれる。そのような自己の内では、常に「一般化された他者」との内的なコミュニケーションが生じており、そのことによって、自己は主体的に行動する(知覚する)と同時に共同体の規範に従って行動する(知覚する)ようになる。物的事象についても同様の過程があり、最初経験は有機体と物の間に分割されて生じるが、人間は物の態度を取得することで、対象としての物、単なるモノとしての物を認識できるようになる。「客観的世界」が共有されている、とはこのような事態が成立していることに他ならない。

六、分裂症性幻覚妄想の世界と他者
――存在としての非リアリティと圧力としてのリアリティ

分裂症性幻覚妄想における他者には、先にこれまでの精神病理学上の知見を引用しながらまとめたように、独自な色彩がある。それは、現実の他者の背後に超越した存在であり、[7]「不気味」な「未知性」をまとって「自己の内部に忽然と姿をあらわし」、患者に「特有な自由のなさ」と「集団的に迫られている」[5][6]という感じをもたらす。その他者が含意する意図は、直接的に患者を圧倒するものでありながら、かつ、どこまでも思わせぶりで暗示的である。[4]このような他者が明らかに姿をあらわさない病態においても、「なんらかの意志」そのものであるような「他性」が自己の内に割り込み、患者は「圧倒的な力でなにかにひきつけられ」[8]てしまう。

このように、分裂症患者の世界に出現する他者性を追っていくと、それは超越的な他者から「他性」へと一般化されていくのであるが、さらに加藤[18]は、これらを世界からの「力」「圧力」と表現する。加藤は、ビンスワンガー(Binswanger, L)の「(分裂症における)世界の圧倒的な近さ」という記述をひきながら、分裂症世界を「未知の他性を帯びた実体的な力の出現」する世界ととらえた。このような力は、実体でありながら「非意味」であり、過度の充満と空虚という矛盾する性質を同時にもっている。患者が感じる他者のまなざしは、このような「非意味の力」が具体的形態をまとって現れたものであり、患者が妄想を抱いたり、短絡的な行為に走るのはその行為によって「非意味の力」を意味の世界へと還元することを通して、その力の減圧を図るためであるという。

幻聴が単なる聴覚的体験ではなく、聴覚としての物理的時間を超越して一挙に意味を押しつけられるという体験であるように、分裂症性体験は、ほとんど身体的影響であると主観的には感受される強度をもちながら、身体をすりぬけて身体感覚に痕跡を残さない。「電波がグサリと突き刺さってくる」と物理的被影響感覚を訴えたある慢性の分裂症患者は、それがどこに刺さるのか問われると、「頭。いや、ええと、胸かな」とわからなくなってしまう。この患者は身体疾患に対してはきちんと反応できる人であるから、これは身体図式の崩壊というような要素的事態の表現ではなく、体験の生々しさとその漠たる全体性という性質のためであり、そのような体験は「力」「圧力」として感受されるしかない。

以上から、分裂症性他者体験について次のようにまとめることができる。分裂症世界に出現する他者は、超越的存在でありながら、その感受は生々しく、その存在の内に圧倒的でありながら非意味であるような力をもって、自己に侵入してくる。存在としての非リアリティと、力としての過度のリアリティ。非在なるものの強度が感受されるという逆説的事態。

七、「絶対的な外部」としての分裂症性他者体験

このような分裂症性幻覚妄想における他者は、これまでにみてきたような自己と他者、自己と共同体に関する理解の中では、どのように位置づけられるであろうか。

そこでは、経験的他者、私たちの眼前にある生身の他者は、同時に私に内在化した共同体を構成して私の内に折り重なって自己を形成する他者であった。他者のリアリティは、それが私の内に様々な対話を呼び起こし、その対話への参加によって私のリアリティ（自己という感覚）が保証されるという弁証法的関係の中で生じる。他者を単に知覚する

だけでは、その他者が私との共同性の中にあることを確信することはできないであろう。このような他者存在を、私たちの存在の共同性という問題に重点をおくことを意図して、私は以前の論文で[1]「制度化された他者」と呼んだ。もちろんこのような意図を私が抱くのは、分裂症という事態においてこの共同体からの逸脱ないしは共同体との軋轢が、臨床上あるいは患者の現実生活上において最も問題になると考えるからである。「制度化された他者」は、眼前の生身の他者であれ、私たちが想像している他者であれ、現実感覚のもとにあって、その力は私たちに対して現実的な規範力を及ぼし、他者との共同性と自己という感覚を同時に可能にするような他者である。

分裂症性の他者は、感覚性を超えた不在の力であり、それは「制度化された他者」の中には見いだされない。私たちは日常生活において一見異様で普通の意味では全く未知であるような他者とも次々に出会っているが、そのような他者は最初から制度化されており、私たちの共同体の内に次々に繰り込まれていく。日常感覚では、いずれにせよだんだんと見慣れてくる。それとは反対に、分裂症性の他者は、そのような制度化を被ることがなく、知覚しようとするほど遠ざかる。患者は、圧倒されていた不気味で未知の体験を、最初のうちこそいったんは家族や近隣者のような身近な人に投影して、そのような他者に対して被害的になることがある。しかしそうだとしても、病態の慢性化とともに「他者」はますます遠ざかり汎化し、とらえどころのないものになっていく。それは、共同の現実として私たちの周りに組織されかつ私自身の内に内在化したこの現実がその裂け目を露呈して、この共同体のさらに外側が現れるような事態である。私という存在の内部とその共同の現実という私の外部をさらに超越した場所、内部と外部からなる世界のさらに外部。いわば「絶対的な外部」の出現。[註2]このような場所は、「非在のトポス」として示される以外にないような場所である。

ミードの理論では、精神という機能、自己という感覚は共同体に先立って存在することはない。共同体の内にしか、精神、自己、他者というものは存在しない。共同体という言葉がここでは現実の地域性のイメージを引きずってしまうなら、これを類的存在という言葉に置き換えてみてもよいだろう。私たちが類的存在として生きている世界だけが、私たちの現実として構成されている世界である。そのさらに外部へと理解を進めるには、ミードに従って、個体の神経系の発達と共同性の獲得の経緯へと遡らねばならないだろう。なぜなら、個体の発展途上において何が私たちの世界の構成から捨象されたかということは、その生成途上に一瞬見え隠れするのをとらえることができるだけだからである。しかし、私たちが精神病理の理解を目指すのとは違って、ミードの目的は自己と社会の正常な発達の様相を描くことであった。それゆえ、彼の分析は捨象されていったものに焦点をあてたものではなく、それを明示するものでもない。私たちはミードの議論を手がかりにして、私たちの課題に取り組むことのできる道具立てを手に入れていかねばならない。

ミードの行為論によれば、人間がこの現実(与えられた環境)にそって有効な行為を行うためには、様々なものを知覚するにあたって、知覚に与えられた様々な反応の中から、そのつどの目的に適応した反応を、他の反応を抑制することによって選び出さねばならない。ここに刺激に単に反応するだけの生物と、その反応を先取りすることができる高等生物との区別がある。ミードは、人間の精神の物質的基盤をなす中枢神経系の重要な特性は、「ひとつの反応を行うために、それ以外の反応を抑制する」ことであるとした。もちろんこのような議論だけなら、現代の神経学がより厳密に明らかにしている。ミードの議論が全体的であるのは、このような抑制から「精神」「自己」が生み出されるための前提条件として、共同体の前もっての存在が決定的に重要であるとしたことによる。共同体の内に存在することで、はじめて個々の抑制が統合への方向と一致する。精神の発生に先立って共同体がある。神経系の抑制機構は、有機体が成長した後では、あらゆる知覚に対して自動的に行われ、痕跡を残すことはない。しかし、発達論的にはミード理論の紹介の部分に述べたように、物を物として、他者を他者としてみずからの外部に遠ざける以前には、物にも主体性があって、あらゆる環境が有機体に対して力を加えてくるような世界がある。有機体の生きる類的な世界、共同体世界として環境が構成される以前の世界、「制度化された他者・物」が出現して彼の生きる世界の境界が確定される以前の世界が存在している。そのような世界は、人間の生存にとっては、存在しない世界――「絶対的な外部」「非在のトポス」——であるが、私たちは私たちの感覚によって私たちが生きる世界を選びとっているにすぎないというミードの理論からは、必然的に人間にとっては「在りえた世界」である。そうしてこのような世界を存在しないとみなすことによって共同体を護っているのは、あるいは人間を共同体の内に限界づけているのは、人間が創られると同時に創りあげているその共同体自体なのである。

私が思考本来の他者的性質の源泉として注目した自生性は、また、分裂症の経過のなかで幻覚や妄想などの病理現象が出現する前駆症状として活発化することが知られている。ここで起こっていることは、ヤンツァーリク[19](Janzarik, W.)が顕現抑止という秩序原理の破綻としてとらえたように、神経系における抑制機能の逸脱であろう。幻覚体験として結実した後にも、それら抑制を免れた反応は、コンラート[20](Conrad, K.)によってトレーマやアポフェニーと呼ばれた知覚の過相貌化をもたらす。知覚の表層面ではこのような体験として現れてくる抑制の逸脱が意味しているものは、環境を共同体の規範にそった共同現実として不断に組織していく過程に障害が生じているということである。彼は、本来なら共同体の規範に従って抑制されているべき世界を体験しており、内面化されて自己を構成している「制度化された他者」たちとの対話は、彼の体験世界を秩序づける力を失っている。このような体験世界は、物が物として、他者が他者として共同性の内に秩序づけられるとともに外部として遠ざけられた世界ではない。それは、対象のすべてが主体性をもった存在、つまり彼に力を及ぼし、圧迫する存在である。それは、「世界の圧倒的な近さ」の感受であり、非内部であり非外部であるがために「忽然と現れる」しかなく、自己を構成する他者として私の内部に制度化されていないために、私にとってその反応を先取りすることができない絶対的な「他性」である。

幻聴にせよ幻視にせよそれ自体は感覚性の異常にすぎず、妄想は思考・推論の異常にすぎない。分裂症において本来はこのようなものでしかない幻覚妄想に不気味で異様な未知性を帯びた「他(者)性」を付与するのは、正常な推論の結果ではない。内的＝外的共同体構造に綻びが生じているために、推論をはさむ余地なく、そのような他者性が直接的に生々しく感受されるのである。逆に、このような事態を招来しやすいほどに、共同的現実として世界を組織する力が脆弱であるような中枢神経系の障害を被った個体を、幻覚妄想等の精神症状の有無はどうあれ、分裂症と呼びならわしているといってよいかもしれない。この時出現する他者は、「制度化された他者」の中に回収できないし、共同の世界の中に秩序づけることもできない。文字通り未曾有の他者である（もちろん私たちの想像や夢も共同性の内にある。つまりそれらも規範の力を抜けることができない共同世界の産物であり、それゆえ分裂症性体験は少なくとも非分裂症者の夢の中には決して現れない。分裂症性体験を夢によって説明できないのはこのためである）。私は他者と共同性の中にいる限り、原理的にどのような他者の反応も先取りして反応するが、分裂症者にとってその体験の中に現れる他者は、決してその反応を先取りできない。また、そのような他者は、現実的制度に対して何ら規範力をもつものではないので、患者に罪悪感や羞恥のような規範的感情をもたらさない。つまり、倫理と無関係である。それゆえ、体験する当の患者は、「気分、感情状態に特殊な色合いがなく、乾いていて、しかも当惑している(4)」のである。

八、分裂症理解へのパースペクティブ

ここまでの議論で、ミードがその社会心理学の基礎づけとして発展させてきた自己と他者・共同体についての考察を下敷きとして、分裂症に特異的に出現するとされている他者の性質を説明することを試みた。人間が類的な存在としてあるために形成される共同体という「外部」、すなわち自己の外部をなす環境に対して、さらに「絶対的な外部」と呼ぶべき領域が存在する。有機体がみずからの共同体という現実環境の内に機能している時には、非在でしかないその領域（「非在のトポス」）が、分裂症性体験では露呈してしまう。それが分裂症性体験における他者、「超越的他者」「他性」と呼ばれてきたものである。

ところで従来の精神病理学が分裂症性体験の中に見いだしてきたこのような他者の様態は一種の理念型であり、このような他者体験のありようによって分裂症が規定され診断されるというわけではない。このような理念型によって見いだされた理論や概念の妥当性は、それがさらに現実の他の諸相をうまく説明しうるかどうかということにかかっている。私は、分裂症性他者体験の理念型を素材として、それを理解するためにミードの社会心理学理論を援用することから出発して、「制度化された他者」「絶対的な外部」「非在のトポス」「非在なるものの強度」などの説明概念を提出してきた。そのような作業を続けてきたのは、この他者性についての理解が、分裂症の最も大きな困難である社会性の障害(22)の理解に通じると期待しているからである。この社会性の障害については、私たちは今でもなお、治療に困難を感じている。しかも、それが実際どういうものかと問われても、個々の場面におけるエピソードとしてしか理解しえていない。今後、ここまでの論考で得ることができた理解が、他の様々な分裂症の様態を説明しうるかどうか、社会性の障害をも含めた分裂症という病態の全体に対して妥当しうるかどうかということを試していかねばならない。その妥当性が高ければ、ここで得られた視点から、分裂症患者の社会における困難、私たちとの共同性を確立するうえでの困難を、分裂症という病態に特有の形でうまく記述できるようになるだろう。ここでは、このように今後の課題となるいくつかの分裂症症状について、簡単な素描を行っておきたい。

1　思考障害について

これまで分裂症性幻覚妄想に付与される他者性について、共同体の形成との関連を視野に入れて述べてきたが、臨床上、妄想は二次妄想の形でより多く思考障害に関わっている。私たちの思考の流れは、やはり社会過程の産物である。私たちは、自分が使用する概念・シンボルが、みずからに引き起こす反応と同じ反応を他者の内に引き起こすということを、みずからの内に先取りすることで思考を進めることができる。私たちの内外に自生的・不随意的に生じる認知情報が、随意的な思考、すなわち伝達可能な言語表現となるには、他者の反応をみずからの内で先取りしながら共同体の規範にそった表現へと組織されていかねばならない。つまり、思考は「制度化された他者」との対話によって進められる。ミードによれば、「われわれは今行っていること、言っていることによって、これから行うこと、言うことを見いだし、この過程の中で、継続的に過程自体を統御する」のである。連合弛緩と呼ばれる思考障害は、このような統御過程の弛緩であり、共同体規範からの逸脱、内的な対話の不適切・不足・欠如である。内的な対話を欠く限り、患者自身がその逸脱に気づくことは不可能となっている。そのような障害の最たる形態が、言語新作であろう。

2　「自明性の喪失」について

また、その最も微妙な形態が、おそらく「自明性の喪失(22)」という事態である。「人間としての行動のルールがわからない」というのは比喩ではなく、共同体規範が内的に機能しない、内的な他者との有効な対話が生じない事態であり、そこには他者がどのようにも出現しようのない空虚な共同体があるだけである。このような訴えが繰り返される病態では、患者は、表面的には内省力があり、治療者とのつながりを求めて現実的にふるまっているように見える。しかし、事実上は治療者の声は届きにくいところにおり、最も自殺の危険性が高い病態ではないだろうか。

3　人格変化・自閉について

分裂症性人格変化といわれる慢性病態において、幻覚妄想の形骸化が先か、人格変化が先かという問題が問われてきたが、自己が他者の重層化・交錯であり、人格は内在化した共同体規範そのものである限り、このような問いは無意味であろう。幻覚妄想の内容に対する共同体規範の統制が弱まっていくことと、自己そのものが他者との内的対話の過程を失って希薄化していくことは、常に同時に起こる過程だからである。このようにして結果する分裂症性自閉もまた、決して自己の内に閉じこもるという事態ではなく、私たちとパースペクティブをともにする内部の他者性の喪失である。自閉するための「自」という殻がそもそもないのである。そこでは私たちにとっての共同現実ですら、患者にとっては、すべてそのはるか彼方からの他者の侵入、絶対的な外部からの脅威に転化しうる。

意識障害にある患者が世界を見失っているのと違って、分裂症患者の世界との関わりは二重見当識という独特な形式のもとにある。つまり、分裂症患者は共同世界を見失っているのではない。二重見当識は、残された共同世界の回復への試みであり、残された共同世界の中で治療者は希薄化した患者の内部の他者の声を、患者を脅かすことなく補強していかねばならない。そのようにできた時、患者と治療者の間の小共同体が、より大きな共同現実へと患者が歩み出るための足がかりとなることができるだろう。

註

（註1） Schizophrenie の訳語である「精神分裂病」「分裂病」という日本語がもつ問題点については、日本精神神経学会でも取り上げられており、精神神経学雑誌一〇二巻一号（二〇〇〇年）に報告されている。私個人は、「精神分裂病」という日本語の呼称は、今後の精神保健福祉の発展にとってふさわしいものではなく、もっと価値中立的な呼称に変更すべきであると考えている。しかしながら、このワークショップのような場や単行本の中では、独自に新たな呼称を用いるといたずらに違和感を生じてしまうだけなので、「分裂症」と表記している。

この表記は Schizophrenie が単一疾患ではないという含みがあり、分裂症体験の本質を理解することをめざしている本稿における議論と矛盾しているかのように思われるかもしれない。しかし、体験の中の他者性について本稿の主張のごとく認知してしまうような障害をきたす生物学的原因は、単一ではなく複数存在していても何らさしつかえない。私たちは、そのような精神機能の失調をしめす病態を、「慣習的に」Schizophrenie と呼んでいるにすぎない。

（註2） 社会学的にいえば、共同体自体は、歴史的に外部を内部に取り込みながら拡大していくこともあれば、排除を通して閉塞的に縮小していくこともある。どちらにしても、共同体の境界を引くことで、つねに内部と外部を分割するという機能をもっている。ここでいう「絶対的な外部」とは、その外部と内部に分割された私たちの共同現実の、そのさらに外部の時空間である。

ラカンの言葉を使用するなら、「現実界」に近いであろう。しかし、それは、無意識という心の内部にある場所ではない。それゆえ、私たちの想像力とは無縁である。単なる共同体の外部であれば、私たちは自分たちの内部にある想像を投影して、例えば「異人」に関してあらゆる物語を作り上げることができる。そして、畏怖や恐怖をともなっていた見知らぬ「異人」（＝外部）はフロンティアの拡大とともに、やがては共同体に取り込まれていく。

分裂症性妄想もまた、その内容においてはあらゆる投影を駆使してひとつの物語を作り上げることはできる。しかし、そこに現れる他者の異様さ、そしてそのリアリティは、共同体のフロンティアをどこまで拡大していこうと決して解消されることはない。分裂症性妄想における「不気味な他者」「超越的他者」は、患者が感受するこの「絶対的な外部」のうちに「実在」しているからである。

文献

（1） 高木俊介（1999）「非定型精神病における共同体と他者体験――類的存在の病理としての精神病（一）」永田俊彦編『精神分裂病　臨床と病理2』pp. 245-270　人文書院、京都。

（2） 諏訪望（1990）「分裂病者の不気味体験―臨床精神病理学の原点をふまえて―」精神医学　2：118-128.

（3） 松本雅彦（1991）「精神分裂病の不安のありか」精神医学　33：1299-1306.

（4） 安永浩（1978）「分裂病の症状論」『現代精神医学大系第十巻』中山書店、東京。
（5） 木村敏（1974）「妄想的他者のトポロジイ」木村敏編『分裂病の精神病理3』pp. 97–122　東大出版会、東京。
（6） 木村敏（1983）「他者の主体性の問題」村上靖彦編『分裂病の精神病理12』pp. 213–237　東京大学出版会、東京。
（7） 村上靖彦（1978）「自己と他者の病理学―思春期妄想症と分裂病―」湯浅修一編『分裂病の精神病理7』pp. 71–97　東京大学出版会、東京。
（8） 小出浩之（1984）「分裂病者の体験する「他性」について」小出浩之著『破瓜病の精神病理をめざして』pp. 266–292　金剛出版、東京。
（9） 中安信夫（1989）「内なる「非自我」と外なる「外敵」―分裂病症状に見られる「他者」の起源について」湯浅修一編『分裂病の精神病理と治療2』pp. 161–189　星和書店、東京。
（10） Klosterkötter, J. (1992) Wie entsteht das schizophrene Kernsyndrom? Ergebnisse der Bonner Übergangsreihenstudie und angloamerikanische Modellvorstellungen—Ein Vergleich. Nervenarzt, 63 : 675–682.
（11） 高木俊介（1998）「強迫と妄想再考」松本雅彦編『精神分裂病―臨床と病理1』pp. 39–61　人文書院、京都。
（12） Husserl, E. (1939) Erfahrung und Urteil. hrsg. von L Landgrebe, Academia. 長谷川宏訳（1975）『経験と判断』河出書房新社、東京。
（13） Berger, P. L. (1967) The Sacred Canopy-Elements of a Sociological Theory of Religion. Doubleday & Company, New York. 薗田稔訳（1979）『聖なる天蓋―神聖世界の社会学』新曜社、東京。
（14） Mead,G. H. (1934) Mind, Self, and Society - from the standpoint of a social behaviorist. The University of Chicago Press, Chicago. 河村望訳（1995）『精神・自我・社会』人間の科学社、東京。
（15） 小川英司（1997）『G・H・ミードの社会学』いなほ書房、東京。
（16） Sullivan, H. S. (1953) The interpersonal theory of psychiatry. W. W. Norton & Company Inc, New York,1953. 中井久夫・宮崎隆吉・高木敬三・鑪幹八郎訳（1990）『精神医学は対人関係論である』みすず書房、東京。
（17） 安永浩（1977）「分裂病者にとっての『主体他者』―その倫理、二重身のファントム論的考察―」安永浩編『分裂病の精神病理6』pp. 53–95　東京大学出版会、東京。
（18） 加藤敏（1992）「分裂病における死と切断」臨床精神病理　13：141–157.

（19） Janzarik, W.（1988）Strukturdynamische Grundlagen der Psychiatrie. Enke, Stuttgart. 岩井一正・古城慶子・西村勝治訳（1996）『精神医学の構造力動的基礎』学樹書院、東京。

（20） Conrad, K.（1958）Die beginnende Schizophrenie. Georg Thieme, Stuttgart. 山口直彦・安克昌・中井久夫訳（1994）『分裂病のはじまり』岩崎学術出版、東京。

（21） 笠原嘉（1998）『精神病』岩波書店、東京。

（22） Blankenburg, W.（1971）Die Verlust der natürlichen Selbstverstöndlichkeit. Enke, stattgard. 木村敏・岡本進・島弘嗣訳（1978）『自明性の喪失』みすず書房、東京。

精神分裂病者における所属をめぐる諸問題

——「職域関連性分裂病」という概念の提唱

荒井　稔

一、はじめに

まず、はじめに筆者が精神分裂病者（以下、分裂病者）の所属の問題を取り上げる背景について簡単に触れておきたい。このことによって筆者の行論の位置づけがいくらかでも明確になると考えるからである。筆者の微々たる臨床経験からみても、精神医学やリハビリテーションの鍵概念となっている社会復帰やノーマライゼーションという言葉に対して幾かの違和感が拭い去れない。つまり、分裂病者は「地域や職域といった集団の外部にいて」、「集団に所属することが困難であるという特徴」をもったものとみなすことは妥当なことであろうか。いいかえれば、分裂病者の多くは、現時点では社会に再参入しなくてはならず、正常化しなくてはならないのであろうが、こういった視点よりほかの道はないのであろうか。

中井は、[1]「世に棲む」という表現を用いて、分裂病者のあり方を提示した。この表現は、分裂病者の社会や集団との関係を的確に表している。しかし、分裂病者は好んで「世に棲む」のであろうか。あるいは分裂病者もまた、通常とみえる人と同じように社会参加し、集団に所属することを望んでいると考えるのは、彼らの「病理」を無視した視点であろうか。

分裂病者の生活歴を見直してみると、彼らは幾分かの無理を抱えつつも社会に参入し、集団に所属していることが多くの場合に確認できる。しかし、「職場を転々とし」とか「特別の理由なく退職し」といった生活歴の表現で示されるように、分裂病者は職域から外に出ているのである。これらを分裂病者の「病理」に還元するのはたやすいことであろう。われわれの課題は、まず、こういった所属を失う経過に注意を払うことであり、次に、できるならば「社会」からの無用な脱落が生じることを予防するという活動をすることである。

小論では、まず一般臨床における働くことの意味に注意しながら、われわれの分裂病者に対する関わりを記載し、次に職場における産業精神医学的活動の中で出会った分裂病者について、特に「職域関連性分裂病」として記述することができる一群にも注目して検討してみたい。そして、(一)分裂病者にとって所属するということはどういうことか、(二)分裂病者の所属プロセスの特性はどんなものか、(三)精神分裂病者において何らかの組織に対する所属が失われるプロセスの記述を患者側の要因と健常者側の要因から検討し、(四)所属が失われるのを防ぐ手段を職域での活動のなかで検討してみたい。

二、症例呈示

症例1　当科一般外来受診の例——初診時三十七歳、男性、地方公務員

まず、一般外来での分裂病者の所属が失われていく過程をまず記述してみたい。筆者の外来で長期間治療を行っている妄想型の分裂病者である。

現病歴　二十八歳時、職場のなかで「組織の芳しくない習慣を批判したら、職場の雰囲気が変になり、自分のことを調べたり、知

らない人までが自分の噂をするようになった」という病的体験が出現した。その後、仕事はなんとか続けていたが、些細なことで職場のなかで口論となることが多く、三十三歳時、某精神科にて抗精神病薬による治療を受けるようになった。服薬によって病的体験は疎隔化され、仕事に戻ったが、仕事上のミスが多く、本人も妄想の対象となっている人から圧迫され「おじけづいて」、約三ヶ月間同病院に入院した。入院治療によって妄想はほとんど消退し復職したが、本人が調子がよいという理由で服薬や通院は行わなかった。約二年間は就業できていたが、父親の後妻との折り合いがつかないという理由でアパートに独りで住むようになってから、「ドアの外で職場の組織の人間が見張っている」、「職場の人が大家に頼み、部屋の中に入り物を動かしている」などの被害関係妄想が出現した。次第にひきこもるようになり、出勤するのも月に数日となったため、父の知り合いからの紹介で当科を受診した。

初診時(三十七歳)の状態像は、身なりは手入れされておらず、奇異な印象を与え、「人が職場の人に頼まれて尾行している」という追跡妄想、「職場の人がさりげなく何かを暗示してくる」という被害妄想、時に「兄」といった幻声体験を認めた。初診時より、発病当初の状況について詳細に語るが、その誤りを訂正することは困難であった。抗精神病薬の服薬に同意したため、ハロペリドールを中心とした薬物療法を開始した。幻聴などの病的体験は幾分軽快したが、意欲障害が目立ち始め、仕事に出られないために、某病院に約一ヶ月間入院した。病棟での生活でも、「自分のことを他の患者が組織に使われて監視されている」といった病的体験が持続し、強い退院希望のためリハビリテーションが十分には行えなかった。

四十歳時、病的体験は遺残するものの、職場に挨拶に行ったり、生活リズムが整ってきたため、診断書として、「症状が再燃する可能性はあるが、社会参加することが必要である」という意見が主治医から提出され、復職判定委員会が開催され、復職可能という判断によって就業を開始した。職場に復職して、当初は何とか仕事をこなしていたが、復職後三ヶ月で職場の異動があり、新しい部署で働くようになってから、易疲労感、職場の同僚に対する被害妄想が出現し、妄想の対象となった同僚の背中に水を入れてしまい、職場で混乱が生じたため、上司との相談の結果休養することになった。休養中は、自宅の整理は行わず乱雑であったというが、朝顔を栽培したり、お茶をたてるなどの活動も行われた。その後の二年間は、自宅で音楽などの趣味や運動を行い、比較的安定した生活を行っていた。また、国民年金の受領および傷病手当金によって経済的にはなんとか自立していた。

四十三歳時、休職期間満了を控え、復職するかどうか患者も迷っていたが、組織の監視も少なくなり、復職したいという希望で復職しようとすることになった。主治医は、診断書に「病的体験が再燃する可能性は否定しきれないが、復職が不可能と判断することはできない」と記載し、復職の申請を行った。職場は、主治医の意見だけではなく、関連している精神科医の意見も必要と判断し、二名の精神科医に意見を求めた。その後、復職判定委員会が開かれ、復職不可能という判断が下された。患者は、依願退職の文書の提出を上司から求められたが、「自分は何も悪いことをしていないのに依願退職する意志はない」という理由でこれを拒否し、四十四歳時に退職となった。その後は外来通院を続けており、親の病気や転居の際に追跡妄想および被害関係妄想の増悪が認められたが、ほぼ定期的に通院している。

症例2　産業精神医学的関与の例——初診時四十九歳、男性、会社員

某企業の健康管理室で再発時の治療導入および復職後の支援を行っている破瓜型分裂病者である。

現病歴　初発は三十一歳時で、幻覚妄想、精神運動性不穏などの症状のため入院歴がある。その後は、外来通院を行いながら、勤務を続けていたが、仕事の能率は低下し、新聞の切り抜きなどの業務を長年行っていた。

四十九歳時に、自宅の新築の計画を立て、その対応に追われていたが、この頃より、ハロペリドールやゾテピンなどの薬物の服用が不定期となり、「自分は周りから襲われる」、「徳川家のお家騒動に巻き込まれた」などの被害妄想および精神運動性不穏状態のため、当健康管理室に対応を依頼され、家族とともに対応を協議し、自宅の近くの精神科病院に入院となった。入院後は、ハロペリドールの中等量で治療を受け、ほぼ一ヶ月で静穏化され、病的体験も消退していったが、内容不明の幻聴が散発的に出現し、臥床時間が長くなり、病的体験の消失および意欲の改善におよそ三ヶ月を要した。主治医および患者から復職の申請があったが、ナイトホスピタルとしてリハビリ出勤[2]を実施した後の復職が適当であるという筆者の判断から、患者、筆者、産業医、上司、人事勤労担当者および家族とで対応を協議した。

筆者は、「一ヶ月間のリハビリ出勤の結果を踏まえて、本人の体力が就労に堪えればナイトホスピタルという形式でも正式な復職として扱うのが妥当である」という意見を述べたが、人事勤労担当者は、「リハビリ出勤という制度自体がまだ広く行われていないし、入院中に勤務を行うのはいかがなものか」という意見であった。産業医は、「精神科産業医が復職が妥当であると判断す

れば、リハビリ出勤の結果を踏まえてナイトホスピタルという形式でも正式な復職をすることが妥当である」という意見であった。上司も、面会に行った様子からなんとか就労に堪えられるのではないかという評価を下したため、筆者がリハビリ出勤に関する論文を人事勤労担当者に提出し、リハビリ出勤の間は通勤途上の災害および労災の適応外であることを患者と家族に了解してもらい、その後にナイトホスピタルという形式で復職させることになった。家族は、ナイトホスピタルでの就労を望んでおり、順調にナイトホスピタルでの就労が可能となった時点で、上司が業者との相談の窓口となっていた新築の自宅へ退院することが望ましいと述べた。患者は、特別な意見を述べようとはしなかったが、リハビリ出勤の条件を了解し、ナイトホスピタルでの就労を望んでいると述べた。

このような経過で、一ヶ月のリハビリ勤務を行った後に、ナイトホスピタルという形式で入院五ヶ月後に正式に復職となった。復職時点では、誇大妄想については、「なんであんなことを言ったのかよくわからない」と述べ、幻聴は傾眠期にのみ出現するとのことであった。リハビリ出勤は、半日勤務という条件で開始したが、易疲労性を訴え、通常なら半日で終わることができる新聞の切り抜きが丸一日かかってしまうくらいであるなどと作業能率の低下を訴えていたが、リハビリ出勤が終わる頃には、前の能率の八割くらいには戻ったと述べた。正式な復職時点では、朝夕の一時間の就業時間短縮という条件で、病院での生活が窮屈にならないよう配慮した。しかし、患者は就労を続けることの不安を「生きていくのは大変なので、死んだら楽かなあと思う」とも述べたため、毎週およそ二十分間の面接を行い、仕事を続けることの苦労を労った。この頃、眼鏡の修理と齲歯の治療を行い、次第に抑うつ的な思考は消失していった。しかし、「朝起きた時に、仕事に行くのが厭だなあという」という易疲労感と軽度の意欲障害は持続していた。

復職三ヶ月後の面接で、「自宅の新築の計画をしだした頃から、会社に行っても窓から狙われているような気がしたし、犬が鳴いたりカラスが鳴いたり、自分を待ち伏せしているのではないかという不安が出てきた。声が左に曲がれとか、右に曲がれとか指令してくる。車がこちらに向かってくるのではないかと恐怖感があった。4と2がやたらに自分の周りに出てくる」といった再発時点での病的体験を語ったが、距離はとれており、その時点では恐怖はないと述べていた。病院の主治医は、「変わりないね」という回診しかなく、妄想体験については語ったことがないとのことであった。その後も、一過性ではあるが、会社のなかが騒々しいといった聴覚過敏な状態が散発したが、それ以上の再燃の傾向は認められなかった。

復職四ヶ月後から両肩の痛みに伴う中途覚醒を訴え、触診にて圧痛および両腕の運動制限が認められたため五十肩と診断でき、筋弛緩作用のある薬物の投与を行った。便秘薬の投与は行われておらず、時に痔疾が生じることがあり、下剤の投与も平行して行った。五十肩は約半年間で、まず右肩が改善し、左の運動制限も消失した。その後は、朝の易疲労感を訴えるが、新聞の切り抜き業務を問題なく五年間行い、現在五十五歳であり、定年の準備を行っている。

症例3 「職域関連性分裂病」（仮称）の例——初診時二十五歳、男性、会社員

某企業の従業員で二十五歳のとき急性発症し、以後企業内診療所でおよそ六年間経過観察している症例である。この症例では、「職域関連」という側面に注目しながら、治療への導入や治療経過について上述した二症例よりも詳細に記述したい。

a　受診までの経緯

患者は、某県に三人兄弟の長男として出生、地元の学校を卒業後上京し、二十四歳時に、T大学経済学部を卒業した。父は患者が十八歳の時に胃癌で死亡し、母は地裁の調査員を行っていた。姉は結婚して実家を出ており、弟は大学入学のために浪人中であった。大学卒業後、現在の会社に入社し、主に市場調査の仕事に従事していた。病前性格は、おとなしい、人に気を使うが、時に自分本位になってしまう、プライドが高いなどであった。遺伝負因は認められないという。

入社後は次第に仕事に慣れていったようだが、友人は少なく、課内の行事への参加もあまり積極的ではなかった。寮生活においても親しくしている者はないという。患者が二十五歳の六月下旬、仕事中に先輩のA氏に声をかけられた後、「自分をからかった、今まで嫌がらせを受け続けていて我慢できない」と興奮し、書類を床にたたきつけた。七月上旬に上長が本人から事情を聞くと、「Bさんや課内の人間が自分を故意に怒らせようとしていやがらせをしている。自分は怒るまいと努力しているが、相手が執拗に嫌がらせをするのでがまんできない」と陳述した。この後、「昨日上長と話し合ったことが、職場の皆に知れ渡ってしまった。何故相談ごとが他人に漏れてしまうか理由を知りたい」と上長に話しに行くが、どうして知れ渡っているかが分かるのかと

いう問いには「雰囲気でそう感じる」とい説明以外できなかった。仕事はほとんどできず、出社しても机にじっと座っているだけであった。

七月下旬になると、「会社のことがなぜ寮のなかまで知れ渡ってしまうのか。会社の誰かが寮の人に話しているのではないか」という陳述がなされた。また「寮では隣室の人間が自分のことを悪く言っているのが聞こえてくる。同室の人間が自分のいない間に自分の机の引き出しを開けて何か探している。会社の取締役が自分のことに関心をもっているのではないか」とも言っていた。上長には、「すべて自分が悪いのではないのに、会社の人間の自分に対する態度が奇妙で、寮の人間までが自分に疑いの目を向けている。このままでは、事態が悪くなる一方なので対処してほしい」との要求がなされた。

七月下旬から八月上旬まで上長の提案で実家に戻り静養してくると、幾分か平静さを取り戻し、会話が成立することもあったが、些細な間違い電話などをとった後には、「何故自分に電話をかけてきたか」を執拗に問いただすといったことがあった。

このような状況で八月に上長が筆者のもとに相談にきた。筆者は、本人は急性ないしは亜急性の精神病状態であると考え、会社内診療所での治療は当初は困難と考え、上長が本人と同道し実家に行き、母に精神科治療が必要であることをことを伝え、できれば実家での静養ならびに治療が望ましい旨を連絡するように指導した。

上長の説明を聞いた母は、最近本人からの電話で「自分が会社の書類を盗んだという嫌疑をかけられている。まわりの雰囲気で自分が疑われているのがわかる」などの話があったり、帰省しても前のように話もせず、じっと考えごとをしていて、人が変わったように感じていたと述べた。筆者の意見を参考に上長が実家で休養をとって精神科的治療を受けることを勧めると母は了解した。しかし、治療の場所については本人の叔父と相談して決めたいとのことであった。

b　筆者のもとでの治療の開始

上述したような経緯で家族が治療を勧めたが、本人が納得しないため、X年九月に上長に連れられ筆者のもとを受診した。患者は中肉中背の素朴で人の良さそうな青年。身だしなみは保たれていたが、視線が落ちつかず、話していても集中できないために筆者の質問を何度も聞き返した。不安で困惑した印象が強く、緊張のため手指に微細な振戦を認め、始終手足を動かしていた。談話の内容は思ったよりまとまっているが、「机に座っていると行きづまってしまう。いじめられているという感じが残っているが、直接何かをされるのでないから平気です」と話した。知れ渡っている感じは最近は減ったし、不思議な声も聞こえてこないと、軽度の被害関係念慮が存在する状態像であった(以下、処方内容を括弧内に記述する。クロールプロマジン五〇mg、ビペリデン三mgを分二として朝夕、レボメプロマジン一〇mg眠前)。

X年九月、「集中力が続かない。パッと集中できない。続けて何かに熱中することができない。薬を飲んで数日間過敏になってまわりが気になってしょうがなくて四日間飲んで止めました。仕事はなんとかしているが、人とのコミュニケーションがとれない。人が何か話していても、頭に入ってこない。」と薬との相性が好ましくないと述べ、集中力の欠如、対人関係の障害を陳述した(レボメプロマジン一〇mg日中薬に追加)。

X年十月、「昼間も眠い。就眠前の薬を飲むと翌朝まで眠い。肩と背中が凝る。足がふらついて、しびれたりする感じがある。」と述べ、肩と背中の凝りという身体感覚の不調を陳述した(クロールプロマジン三〇mg、ビペリデン三mg、レボメプロマジン五mg分二朝夕、エスタゾラム一mg眠前)。

X年十月、「風邪はほとんど良くなっている。喉は少し痛い。精神的に疲れてしまう。週末午後になると頭がまわらなくなる。根が続かない。まわりは静かになったが、時にまわりに気がいってしまうことがある。週に一回位追いつめられているような感じがする。朝十一時頃まで眠くて夕方から冴えてくる。薬に慣れてきてあまり眠くなることはない。まわりが気になってしまうことがある。過敏になって落ちつかないことがある。一つのことが頭にこびりついて離れなくなる。後で考えるとたわいもないことなのだが。人と話していて誤解するような、誤解されるようなことを言ってしまう。人の言葉が心にぐさりとくることがある。気持ちの動揺があると、おなかが痛んだり下痢をしたりすることがある」と述べ、臨界期症状の出没がみられたが、被害関係念慮もときに認められた。

X年十一月、「肩と背中が凝る。会社のなかで緊張していると凝ってくる。先週あたり精神的に疲れて胃腸にきた。胃は重い。腸は痛い。木曜に便に血がついてしまった。薬を続けて三日飲むと眠くなる。薬を飲むと頑張れなくなる」(クロールプロマジン一〇mg、ビペリデン一mg、レボメプロマジン五g分二朝夕、エスタゾラム一mg眠前、座薬を投与)。

X＋一年一月、「先週はきつかった。休んだ後、急に気合いを入れたので参ってしまった。ぐったりしてしまった。そろそろ昇任試験があるので忙しくなる。仕事の量はそれほど多くないが、何でもないような会話をするのが心にこたえる。歯根炎のために歯科にかかって抗生物質をのんでいる」と述べるなど昇進試験に伴う心的緊張と身体症状が認められた。

X＋一年一月二十二日、「まだちょっと集中できないことがある。昇任試験のための論文の提出は二月二十六日までなので大変。テーマは決まった。上長と相談していくのがときに苦痛になる。論文を書くためには、他部署との連携が必要なのに、他部署の人間と話すと気疲れがしてしまう。相手が思わぬ質問をしてくると狼狽してしまう」。

X＋一年三月、「試験が終わってほっとしている。あと十五日に面接があって最終結論が出る。ときに眠れないことがある。朝起きた時にきつい。試験が終わってだれてしまっている。風邪気味であった。その後スキーに行ったり仕事が忙しかった。肩凝りがして首の後ろが痛い。生活のリズムが乱れてしまった。四月、五月は調子がよかったが、連休の終わってから生活のリズムが崩れて、夜眠れなくて、昼間眠い。イライラすることもある」。

X＋一年八月、「忙しくて来られなかった。調子は良かったり悪かったり。悪いときには人の言うことが分からないことがある。四、五時間でもいいから寝たなあという感じがある時は翌日調子がよい。土日は薬を飲まないでもリラックスできる。」と身体症状がほぼ消失し、寛解前期に導入されたと考えられた。

X＋一年九月、「疲れはててしまった。疲れがとれない。この十日間くらいばててしまっている」（アルプラゾラム一・二mg、テルネリン三錠分三食後、クロールプロマジン一〇mg分三、エスタゾラム二mg、ハルシオン〇・二五mg就眠前に変更）「薬を飲んでやってみた。午後になると調子悪い。薬が効きすぎているよう。落ちついて楽なこともある」。

「この頃起きられない。気合いが入らない。会社に遅れてしまうことが多い。仕事をしなければという緊張が夜になっても解けずに眠れない。時間通りに会社に出られない。しかし、寝る時間はだいたい落ちついてきた。だんだん寝つく時間を早くしようと思う」と述べ、昼夜のリズム障害が認められた。

X＋二年二月、「三ヶ月ぶり。去年のうちは良かったのですが、年が明けてからリズムが崩れてしまって。寝つけなくなっている。神経が疲れて、会社には遅く行って遅くまで仕事している。親に薬に頼らないでやってみろと言われた。音に過敏になっている。」

X＋二年三月、「だいぶ調子が戻ってきている。夜よく眠れる日とそうでない日がある。仕事のほうには力が入るようになった」。肩凝りが強い。「六月から寮がかわって静かになった。薬は二日に一回飲むようにすると調子がよい。先週は会議があってきつかった。人から何か言われるとイライラしてしまう。力が入らない。週末に休んでいるが、疲れがとれない」。

X＋二年九月二日、課長が来所し、「患者の出勤が夕刻の五時になっていて、このままでは困る。今年いっぱいで午後一時からは出勤するように指導をしてほしい」と述べた。

X＋二年十二月、「部長がかわって出勤時間についても話があって、午後一番には出社するようにしている。夜の十一時から十二時の間には寝るようにしている。その後、部長と昼の一時から仕事をすることを約束してからなんとかやっているが、ときに三十分から一時間くらい遅れてしまうことがある。一日のうちでは四時くらいになると疲れが出てくる。頭が働かなくなり力も出ない。寮では人の足音で目を覚ましてしまうことがある」。

X＋三年三月、「先週の嫌なことや疲れがとりきれていない。寮でイライラしておこりっぽくなっていた。他人の強い言葉に腹が立ってしまう。出社が二時になることがある。やなことがあってストレスがたまると胃にくる。食欲があまりなくて消化器系がおかしいのかと思うことがある」。

X＋三年五月、「二週間はなんとか決めたようにできた。自分の目標の六割くらいかと思う。薬が効くのに時間がかかる」と述べ、寛解前期はほぼ収束したと思われた。

X＋三年六月、筆者は、「上長が二人で来所し、若い同僚の中に患者の就業態度はどうなっているのかといって批判しているものがいるとのこと。まず、その同僚たちと十分に話し合ってみて、納得してもらえなかったなら、主治医から直接その同僚たちに話しをする準備があること」を伝える。

X＋三年十一月二十二日、上長から筆者あての手紙の概略：五月以降三時以後の出社がほとんどで、上長としてもこれ以上このまま様子を見る訳にはいかないので、本人と話し合い、「無限の寛容、庇護」を本人が会社に期待するのは無理であること、および午後一時以降の出社に対しては遅参扱いとする旨を本人に伝えた。こういった対応をする背景には、職場内で患者を特別扱いしていることに対する強い反発があり、上長はそれらの社員に対して現在治療中の者に対して最大の配慮をするのは会社としての社会的義務であると説明したとのこと。

X＋四年五月十一日に職場から家族あてに書かれた手紙のコピーが筆者に送られてきた。その概略は、出社は午後一時で退社時間は六時頃なのが続いていること、こういった変則勤務を永遠には続けられないこと、五月二十一日よりフレックスタイムの期限である十一時以降は遅参とし、毎日遅参の場合は治療に専念してもらった後に復職等を考えたいという内容であった。本人は、今のところ連休で休めたので調子がよい。仕事は全部こなしている。午前に出社するように努力しているなどと述べ特に変わった様子はない。

X＋四年八月、「田舎でのんびりしてきた。休むと一ヶ月は調子がもつかなと思う。肩凝りは休みでもとりきれなかった。来週からは通常勤務時間に出社するようにと上長から言われているので、定時に出社している。四時になるとばててくる。疲れすぎて眠れない。布団に入らず徹夜して仕事をしていればリズムがついてくるようにも思う。仕事は楽になっている」。

X＋四年九月、「かなりきつくなっている。定時に出社するようになって三週間だが、週を追うごとにきつくなっている。気合いが入っている時はよいが、ほっとした時に、あー疲れたといった感じ。二時間だけしか仕事が長くなっていないのに、こんなにつらいのかと思う。眠りはなんとかとれている。肩凝りがひどくて、ふくらはぎがこる」。肩凝りが強く、腓腹筋の緊張も認められた（スルピリド一五〇mg、アルプラゾラム一・二mg、メチコバール一・五〇〇ガンマ、テルネリン三錠、トランコパール三錠、ウルソ三錠分三、クロールプロマジン一〇mg、ハイドロキシジン一〇mg、ビペリデン一mg、エスタゾラム一mg眠前に変更）。

X＋四年十月、「午前中は調子よくて、午後一、二時からきつくなる。馬力が出ないのが困る。薬が変わってからは良く眠れるし、肩凝りとふくらはぎの痛みはない。睡眠はよくとれているが、週末になるときつくなる。睡眠時間は七時間。朝はつらい。肩凝りは治ってきている。ふくらはぎも痛くない。マッサージしてもらって一週間はもつ」。肩凝り軽度、腰部筋肉の凝りは中等度である。

X＋五年二月一日、「睡眠はだいたいとれている。早めに眠れば次の朝はちゃんと起きられる。イライラしたり、うまくいかないことがあると、寝る気がしないので生活リズムを乱すことがあった。仕事をしていると、三、四時になると肩と腰がきつくなる。二十四時間拘束されている感じがあるとだめで、十二時間くらいフリーの感覚でやれているのであれば、自分の時間があれば救われます」。ほぼ身体症状は軽快し、寛解後期に入った。

X＋五年三月、「普通に出勤している。仕事は四月の十日くらいが一番忙しくなると思う。朝方エンジンがかからない。十一時から三時まではなんとかやっている。四時半から就業までがきつい。眠りは深くなってきている」。

X＋五年五月、「連休は実家でゆっくりした。休めたので動こうとした時に、意志と活動が一致している。昨日の夜にかなり背の上の方が硬くて凝ったという感じだった。おなかの調子もよくない。休みあけは頑張ってしまう。母が退職することになって年金生活になる。早く結婚相手を探すようにと言われるが気が進まない。もうじき三十歳。しかし、まわりもあまり結婚していないから」。

X＋五年十一月、「昨日から職場が変わって通勤時間が倍の一時間になった。朝出ていくのがつらい。体調は比較的よい。職場は前から良く知っている人なので余り緊張しているわけではない。働いている場所が工場なので気を使わなくてよいので救われました」。肩凝りは中等度であり、上長からみても通常の生活パターンになってきたと報告があった。

X＋六年五月、「仕事にも慣れ、上司とも十分連絡がとれるようになって仕事がきちっとできるようになった。意見を言われてもイライラすることがない。肩凝りはまだ少しあるが気にならない」（現在の処方は、スルピリド一五〇mg、アルプラゾラム一・二mg、メチコバール一・五〇〇ガンマ、テルネリン三錠、トランコパール三錠、ウルソ三錠分三、クロールプロマジン一〇mg、ハイドロキシジン一〇mg、ビペリデン一mg、エスタゾラム一mg眠前である）。

三、考察

以上のように、働く分裂病者について、所属を失っている者、入院治療を受けナイトホスピタルの形式で復職した者、および外来治療および自宅療養で所属が維持できている者を提示した。筆者の検討する課題の一つは、症例1のような、所属を失うという好ましくない経過を辿るのをどのようにしたら防げるかということである。まず、分裂病者の集団への所属について現時点での到達点を述べてみよう。

分裂病者の所属

一般的な分裂病者の所属プロセスの問題については、筆者ら(3)が所属危機サイクルとして図1のような一試案を提出した。その概略を現在の状況を考慮しながら再論する。

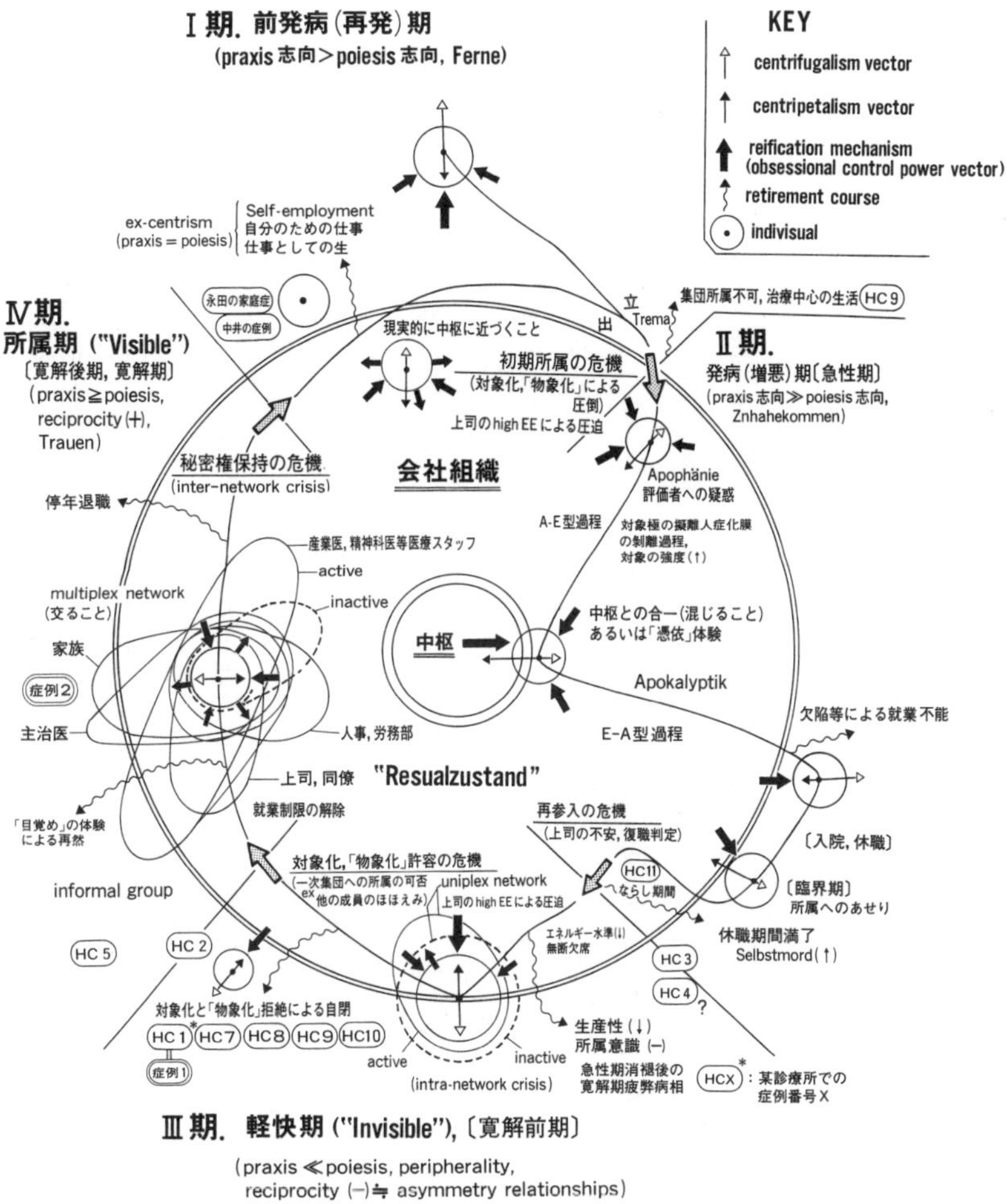

図1　分裂病者の所属に関する危機の変遷

a　第一所属危機

まず、第一の所属危機は入社前後に生じる会社から評価されるという「物象化」不安に圧倒され、カフカ的状況に陥ることである。この評価システムの不条理性は時を経るごとに強くなっており、現在では年俸制や出来高制といった俸給体系として結実してきている。つまり、就業者は自分の価値を「俸給」という「物」によって評価されるというシステムに取り込まれることを許容しなければならない。(前)分裂病者は、形而上的価値への親和性があり、自分固有の価値について、ときに幻想的ではあるが、年俸などの数量化できる「物」で評価されることには抵抗をもっている。ここで、(前)分裂病者は、所属を継続するために必須である評価システムを受容しなくてはならないという壁を経験することになる。この受容に成功しない場合には、入社初期に退社するということもありえる。あるいは、本来の自分固有の価値を認めてくれる対象を会社の中枢に求めるという心的な志向性が出現し、この志向性が発病の危機状況を構成することになる。

ある集団に対する所属意識の成立は、一般的には個別の成員との結びつきによって裏打ちされている。同一の集団に所属しているという共通項をもつことによって、インフォーマルな水準においても成因間の結びつきが強まっていることになる。そして、この結合によって、さまざまな就業生活上の不条理や困難が緩衝されていくこととなる。こういったプロセスを経て、フォーマルにもインフォーマルにもある集団に対する所属が完成されることになる。表一にメンバーシップを獲得することを困難にする諸要因を挙げた。

分裂病者がメンバーシップを獲得することを困難にする諸要素

i、他のメンバーに対して無害なことを示すことができない(挨拶、笑顔)。

症例2では、急性期においても挨拶は可能であるのに対し、症例1では経過中どの時期でも挨拶ができない。

ii、メンバーになった時期が同じなどの同質性の要素によるピアグループの形成不全。

個的な幻想が発展してしまい、他の成員との一種の共謀関係を築けないこと。症例3では会社や寮での交友関係が築かれていない。

iii、孤立・孤高故に他者の陰性の投影を受けやすく社会的支援を受けがたいこと。

症例1では、会社の同僚上司が拒絶的態度を一貫してとっているのに対し、症例2では、自宅の新築の支援を行っている。

iv、中心イマーゴへの求心志向によって、埋もれるように所属することができないこと。

症例1での職場での口論は、たとえ妄想体験に基づいたものであるとはいえ、精神障害というスティグマだけではなく、恐怖の対象として位置づけられてしまっているのに対し、症例2では淡々と仕事を行い、たとえ能率が悪くとも十分に所属の継続ができている。病形でいえば、慢性の妄想型の所属は比較的困難で、軽度の欠損を残した破瓜型の適応は相対的に良好である。症例3では急性期には求心性志向が突出したがその後は身体化症状が前景化し現実生活は一応行われている。

しかし、(前)分裂病者の場合は、前述した要因によってインフォーマルな緩衝領域をもつことは少なく、帰属意識の基盤が集団を象徴する抽象的な概念・イメージへの幻想的同一化[4]であることが多い。(前)分裂病者は、しばしば社是や社長などの中枢に対する関心が増大している。症例1の発病当初の「組織の好ましくない習慣の批判」は、通常であればインフォーマルな集団の中で発言されるのが妥当な内容であるが、他者の反応を予測しないまま社是に反しているという理由で公式に組織批判を行っていることになる。社是や道徳というある種の抽象的なイメージに対する親和性が高すぎ、年齢不相応な批判という行為となって現れており、個別的な現実から遊離した症例1の思考様式の特徴が理解される。

言い換えれば、分裂病者の所属意識を支えているのは、理念的な社是という象徴に対する幻想的同一化であると表現することができる。社是やそれを体現している社長に対する突出した求心性同一化志向が発病初期の分裂病者にしばしば認められるのは、この幻想的同一化機制が優勢となっているからである。会社の中枢という中心イマーゴへ向かう求心力は、誇大的色彩をもつことが多く、会社という「大気圏」に突入する入射角が大きすぎると喩えることができよう。このために会社に所属が完成する以前に、その集団を去ってしまうという就業者が少なくない。

b「職域関連性分裂病」の所属

症例2、3で詳述したように、入社直後あるいは一定の資格試験などに直面したときなどに、上司や同僚に対する個人的関係を築けていないので、自閉的な「思い上がり」をまわりが指摘するという結果になることが多く、(前)分裂病者は自分は正当に評価されないという被害念慮をもち、自分の正当な評価は社長などの中枢が行うはずだという復権妄想を発展させることがある。これは、求心性志向が病的な状態に移行したと考えなくてはならず、発病臨界期を過ぎた一つの指標となる。

復権妄想の表現のされ方はさまざまであるが、直接的に社長に面会を求めることや、イントラネット上で自分が正当に評価されていないという主張を公開するなどの行動に出ることになる。上長や同僚に対する拒否、攻撃が現れると職場で問題となり、産業精神科医に紹介される場合もある。本人は面接すると、「上司が無能で自分の能力を評価しない」、「職場がぐるになって自分を無視している」、あるいは症例1のように「職場の者が誰かに依頼して追跡している」などの病的体験を陳述するが、精神運動性不穏はみられないことが多い。

この時点で、治療同意ができ、抗精神病薬の服用が開始されれば（職場で早期に対応ができた症例の薬用量は通常の臨床投与量より少なくてすむことは、症例3で詳述したように驚くべきことであり、クロールプロマジン換算で数十mgの場合が多いことは注意すべきである）、多くの症例では数週間の外来での急性期治療で病的体験は消失し、就業を再開することが可能である。この視点からは、笠原[5]の指摘した「外来分裂病」の一部と重なり合っている可能性が高い。

もちろん、この場合にも、臨界期、寛解前期、および寛解後期といった経過[6]を経ることが多い。症例2、3で提示したように、臨界期の症状が一般の風邪、頸腕や腰部の筋痛、動悸発作、齲歯の痛み、痔疾、便秘・下痢など比較的軽症であり、注意しないと見逃すことになる。ここで、治療上大切なことは、これらの臨界期や寛解前期に出現する身体症状に対する個別の治療であり、感冒薬、筋肉弛緩薬、止痢剤・下剤などが臨界期から寛解前期に円滑に移行するために投与される必要があろう。

また、寛解前期については、易疲労感、朝の起床困難、集中力困難、聴覚領域での過敏さ、対人疲労などが認められるが、これが患者の評価に結びついてしまうことがあり、症例3のように、職場の問題として取り上げられることがある。一般の臨床では、職場の状況を把握することが困難であり、寛解前期は一定期間を経過すれば軽快することを職場の関係者に保証すべきであろう。このことが患者の所属を維持する援助になることは述べるまでもなかろう。職場が混乱したり要請があれば、主治医や産業精神科医が職場まで出向き、上長や同僚に説明する必要もある。この際、職場の状況が病理的であれば、拡大した集団療法が必要になる。

寛解後期になると、言語活動や対人関係が増加するが、治療者は発病当初の状況布置について聞き入り、それ以後の就業上の留意点として心に留めておく必要がある。仕事の能率は次第によくなっていくことが多い。これらの経過をもつ分裂病者は、前述のように急性期症状、薬物反応性、経過、および転帰などが類似しており、働くことにまつわる問題が発症や経過と関連しているという意味で「職域関連性分裂病」と呼ぶことができると考えられる。

「職域関連性分裂病」の定義（試案）

1、臨床症状は公式の精神分裂病の急性期の診断基準を満たす。

2、職場の状況布置と精神症状発現とには一定の関連を認める。この状況布置としては、昇進試験、業務の過度の多忙さ、対人関係上の葛藤、配置転換、単身赴任、退職などである。

3、急性期治療において入院はほとんど必要がなく、一定期間の自宅休養、稀には短期入院で陽性症状は消失する。

4、寛解過程は、臨界期、寛解前期、寛解後期、寛解期といった経過をたどり、職務の範囲が病状に適応していれば就業生活は維持できる。とくに、寛解前期以後のリハビリテーション活動は明確な効果を発揮する。

5、薬物治療は、比較的少量（クロールプロマジン換算量として約一〇〇mg最大量）で臨床的改善が得られ、寛解期に導入できた場合は維持療法（クロールプロマジン換算量として数十mg未満）が行われる。過去に再発としての急性期を認めない症例で、生活状況が安定している場合（生活上の出来事が少なく、high expressed emotion を示す者が家族や職場に存在しない）には維持療法が不要になることもある。

6、再発がみられることはあっても軽症であるが、二回以上の急性期が認められた場合には一般の精神分裂病治療に従う。

「職域関連性分裂病」の経過が良好である背景として、上長や同僚は、発病初期であればなんらかの心因と症例の病的状態との因果関係を推論していることが多く、「心因反応」と同等の対処で復職することができる。つまり、職場において本人の処理能力を超えた情報が入ってきて、「本人のハードウェアの障害ではなく、ソフトプログラムに変調が起こった」という説明で、上長や同僚が納得してくれるからである。一部の上長は、自分のマネージメントが悪かったために、失調が起こったのではないかという認識をもっていることも少なくない。このような認識をもっている職場での勤務は分裂病者にとって非侵襲的ではないことは明らかである。こういった職場での状況が一般外来での臨床活動のなかで聴取されることが少ないのは、分裂病者をめぐる事態が混乱しすぎたために、支援者が消耗し、「心因」に基づく障害であることを考慮する余裕がなくなっている結果であることが多い。このためにも、一般企業において、退精神の不健康に対する知識や対応法の教育は必須で、適切な医学的対応が早期に可能であれば分裂病者において、退職などの所属の問題が取り上げられることは少ないと思われる。さらに、一般臨床医や産業医を含む産業精神科医の活動の中で、このような「職域関連性分裂病」の事例の蓄積が行われることによって、分裂病臨床の裾野が広がることは望ましいことである。

c　発症によって所属危機が生じる分裂病者

(1)発病という異常性による「図」あるいは「事例性」の出現

上述したような「作業関連性分裂病」が急性期に各種の異常な言動を示すにもかかわらず、それ以上の排除の力が働かないのはどうしてであろうか。まず、急性期の把握が早く、職場の成員に対する負担が軽いからである。病的な症状の持続期間が問題になっているということができる。次に、「職域関連性分裂病」では、短期間の休養、服薬によってほとんどの陽性症状は消失し、復職時点では軽度の意欲障害を残していることが一般的である。急性期症状が長期間持続すると、健常者の多くが有している異常性に対するアンテナに確実に捕らえられ、一般他者から浮き出した「図」となり病者として同定される。しかし、ここで適切な治療が早期な行われれば、「図」から背景としての「地」への変化は容易に生じうる。症例1については、この「図」としての「事例性」が職場復帰に対する一つの障壁になっているということができる。症例3では、寛解前期における易疲労性による勤務の不定期性が「事例性」と見なされ、一時的には問題として取り上げられ、排除の圧力は増大していた。

(2)組織の規範の無視あるいは規範に対する抵抗

職場においては、個人の病理性に対する反応よりも、組織のもつ規範・コモンセンスに対する無視や挑戦が職場において排除される可能性を高める要因である。無遅刻無欠勤であれば仕事の能率は高くなくとも多くの分裂病者が、就業生活を全うしている。仕事は優秀だが、規範に対する無視・挑戦を繰り返す分裂病者は排除されやすい。このことは、分裂病者がもっている求心性志向の現われとして、妄想の世界あるいは実際の行動として会社の中枢に対する急接近を行うことで、労務管理上の問題として主題化されることは少なくない。こういった意味で、職域では妄想型分裂病の適応はその他の類型より困難である場合が多い。

(3)精神科治療による「スティグマ」、病名の問題

精神障害者であることは、ある種の「スティグマ」をもっているとして認知されることがあるが、現在では精神障

害であることだけでは問題とされないことが多い。特に、事業者の障害者雇用という社会的責任を果たすという意味においても分裂病者が排除される可能性は減ってきているということができよう（障害者雇用比率は現在は一・八パーセントと定められている）。もちろん、現在の景況を考える時、中小企業では障害者全般の雇用維持が困難であることは述べるまでもない。しかし現在の事業主は、精神障害であるから雇用を維持しないという立場はとっていない。現在の事業主は、煙草依存症も精神障害であることを知っているからである。こういった精神障害に対する事業主の態度を検討に入れると、現在議論されている精神分裂病という呼称に関して多くの議論が提出されているが、本人に対する告知の問題をとりあえずおくとすると、診断名だけ変えることによって個人の不利益が消失すると考えるのは安易かもしれない。人は、分裂病者として働くのではなく、それぞれの困難をもった者として生活しているのである。

(4)慢性期や亜急性期の排除の圧力と健常者の陰性感情

適切な治療が行われず異常行動の繰り返しや欠勤などが頻回になると、「他の者の対して示しがつかない」、「仕事を任せることはできない」などの理由で排除の圧力が強くなる。健常人のなかにも様々な耐性をもつものがいるのは当然であるが、早期に排除欲求を持つ者は、「超健康」であることが多い。自らが軽度の精神障害を経験したことのある上司や事情がよく分かっている人事・勤労担当者には排除欲求の出現は遅い。また、分裂病者の主治医に対する陰性感情がまわりにとって事情が分からないまま出現すると患者は孤立することとなり、排除の圧力が増すことにも注意が必要であろう。特に、診断書の書き方は重要で、精神科医は家族や職場の理解度を意識しながら表現に配慮をしながら作成することが必要であろう。

(5)復職判定時の問題（復職判定基準、復職判定委員会、産業精神科の役割、産業医の役割、上司・勤労の役割）

復職判定についての基準を設けている企業はいくつかあるが、現在ではその基準もさほど硬直した判断の根拠とはならない。しかし、一応の基準は精神科医として知っておいてもよい。復職の条件として以下を挙げている例がある。(7)

①急性に経過した者または一過性の意識障害を伴ったものなど比較的予後良好と考えられる者は、寛解と認められた

後、三ヶ月以上経過を観察し、著しい欠陥を認めない場合。②慢性に経過した者および過去二回以上シュープを繰り返している者は、寛解と認められた後六ヶ月以上経過を観察し、著しい欠陥を認めない場合。③原則として寛解後服薬を中止し、一定期間状態を観察し、異常のないことを確認しなくてはならない。ただし、治療の目的ではなく、再発防止の意味で減量の上服薬を継続しているものについては、服薬を継続のまま復職させることができる。

復職判定委員会については、その構成員、とくに産業医、人事・勤労担当者の障害に対する理解が得られている場合は有効に機能するが、症例1のように復職判定の責任の所在が不明確になると、排除されやすくなることも考慮されなくてはならない。

(6)復職後の能率低下、欠勤による事例化の再確認

復職後の能率低下については、産業精神科医が経過等を詳細に本人の許諾のもと上司に伝達すれば大きな問題になることは少ない。復職後の最大の問題点は、欠勤が繰り返されることであり、一定限度を超えると産業精神科医の支援が困難になる。分裂病者にとって、存在価値が自己評価の基盤となっていることを把握すべきであるし、機会を見計らって存在価値が機能価値を超すものであることを治療者は分裂病者にそっとつぶやくべきであろう。

(7)社会的支援者の士気の喪失

医師、看護者、および心理職などの医療関連職においても、患者の欠勤が繰り返されると支持することに対する抵抗感が出現することが多い。こういった事態では、病状の再確認、服薬が遵守されているかどうか、就業環境は適正か、家族の支援はどうかなど種々の要因を再確認する必要がある。分裂病者の所属を支えている支援者の志気の喪失は、分裂病者の病状以上に経過に影響する。患者が希望すれば、職場の上長や同僚と話し合う機会をもつことは主治医の顔が見えるという意味でも有用である。

(8)事例化を助長する事態に対する歯止め

上述したように社会的支援者の志気の喪失を原因として、病状の再燃が起こることがあり、こういった経緯で事例

化すると所属が失われる可能性が高くなる。また、慢性期の問題として、若い分裂病者に与えられる仕事は、新しい仕事を企画するなどの「なにもないところから新しいものを作り出す」というプラクシス[8]よりも与えられた個別の仕事をひとつひとつ遂行していくというポイエシス[9]である。プラクシス志向が本来的に強い分裂病者にとっては、「歯車の一つ」として与えられた作業をひとつひとつこなしていくことには価値を見いだせないと陳述することが多い。ポイエシスに少しでも価値を見いだせる分裂病者の適応は比較的良好であることは周知のことである。こういったポイエシスを基盤にした相互了解的な所属意識をもつことが分裂病者が会社のなかでなんとか居場所を作っていける背景となっているのである。症例2では、新聞の切り抜きというポイエシスに一部の価値を見いだしており、年齢を経ることに個別の知人などが会社内でできるようになり、所属意識は安定してきている。ポイエシスを淡々と続けることが存在価値をつくり出していく近道かもしれない。

これと反対にポイエシスに興味を示さない分裂病者の社会参加は困難なことが多い。「こんな仕事は自分の仕事ではない」と言って、自分固有の価値を創造する目的で、自閉的に新発明や新しい企画などのプラクシスを孤立して行おうとする分裂病者には所属危機が生じる。「与えられた仕事をしない」部下は、勤務しているとみなせないという正論が上長から出てくるからである。多数者のなかで自分の固有の価値は背景にしまい、人から求められる仕事を反復することが、理想的ではないが事例化への対処法ということができるかもしれない。

四、おわりに

分裂病者の所属の問題は、患者側の問題とそれをとりまく者たちの相関関係である。そのためにも「職域関連性分裂病」などの特徴をもつ患者を正しく把握し、われわれ医療関係者の関与の質を高める努力が必要である。現場で発生している病的現象の正確な把握のために、待ちの姿勢である病院中心の精神医療の限界を考慮し、予防を意識した職場巡視などで患者やその関係者の問題を正確に把握して対応することが、分裂病者の所属を援助することになろう。この際、現在の企業体に文化として残っている「みなし」(擬制)家族として機能する社会的支援(主治医、産業精神科医、上長・人事勤労担当者など)の確保は必須であり、彼らの志気が落ちず、適切な力動が生じるためにも職場での集団療法としての合同面接の技法の確立が急務である。会社のなかにあるみなし家族を確固なものとし、分裂病者の所属を守るべき支持組織を確立することが精神科医療、とくに職域を射程に入れた精神科医療の場合にはさけて通れない課題である。このためには、患者の同意に基づく「みなし家族療法」あるいは「みなし集団療法」[10]を洗練させなくてはならない。

文献

(1) 中井久夫 (1980)「世に棲む患者」川久保芳彦編『分裂病の精神病理9』東京大学出版会、東京。
(2) 藤井久和 (1998)「職場復帰—企業における職場復帰の現状」産業精神保健 6:234-237.
(3) 荒井 稔・永田俊彦 (1989)「大企業のなかの分裂病者」湯浅修一編『分裂病の精神病理と治療2』星和書店、東京。
(4) 吉松和哉 (1987)「遅発性分裂病者の精神病理学的考察」土居健郎編『分裂病の精神病理16』東京大学出版会、東京。
(5) 笠原 嘉・金子寿子 (1981)「外来分裂病 (仮称) について」藤縄 昭編『分裂病の精神病理10』東京大学出版会、東京。

(6) 中井久夫（1974）「精神分裂病状態からの寛解過程―描画をとおしてみた縦断的観察」宮本忠雄編『分裂病の精神病理２』東京大学出版会、東京。
(7) 旧国鉄の精神障害者（精神分裂病など）の復職基準。
(8) 荒井・永田（1989）前掲書。
(9) 同右。
(10) 荒井 稔（1997）「職場におけるストレスマネージメント」産業精神保健 5：277-279.

分裂病者と「社会」
——症状構造、存在様式、症状発現状況の検討から

津田均

一、はじめに

精神科医は、「社会性」という用語を用い、分裂気質者を、循環圏の人との比較において「社会性」に乏しいと評価することがある。けれども、このような評価が下されるとき、「社会性」という語で何が含意されているのかは吟味しておく必要があろう。

まず、この「社会性」は、人とじかに触れ合い、つき合う能力を示しているように思われる。しかし分裂気質者のつき合いにも、少人数との間に親密な関係を結ぶ面、周囲の状況に容易には流されない面、ときに情熱的に理想に向かって燃え上がる面など、肯定的に捉えられる面は少なくない。また循環圏の人のつき合いの方が、感情的深みに欠けるという面もあろう。(1) とすると、はじめの「社会性」の語は、世俗的な意味で、一人二人の特定の少人数とではなくある程度の人数とうまくつき合う能力を意味していると考えられる。「社会性」はまた、人とのつき合いにおいて我々の行動を規定している常識、ルールなどをふまえた行動をするということを意味していよう。しかしこの場合も、自分の属している集団にかかわる作法のすみずみにまで習熟するというような感覚はむしろ分裂気質よりの人の感覚であろうし、彼らのなかには、周囲のならわしに自分を表面上合わせることによりそつなく人とつき合うことに長けている人も少なくない。したがって、はじめの「社会性」の語がルールのようなものに関わっているとしても、そのルールは、おおむね、循環圏の人ならば、世俗的人間関係を円滑に維持するために、暗黙のうちに心情面にまで吸収、同化しているようなルールのことだと考えられる。

しかし一般に「社会」という場合、その語は、ここに述べてきた「社会性」という語に関わる事柄とは異なった範囲の事柄をもカヴァーしている。国家や企業の組織、様々な法制度、氏族、民族の歴史などは、「社会」の重要な構成要素であるが、それらは、人々のつき合いの直接の延長上にあるわけではなく、それ自体のシステム、系譜を形成している。また、企業、国家、民族といった「社会」集団も、個人同士のつき合いが形成する集団の直接の拡大とはいえず、それ自体の属性を持っている。そしてこのような「社会」に対しては、分裂気質者はむしろ親和性を持っているとはいえないだろうか。クレッチマー[2]（Kretschmer, E.）は、分裂気質者の一部に、明瞭な職業意識、階級意識、官僚性への志向を示すものがあることを述べている。これらは、我々が直接に対人関係を結ぶ範囲を超えて存在するシステムや集団に関わる意識である。もちろんこの意識は、個人的な人間関係を結ぶことが苦手な人によって防衛的に作りだされている面があろう。木村[3]も、「分裂質（シツォイート）」が自己の内面的な薄弱さに対する外面的補強材とするものとして、学力、容姿などとともに、地位という社会的要素をあげている。しかし、彼らが家系や社会組織における自己の位置づけに対してときに示す強い関心、愛着をみると、それを単に防衛と解釈するのは不十分と思われる。そこには、社会組織的なものが個人に対して持つ吸引力と、それによって個人の内部に産み出される独特の感情が存在している。

社会を、直接の対人関係によって構成される側面と、それが及ぶ範囲を超えたところで組織、システムに支えられている側面とに分ける考え方は、社会学領域にも見いだされる。ここでは、ルーマン（Luhmann, N.）による「信頼」に関する議論[4]をあげておきたい。ルーマンは、信頼を、無定形な世界の複雑性が縮減されることによって成立するものという観点から、二つに分けて論じている。その一つは、日常世界に慣れ親しむことによりそれが間主観的に構成されることを土台とする信頼である。日常世界の間主観的構成は、その構成過程がわれわれの洞察に対して覆い隠され叙述され得ないような性質のものであるが、人間関係を含めた日常の自明さはそれをもとにしている。この土台の上で信頼は個人的な他者に向けられ、他者の行動の不確かさが縮減される。しかし、ルーマンによれば、信頼は、世界の複雑性が増すにつれて、経済機構、社会組織などのシステムに向かうシステム信頼へと移行する。システム信頼の対象は、組織図であれ法文であれ叙述され得るものなので、この移行は、個人に向けられた感情的信頼からシステムに向けた叙述拘束的 darstellungsgebunden 信頼への移行でもある。

ルーマンの信頼概念を用いてここでの議論を述べるならば、分裂気質者では、個人的信頼よりもシステム信頼の方が優位となる傾向があるということができよう。ただし、そのときに、叙述拘束的なシステム信頼にもそれに呼応した感情的要素が存在するのではないかという留保が必要である。先に述べたように、システム自体が個人に対して持つ吸引力、それに応じて個人に生じる感情が存在すると考えられるからである。

以上の議論は分裂病問題にはどのような意味を持つだろうか。明らかにルーマンのいう個人的信頼の方は、分裂病における自明性の問題と密接な関係にある。分裂病でその喪失が問題となる自明性は、間主観性の成立に関わり個人的信頼の土台ともなっていながら、決して叙述的に明示されない位置にあるものだからである。[5] それでは、分裂病者において、健常人においては併存している個人的信頼とシステム信頼両者の間の関係は、どうなっているのであろうか。あるいは、直接的な人間関係を介した外界へのつながりと、システムや集団の特性を介した外界へのつながりとの関係はどうなっているのであろうか。

本論ではこの問題を、分裂病のいくつかの断面を取り上げて検討してみたい。

二、発病後のいくつかの断面にあらわれる「社会」的要素

はじめに、発病後のいくつかの断面を取り上げて、そこに、「社会」的要素がどのようにあらわれているのかをみたい。

まず、妄想の内容面を取り上げる。分裂病の妄想発展において、家族、職場の同僚、近隣の住民など、身近な人間との間に関係妄想が成立する場合は存在する。しかし、患者はしばしば、単に職場の人間関係ではなく職場の組織をめぐる問題に没頭しはじめるという形で、社会システムに関わるようになる。さらに妄想が進展すると、社会事象の諸要素が取り込まれる。様々な民族、政党、宗教団体の名、天皇家や徳川家の系譜などは、妄想における頻出事項である。クランツ(6) (Kranz, v. H.) は、三十年の間隔をあけた三つの時代の分裂病妄想の内容を調査し、それらがそれぞれの時代の社会事象を取り込んでいるために、病歴から容易に症例がどの時代のものかを推論できることを示し、うつ病妄想の不変性と対照させた。このことは、超個人的ではあるが時代の動勢を反映した社会事象が、分裂病妄想の重要な構成要素となることを示している。

叙述拘束性という点でも、社会システムと妄想との間に類似性が存在する。妄想は、さまざまな事象の間につながりが見いだされていくことにより、叙述可能な形で徐々に体系化されていくものにほかならない。このつながりの中で、もっとも患者にとって重大な意味を持ち患者に感情的要素を励起するのが、自己と世界とのつながりである。妄想患者は、様々な系譜や組織と自己とのつながりの部分において、自分がどのようにその系譜や組織との関係に置かれているのかということに関わる強い感情を抱いている。

幻聴においても、そこに「社会」的要素を指摘することが可能である。患者に語りかけてくる幻聴の声は、しばしばある集団の独特の語りくち、たとえば、今どきの口さがない高校生ことば、やくざや不良の言い回し、裃を着たような武家ことば、とりたてて野卑な女郎ことばで語り、ときに患者自身の発語にもその口調がのりうつる。幻聴の内容よりも幻聴の言いまわしやイントネーションの執拗さの方が気になるという患者も存在する。このような現象を松浪は、バフチンを参照しながら、言葉のジャンルという観点から論じている。[7] バフチンの言い方にならえば、抑揚や口調は、とりわけ集団のイデオロギー的性格の物質的表現形態として重要な役割を果たしており、幻聴体験では、それが突出してくるということができるであろう。[8]

この突出はどこか、マトゥセック (Matussek, P.) による本質属性の突出という議論を思い起こさせる。本質属性の議論は、純粋知覚における属性の突出が広く知られているが、実際にはマトゥセック自身がすでに、本質属性の問題を、治療関係にあらわれる対人的認知に関して、しかも集団的、「社会」的要素との連関の中で論じている。[9] 彼は、患者において、医者の目つき、容姿、声の調子、家柄、仕事の経験年数、社会的地位などが、本質属性として医者の具体的存在を覆い隠してしまうという。しかも、ここで声の調子が言及されているのは、ある医者のなまりがそのなまりを持つ人の集団的性格特徴を患者に呼び起こし、その特徴で医者が認知されるという意味である。したがって、対人的認知における本質属性の突出という構想には、直接の対人関係をもとに把握されるべき具体的人間像が背景に退いてその人の属する社会集団がもつ集団的属性の方が前景に立つ事態を示すことが、射程に入っているといってよい。

「社会」との関係は、衒奇性やひねくれと呼ばれる現象からも垣間みられる。衒奇性は、ビンスワンガー (Binswanger, L.) が述べているように、[10] 人間学的方向性としては高みへのぼる方向にある現象であり、高地ドイツ語 Hochdeutsch を使う傾向、高貴な人の仕草をわざわざまねる傾向などと例示される。本邦では、山の手上流婦人のざーますことばの誇張した使用などと表現され得るであろう。このような表出においても、我々はある集団の類型的マナー、語り方の戯画的な突出を見いだす。一方いまひとつのタイプとして、ドゥルーズ (Deleuze, G.) とガタリ (Guattari,[11]

F.)がカフカ論において論じた、直接の人間関係の近さを儀式的仕草、口調によってすりぬけ、遠ざける衒奇を、臨床上も指摘し得る。たとえば、特定の場面で医者に土下座をしたり家族に馬鹿丁寧なことばを使う患者は存在する。このとき、身近な人間として、しかしおおむね患者に対して優位に立って語りかける他者は、衒奇的仕草を介在させることによって敬して遠ざけられている。一例を呈示する。

症例1――初診時二十歳の女性

父は某企業のエリートサラリーマンだが、弱々しい感じのする人。母は口調など活発だが、鈍感なところがあり、人の心情的機微は解しない。二歳違いの弟がいて、患者と対照的に社交的である。

患者はもともと口数少なく、反抗期らしい反抗期がなかったが、短大生活を送るうちにますます口をきかなくなり、家でも大学でもほとんど与えられた課題をこなすだけとなった。この状態を親戚の人たちは心配していたが両親はあまり憂慮していなかった。たまたま父の転勤にともない一家が引っ越した頃から、患者は、急に家中の蛇口を回して水を出しっぱなしにしたり、占いに凝りどんな行動もその結果に従おうとしたりするようになり、両親に連れられ精神科を受診した。このとき患者は、昏迷状態であったが、質問に対して肯定、否定の合図を送ることはでき、自分のするべきことを教えてくれる「声」に従っていることがうかがわれた。母は、患者の異常行動をあげるが患者に自然な発語のないことなどには関心を示さず、診察室でも、患者に、きちんと挨拶しなさい、少しはからだを動かして家の手伝いもしなさいと述べた。数回目の外来面接でも母はこのようなことを患者に述べていたが、それに対して、患者はやおらマリオネットのようにお辞儀をして「おかあさま、おかあさまの仰せのとおりにいたします」と応じ、周囲を驚愕させた。

このようにみてくると、発病後のいくつかの特徴的な症状や認知、行動パターンにおいて、社会システムや社会集団的属性の方が前景にあらわれ、直接的な人間関係の方は背景に退くか遠ざけられているということがいえそうである。それでは、発病前や寛解期の患者の生き方においては、この二つの側面はどのようなあらわれ方をしているであろうか。

三、発病前の患者のあり方にあらわれる「社会」的要素

分裂病者が、病前から直接的交流によって作られる人間関係からの疎外を蒙っており、その分、「社会」的要素との関係の中に置かれているという論点は、いくつかの先行研究において見いだされる。

まず、先に分裂質の人の特徴として地位などで自己を補強するという側面に触れたが、そのような人が実際に発病に至ったような症例には、この論点が当てはまるといえよう。彼らは、肩書きとして「社会」的に通用するものを自分が外の世界と交渉していく上での拠点とするような生き方を、病前からしてきたと考えられる。

マトゥセック(12)(13)は最近になって、長年の精神分析的精神療法の経験から、内因性精神病に対する新たな定式化を打ち出しているが、その結論もこの路線上にある。彼は、クランツ(14)が妄想内容の時代変遷の研究から導いた、より自閉的であって社会に対して開かれていないのは分裂病者ではなくて躁うつ病者の方であるという見解を引き継ぎ、かつ前精神病期、寛解期の患者の存在様式をおもな対象にすえて、自己を私的自己 privates Selbst と公共的自己 öffentliches Selbst の二側面に分けてみた場合、躁うつ病者では前者が、分裂病者では後者が自己愛的に過剰備給されていると論じる。彼によれば、躁うつ病者はなるほど公共的役割に同一化しこれを模範的にときに疲弊するまで遂行しようとするが、これは実は表面上のことであり、長期に治療をしていると徐々に、彼らがむしろ私的な関心に従って生活した

いと思っていることが明らかになる。そしてこちらの方が実は躁うつ病者の一次的なあり方である。これに対して、分裂病者は、常に公共的評価に引き渡され、また自らを公共に向かって演出しようとしており、これが彼らの一次的なあり方である。職やパートナーを得ようというときにも、彼らは、公共に認知される能力、肩書きといったものを前面に押し出す。自閉は、公共との交渉において自分の未熟な私的自己を防御する必要性から二次的に生じてくる。

以上のマトゥセックの論旨は、ビンスワンガー[15]の、分裂病者はもっぱら社会との共同世界的交際、交渉にかかわりそれが肥大するという議論をも引き継いでいる。ビンスワンガーはこのような様態を頽落世界化 Verweltlichung、現存在の世界への頽落 Verfallen と呼んだ。この頽落 Verfallen の語の用いられ方は、そこでビンスワンガーが依拠しているハイデガー(Heidegger, M.)の哲学における用いられ方とは甚だ異なっている。ハイデガー[16]は、頽落によって、現存在がひと das Man として日常性の中に没頭している様態を指し示しているので、ときに日常生活の基盤をなす自明性の喪失までをも訴える分裂病者に対しては、ブランケンブルク[17](Blankenburg, W.)も述べているように、むしろ頽落できないことの方が問題にされるべきであろう。しかしこのような用語の問題をひとまず脇に置けば、ビンスワンガーは、分裂病者が、健常な人には存在する日常的交際の可能性という緩衝帯を欠いて、もっぱら「社会」的な関係として外界とかかわる場合があることを正しく指摘しているとも考えられる。

実際には分裂病を発症する前の患者のあり方を構成することには困難がつきまとう。それを、患者が周囲の人間の間に持つ関係のあり方や周囲が患者に対して下す評価をもとに構成する方法は、正当な客観性を持つが、それのみでは、患者自身がひそかに抱いていて発病後のある時期に堰を切ったように語るコンプレックス、葛藤が取り逃がされる。しかし、患者の主観的回想の方を患者の病前史の構成の中心にすえればいいともいえない。発病という事態を経て、しかも、医者という訴える相手を得て語られた回想が、そのまま過去に実際に患者が抱いていた葛藤の等身大の報告であるという根拠はない。患者はそのような葛藤を抱いていたことはまったくなかったにもかかわらず、発病の影響で、昔からそのような悩みをもっていたと言うようになったという可能性さえ考慮しなければならない。いくつかの症例では、この可能性を否定することができる。患者がすでに発病前にぽろっと家族などに悩みを漏らしていたことが判明するからである。けれどもそのような場合でも、その時点で患者が、発病後に患者が報告したような明瞭さでコンプレックスを体験していたかどうかという点には疑問が残る。

ここで一例を取り上げ、このような問題を考慮に入れながら、そこで患者におそらくは病前から存在した「社会」的要素との関係の持ち方を検討してみたい。

症例2——初診時十七歳の女性

父親は常識的な対応をする会社員。母親は服飾関係の仕事をしているが、人とつき合うということをほとんどせず、医者と話をするときも、こちらがコミュニケーションをしているという感覚にはならない人である。患者が四歳の頃から父の愛人が家庭に出入りしている。この人は、母親よりも、教育、文化程度が高い。

患者は、修学旅行先で、担任教師に拒否的な態度をとったり、別の教師に際限なく話し続けるなどで事例化し、母と父の愛人の両方に連れられて精神科外来を初診した。そのときの患者の応答はかなり支離滅裂であったが、「私の中にもう一人の私がいて何か言っている、たくさんの声が私の頭の中に入り込んでくる」などの症状も確認された。フルフェナジン一日量三mg程度の薬物療法で、興奮状態は鎮静されたが、その後何回かの面接で患者は、「小学の頃から母のことが嫌だった、母はきちんと料理もできない、頭が悪い」などと母に対する嫌悪、批判を舌鋒鋭く語ることが続き、「おばさん（父の愛人のこと）」の方を頼ってきたと述べた。「おばさん」も、また母自身も、母が養育に無関心な方だったこと、患者が「おばさん」の方を頼ってきたことを認めた。しかし、このような母への攻撃はさらに数回の面接の後には影をひそめた。

患者は、外来通院をしながら短大受験に挑戦したが、受験勉強中に、「雨のぽとぽと落ちる音がすごく気になり、声も聴こえてきて」断念した。その後は、アルバイトをいくつか行ったり、ときにボーイフレンドとつきあったりしながらの生活を送っている。やや表情にしまりがなく仕事場でもそれを指摘されるなど軽い欠陥の存在がうかがわれるが、ここ数年間の生活はおおむね安定している。現在の薬物維持量は、一日量でハロペリドール九mg、クロールプロマジン一五〇mgである。しかしその間にも、「自分が性的なことを考えていることがまわりの人にわかられてしまう、育ちが本当は悪いのに付け焼き刃でお嬢さん的にふるまっていることを皆が知っている」という自我漏洩的な症状の出ることが何回かあった。このような症状の発現に至るパターンはほぼ決まっていて、失恋をしたりつき合っている男性に不満を持ちはじめると徐々に母親への恨みが初診時同様に強く語られるようになり、本人の言うところの「お嬢さん」がいくような大学を受験しようと無理な勉強を開始し、そのころから薬物の服用も不規則になってきて症状を訴え始めるということの繰り返しだった。このようなときに語られる葛藤は、要約すると次のようになる。

「自分は母親から世の中を生きていくための常識のようなものを教えられてこなかった。おばさんからはいろいろ教えてもらっている。電話のかけ方ひとつでも、世の中の女性としての身だしなみというものがある。自分には男の人にやさしくしてあげるとかそういう自然な感情が出てこない。お嬢様だったり大学を出ていたりするとそういう感情が出てくるのだと思う。でもおばさんに今からでも社会的に上流の人はどうするとかを学べば間に合うかもしれないと思う」。患者は、このようなことを述べるときに、診察室でも、わざとらしい「お嬢様的」な語り方を試みることがあった。

しかしアルバイトを続けるなどの生活に戻ってしばらくすると、このような訴えもたまにしか語られなくなるのが常だった。

この症例をみると、患者は、世の中へ出て生活していく上での「常識」を母から与えられていないという欠損の意識のもとで、自らの関心を、この欠損を補って「社会」へ出ることにもっぱらふり向けている。そのときとっかかりとされるのが、「おばさん」の具体的な教えである。患者にとってその教えを取り入れることは、「上流の人」、「お嬢さん」のマナーを身につけることという社会階層的意味を持っていた。さらに、そのような人たちが入る大学に自分も入学するということが患者の究極の目標となってゆく。

このような人生航路や目標設定には、この患者の分裂病という疾病とかかわる問題は何もないという仮定もひとまずおいてみなくてはならないであろう。患者が育った環境は特殊であり、患者はその環境を生き延びるためにこのような人生設定を抱くようになったという考えも成り立つようにみえる。母が教育に無関心でそれを父の愛人が補ってきたというのも、本人ならず当事者全体が認めるところである。

それにもかかわらず、このような患者のあり方の中に疾病とかかわる要素が含まれていると考える根拠は、次の二点にある。

そのひとつは、人に対して配慮する感情や行動が自然に出てくるというような彼女が「常識」と呼ぶものが、社会的に上流の人のマナーを獲得することによって得られるという論理の奇異さである。確かに、物質的、教育的な社会基盤が整ってはじめて、よりよい心の持ち方という中身が形成されるという考えはあり得よう。しかし、彼女の論理は、人間関係を築く上での基礎という一般的なものを、ある社会階層のマナーを身につけることによって獲得しようというものである。本来個別の具体的な社会要素がかかわる問題ではないと考えられるところに、奇妙にも具体的な社会階層問題が混交してきている。

もうひとつは、欠損の自覚、母に対する攻撃、「おばさん」の教えへの期待という一連のものが、普段からうっすらとは存在しているもののあきらかに患者の表情などの悪化と連動して強くなるという点である。特に、大学への受験勉強を始めたあとには、かならず自我漏洩症状や幻聴の出現が待っていた。したがってここに論じてきたような患者のあり方の特徴は、分裂病性過程の勢いとパラレルに先鋭化している考えざるを得ない。ただし、だからといってその特徴が病前にはまったくなかったというわけではない。母を嫌い「おばさん」を頼りにするという構図は、発病前からあきらかに存在していた。

以上が、ここで抽出した患者のあり方が疾病と関連を持つもので、しかもそれが本人に明瞭な形で意識されていなかったにせよ病前からも存在していたと考える根拠である。

ここに取り上げた、具体的な社会事象が持ち出されなくてもよいと思われる事柄に社会要素が混交してくるという点については、さらに、ビンスワンガーの症例[19]を、患者の「社会」とのかかわりあいという観点から要約して補足しておく。

症例3――ユルク・ツュント

緩慢な経過をとる多形性精神病と診断されているこの症例の症候面での経過をたどると次のようになる。ユルク・ツュントは、十五歳のとき自慰のことで悩むようになった頃から、陰気に自分の健康状態を気にするようになり、またときに規律が保てずひどく攻撃的になった。二十三歳頃から彼は、自分の動作が他人の笑筋を刺激することを確認し、あらゆる人の笑い声を自分に結びつけた。さらに三十四歳頃から自分の勃起に人々が気づくのではないかという性的「強迫観念」に悩まされ始めた。その後の二回にわたる入院生活では患者の無為が徐々に進行している。

これとは別に患者の自己陳述からは以下の経過が浮かび上がる。ユルク・ツュントは、幼少時から、両親の居る階上の世界では安心感を覚えることができず、母の親戚の住む階下の世界でより安全を感じていた。これは、一方では、母がまったく予測不能な爆発的性質を持っているなどの理由から両親のもとで安心を得ることができなかったためであるが、一方では、彼が、両親が世間から批判を受けているのに対して母の親戚の方は世間から尊敬を集めているということを、強く意識していたためでもあった。さらにそこに、「母が強い社会的欲求、名誉心を持っている」ために、「名誉心の強い母の気に入りそうもない女と寝て、性的満足など得られようか」という考えがつけ加わった。その後にあらわれた自分の勃起が人に見抜かれているという不安は、性的魅力のある女性の前で生じるものではなく、社会的に高貴な婦人の前で、その人に自分の勃起を見抜かれ、それにより自分が無教養なプロレタリアートと見抜かれるのではないかという不安だった。

この症例には、著書『精神分裂病』で取り上げられているビンスワンガーの他の症例のうちのいくつかと同様、典型的分裂病症状を欠き中核群の症例として扱うわけにはいかないという問題があるが、少なくとも分裂病圏の症例ではあるという見解をここではとっておきたい。本論との関係で注目したいのは、この症例で、勃起を見抜かれるという一般的な恥の感覚に、社会的に高貴な婦人にプロレタリアートと見抜かれるという具体的な社会階層問題が混交してきている点である。さらにここでは、「高貴な」という社会属性そのものが患者に性的に作用していることを指摘できる。これらの点は、患者が自分の家族、親戚のことを、特に世間からの評価という「社会」的関係において気にしていたという前史の延長に、位置している。

四、発病状況と症状発現状況にみる患者と「社会」の関係

以上の議論は、すべての分裂病患者において発病後にも発病前にも「社会」的関係が優位であることを事実として取り出して確認できると主張しているわけではない。妄想についてみても、「社会」的主題ではなくもっぱら神話的主題に方向づけられている分裂病妄想も多くあるし、そもそも妄想の存在は分裂病に不可欠の要素ではない。病前の生き方をみても、「社会」ということを取りたてて意識せずに生きてきたようなタイプの人も多くいる。また、そのような生き方をしてきた人が発病後に「社会」的要素の強い妄想を呈する場合もあれば、逆に、社会的地位などにこだわる生き方をしてきた人の発病後の病的体験に「社会」的要素があまりみられない場合もあろう。けれども、これまでの議論が示すように、疾患の病理と密接に関わった形で独特の「社会」的要素の取り込み方や「社会」との関係の持ち方が認められる分裂病者は、少なからずいるといってよいと思われる。

今度は、患者と「社会」との関係の問題を、発病状況や症状発現状況との関連から取り上げてみたい。

分裂病の発病状況や症状発現状況については、多くの議論がこれまでになされてきたが、それらを評価する上での方法論的困難もあって、統一的な見解には至っていない。脆弱性モデルや構造力動論[20]は、さまざまなストレス要因を

非特異的に評価する傾向がある。一方人間学的観点からの状況論は、対人的出会いの失敗[21]や出立状況[22]、さらには「一念発起」や「不意打ち[23]」といった契機を発病状況として取り上げてきた。ラカン[24]（Lacan, J.）は、病前の生き方の特徴から発病状況、発症後の症状までを、特異的な構造的問題のあらわれとして論じている。これは、すでに広く知られているように、象徴的構造の要を作り掟を構成する父の隠喩が成立しない事態、排除 forclusion という形で定式化された事態を蒙りそれを何らかの形で補うことにより生きてきた患者が、ある状況に置かれたときに発病し、幻覚、妄想の中で患者を恣意的に振りまわす他者の現前のもとに置かれるようになるという図式である。発病状況としては、「ある父」の役割を担う人物に出会ったり自分が「父になる」という課題のもとに置かれるなどによって自己の身分を問われる状況が、取り上げられる。

ラカンが示す発病状況は多くの症例において見いだされ、またしばしば患者自身の回顧によっても裏づけられるが、人間学的に取り出された状況の方が適合する症例もあり、さらに、特に発病状況ではなくて症状発現状況については、より些細で特異性の低い負荷が症状を引き起こしたと考えられる場合がある。しかし、このことは、互いに異なる仮説の間の矛盾を示しているわけではなく、ある程度統合的に理解され得るものである。以下にこの点を、先に呈示した症例2と、次に呈示する症例3の二症例で検討する。その際、やはり、患者と「社会」的事象との関連という点に注目して考察を進めたい。

症例2では、患者が特定の社会階層のマナーを取り入れることによって人間関係を築こうとする傾向が病前から存在したと推測された。次にあげる症例は、発病までは「社会」的要素は本人に意識されず発病後に「社会」的要素が本人の思考や妄想主題に侵入してきたと考えられるという点では、症例2と対照的な症例である。

症例4――入院時二十四歳の男性

患者は、父母からみると明るくて責任感が強く、皆のリーダーにもなるタイプだったという。中学時代に学級委員を務めていたことがある。

患者は高校卒業後電気補修の仕事についていたが、支社にうつった頃から「会社を辞めたい、けれども辞めると殺される」などと悩みはじめ、結局二十一歳のときにこの会社をみずから辞めた。その後自宅に閉じこもって生活をしていたが、二十三歳時より、頻回に、自分の小学時代の担任に電話をする、足利尊氏の子孫だと口走る、歴史、政治の本を読みあさるなど奇異な行動が出現した。両親はこのような行動を叱責したが、患者は、両親が自分を鍵っ子にしてほったらかしたからこうなったと怒りをあらわにし、母親に罵声を浴びせ、父親に殴りかかった。このことをきっかけに患者は両親に促されて精神病院を受診、入院した。

入院後しばらくの間患者は寡言、寡動であったが、一ヶ月ほどして突然妄想を詳述し始めた。「自分は両親にあまりに『愚直』に育てられた。社会には、自分の属していた小さな会社でも、何々財閥系列だとか、労働組合をやっているのは何々党だとかそういうことがある。それを自分は知らなかった。自分はこれまで進路を決めたりするのも何となく両親の言うことをきいてわからないまま従ってきたくちですよ。そんなふうだから、自分は『原理』に『当てられた』のに対抗処置をとれなかった。小学三年のときから自分は何回か『原理』に『当てられて』いた。担任の教師が、おまえ学級委員になってクラスをまとめてみろと言ったり、別の教師が足利尊氏の本を読むようにと自分に言ったりしたのがそれだった。こうして自分は『原理』に当てられ、皆の魂は生き残るのに自分のだけは煙にされる。こうやって精神病院に入れられたのも『原理』に社会の藻屑にされるってやつですか」。そう言いながら、患者は、断食をしたり掃除をしたりすれば「原理」の組織から自分にポイントが与えられるのかと、病棟内で急に食事を抜いたり自分のベッドのまわりの掃除に励んだりした。また患者は治療者を「原理」の一味とみなしておきながら、治療者に「原理」に対抗するのに協力してくれと頼んだりもした。患者は、職場で調子を崩したきっかけについては、労働組合に入るかどうかということで先輩に詰問されたことをあげた。

妄想は約四ヶ月でほぼ消褪し、治療は外来に移行した。その後の数年間に、患者は、仕事、アルバイトなどを数回変わった。

仕事をやめるきっかけは、ほとんどの場合、職務で困難にぶつかり上司に叱責されたときなどに、自分は足利尊氏の子孫でそれだから「原理」に当てられたんじゃないか、そのことに日本中が巻き込まれているんじゃないかなどの考えにすい込まれて、職場に出られなくなるというものだった。このようなときに外来待合室での患者の様子を観察すると、視線が下を向き、鼻息が荒かった。診察では、どうしても「原理」のことに自分の考えが入り込むことがあり、そうすると息が荒くなり、あとでぐったり疲れると語った。

ここでまず、症例2の方において、患者が、世の中で生きていくための常識の欠損を訴えていることを再び取り上げる。これは、本来は叙述されない位置にある基本的「ルール」の欠如が患者の内省にかかったもので、そこに掟の次元、父の隠喩の成立にかかわる次元の問題があらわれていると考えてよい。しかしこれはまた、患者において、この次元がまったく意識にのぼらないという形で排除されているわけではないということも示している。患者は、社会の中で人間関係を築く上での土台となる「ルール」はすでに家庭の中に折り込まれて自分に与えられていてしかるべきだったと主張している。一般に「自明性の喪失様の体験」と呼ばれるものの周辺にこのような訴えが様々な形であらわれることは少なくない。筆者の経験にも、「母は自分の手の届かないところでしかものを教えてくれなかった」と治療者に述べた患者、「もうおせーよ」といきなり親に怒鳴った患者などが存在する。ブランケンブルクの症例アンネ・ラウは「私はそういうものをすべて持ちそこなってきました」と述べている。ジュランヴィル[25](Juranville, A.)によれば、ラカンの用いた排除 forclusion の語には法律的含意があり、それは、人がある期間執行を要求しなかったためにもはやある権利を行使できなくなるというものであるという。そこには、あることが自分になされるべきであったことを主体は知っているのだがそれは今からなされることはできず手遅れだということが含意されている。ここにあげたいくつかの患者の発言は、この構造を巡っている。

ところで、この点に関して、症例2の患者はさらに、確かに手遅れかもしれないけれども今からでも「おばさん」

を介してある社会階層のマナーを習得すれば間に合うのではないかという態度をとっている。このことが、患者を、おそらくは顕在発症以前から、特定の「社会」的要素を取り入れるという生き方に導いているものである。それはまた、患者を、大学入学を実現して特定の社会的マナーの取り入れを完成させるという方向へ「のぼりつめて」いくように導き、「出立」、「一念発起」という発病状況を構成せしめているものにほかならない。

これに対して、症例3では、患者は、進路の決断のような社会的身分にかかわる決断をこれまで「何となく」両親の言うままにしてきたと回想しており、そこからは、そもそも患者の病前のあり方には「社会」との関係という要素があらわれていなかったということが想定される。発病のきっかけは、そのような患者が労働組合に入るのかどうかという決断をせまられたという出来事である。この発病状況は、患者にとって、自己の身分の選択に関する責任を問われるという、それまでには出会うことのなかった状況に置かれた「不意打ち」であるが、その状況は、具体的には、「社会」的要素へ関わることの必要性を突きつけられたという形であらわれている。

このとき以来、患者は、党と労働組合の関係、財閥とその系列にある会社の関係という「社会」的系譜の問題を考え始め、それと同時に、自分が「原理」に特別に「当てられている」という妄想を発展させている。この二つの事柄、すなわち系譜の問題と「原理」の問題の間には類似性が認められる。患者は、社会的系譜の問題を、あることに所属する上での正統性を獲得するためにはどの系譜の上にいなければならないのかという問題として考えている。「原理」との関係も、自分がどのような行為をすることが「原理」によってプラスポイントを与えられることなのか、あるいは自分の先祖が足利尊氏などとかかわるどのような家系にあることによって自分が「原理」に「当てられた」のかという問題として考えている。

けれども、「原理に当てられる」ことは、シュレーバー[26]（Schreber, D. P.）における「魂の殺害」と同様、本人が本来は存在すると主張する魂の永遠性を奪われて自分の魂が煙にされてしまうことを意味している。それゆえ、彼は、「原理」の到来に対して拒否を表明する。患者は、自分を「愚直」ではなく社会で生きていけるようにする何かがすでに与えられるべきであったが、あまりにも「愚直」に育ったので、昔「組織」がやってきたときにそれに応対できず「当てられて」しまった。これはもう手遅れなのかもしれないが、今からでもそれを拒否することができるのではないかと語っている。この時間的構造は、症例2にみられるものと同じである。

さらに、両症例でやはり同じように生じていると考えられるのが、症状発現のパターンである。両症例において、日常的なレベルでストレスになる出来事を蒙ったことをきっかけにして、患者が「社会」的関係の中での自分の位置を考え始めるということが生じている。症例2においては、ボーイフレンドとの間でいざこざが生じるとそれがすぐにも、自分が十分に上流の階級のマナーを身につけていないという悩みにつながっていく。症例3の患者は、仕事でつまずいてそれを上司に指摘されると、自分が自立して生活することのできない人間なのではないかという問題にぶつかり、それならば自分はどのように組織に入るべきなのか、ひいては自分はどのような形で「原理」に当てられているのかという問題へと吸い込まれていく。ドゥルーズとガタリ[27]は、カフカの作品について、それをマイナー文学と位置づけ、メジャー文学においては社会が環境や背景をなす中で個人的事件が生起するのに対して、マイナー文学では個人的事件、家族的事件が直接に「社会」に、「政治」に結びつくと論じている。この、事件、出来事が直接に「社会」的事象に結びつくということは、実際にこれらの患者について生じていることにほかならない。このことをとおしてはじめて、取り上げた症例において一見非特異的で些細な出来事が症状発現状況を構成しているという現象が、理解される。

五、出来事の、日常的意味と、社会生成のピボットとしての意味

以上の症状発現状況の解明において、われわれは、冒頭から論じてきた、直接的な人間関係によって作られる社会関係とシステムとして作られる社会関係の両者が分裂病者にとってどのような形であらわれるかという問題に立ちかえっている。分裂気質者のみならず分裂病者においても、前者の関係における困難と後者の関係への親和性が認められる場合があることは、次のような例にも示される。

症例5——受診時二十四歳の男性

患者は、某大企業に幹部候補生として入社したが、まず小さな支社に配属された。そこで患者は新人ということでお茶くみ当番となったが、それをそつなくこなすことができず、対人的なぎこちなさが、職場の、特に何人かの中年女性の非難の対象となった。そのうちに患者は、職場の健康相談室を昏迷様の状態で受診、自分が研修期間中の夜に風俗店に行ったことが職場で知れ渡っているようだとも訴えた。相談室では十分に休養をとることが勧められたが、二週間ほど休んだだけで、患者は意を決して再出社した。患者はそのとき、自分の企業では新人教育の一環としてお茶くみが何十年にもわたって重要な役割を果たしてきたという事実を確認し、それで自分を納得させたとのことだった。

この例では、荒井ら(28)の指摘するように、企業内で直接的関係をお互いの間に持つ小集団に属することが、患者にと

って「安全保障感」を与える被膜となるどころか圧迫となっているのに対し、自分が企業の新人教育の数十年にわたる歴史という系譜、システムに組み込まれていると想定することは防御的に作用している。しかし多くの場合は、ストレスとなる出来事が日常的な空間の中で引き起こされたことで、大規模なシステムの中で自分が特別な位置を占めるという観念が引き起こされ、そこで、患者は大きな不安を抱くとともに誇大的方向へも導かれる。このことは、次の例が示すように、必ずしも妄想とは断言できない患者の不安にもみてとることができる場合がある。

症例6――初診時二十六歳の女性

職場での行き詰まりを感じ、また両親に勧められた見合いをしたころから、徐々に離人症状が進行するとともに、急に自分の洋服を全部捨てるなどの異常行動や支離滅裂な言動が出現して精神科を受診した患者。急性期を過ぎてから職場の「行き詰まり」について尋ねると、仕事のことなどわからなくて上司に尋ねなければならないと思うときに言葉が出なかった。ひとつ職場の中で失敗をすると、それで上司に迷惑をかけたとか怒られるとかいう気持よりは、これで自分の会社と取引のある何々会社に迷惑がかかる、自分の失敗のために自分の会社とその会社の経営が傾くとひどく心配になったと述べた。

さらにあきらかな妄想へ踏み込む患者は、日常的な負荷をきっかけとして、症例3の患者が自分が特別に組織に当てられてそれに日本中が巻き込まれていると述べているように、自分の周囲に社会システム全体、世界秩序全体が構成される過程が生じているという結論へ導かれる。ささいな日常的負荷が、自己の身体をめぐる問題であることもしばしばみられる。そのような場合には、自己の些細な身体的特徴それ自体、あるいはそれを身近な人に指摘されること、たとえばちょっとした腕の細さとか性器の形、大きさの特徴、及びそれを人にからかわれたことなどが、世界全体がそれをピボットとして構成されるような出来事として出現する。今村(29)は、レヴィ＝ストロースがコスモス生成の神話において不具者や病者のような負の刻印を帯びた人に社会生成のための積極的な役割が与えられていると指摘していることを引用しながら、第三項排除の公式のもとに、社会形成には有徴項が他者から受けた暴力の刻印を帯びてあらわれるという契機が存在すると論じている。患者が自らが置かれていると感じているのは、この有徴項の位置である。患者が自らの失敗や身体的特徴を身近な人間から指摘されたとき、そのことは同じ身近な人間関係の中では解消されない。そのとき患者は、自分が、自己の有徴性のために自己を中心に社会秩序が混乱し再び生成される過程の中にあると感じ始める。

けれども、そのような場合でも、患者にとって出来事の日常的意味の方が完全に失われているわけではない。したがってそこに、同じひとつの出来事について、日常的意味と社会生成のピボットとしての意味の両方が並存した状況が出現する。

このような横断面については、これまでにもいくつかの重要な議論がなされてきた。台は、[30]妄想から「考えが引き返せるようになった」と反省する患者を取り上げ、それを、向精神薬の効果によるチャンネル変換としている。これに対して花村は[31]そのような自己言及的な反省意識が生じるためには何らかの精神療法的働きかけも不可欠だったはずであると論じている。河本は、[32]カフカの「審判」において日常システムと訴訟システムの相互浸透を論じ、主人公Kの過程（プロセス）を、訴訟システムが日常のすみずみまで境界をひくことにより日常システム固有の領域が消滅していく過程としている。河本の議論は、実質、本論であつかっている横断面にかかわっており、出来事の二つの意味の間のせめぎあいを、出来事にそれぞれの意味を与えるシステムがそれぞれオートポイエティックに作動しているという観点から論じたものと考えられる。さらにカフカを題材にした議論を引用するならば、三原は、[33]カフカ自身が社会的場の中心へ引きずり出されそうになる誘惑からいかに引き返すか、[34]「向きをかえる」かということをいくつかの「物語」に記していることを取り上げている。（一方でドゥルーズとガタリはこれらと同じ頃に類似の方向性の上で書かれたアフォリズム群を、カフカのもっとも生気のない時期に書かれた慎み深い作品として、積極的に取り上げるべき作品のリストからわざわざ除いている）。

これらの議論は、「引き返し」は薬理作用単独で可能になるものなのか否か、妄想の方へいざなう誘惑に背を向けることこそが患者において有効な戦略なのかあるいはそれは消極的にすぎる戦略なのかといった重要な実際的臨床問題とかかわっている。しかしこのような争点に対して見解を示すという困難な課題は今後の宿題としたい。本論の主張は、患者においては、ときに、日常的出来事を蒙ることを契機に、自己が自己をピボットとして社会が生成される過程のただなかにあるという意識が湧き上がるということである。これは、患者においてある通路をなしており、その通路に踏み込んだ患者は、症例3の患者の「鼻息が荒くなる」場合のように、生理学的、身体的異質さを推定できる様態を呈することがある。もっとも、患者がこのときの状態を身体的実感として「どっと疲れる」と振り返ることができるのは、患者がこの通路より外に出てからである。いずれにせよ、この通路の存在には、患者における日常的関わりと「社会」的関わりとの間の関係という根本的な人間学的問題が関与している。

この両者の間の関係、均衡の問題は治療的にも重要であるが、ここではそれについて両義的な結論を述べるにとどめたい。分裂病治療における治療関係は、少なくともいくばくかは、必ず、患者が精神医学という「システム」に「特別に」「当てられている」と認識するという要素をはらんだところから始まっている。したがって、この要素が徐々に減じて具体的な関係が回復されること自体が回復の指標であり、目標でもある。しかし、システム的な関係の方にも肯定的側面がないわけではない。ある患者は、薬物の服用のみは受け入れてそれ以外の兄弟や治療者の関わりからは徹底的に距離をとるうちに、土地の売買、マンションの建設まで実行する自立性を示して驚くほどの回復を示した。このような場合、社会とシステム的な関係を介してつながる患者の能力が回復に重要な役割を果たしている。分裂病者の「ひねくれ」は確かに捻れた有用性 Verwendbarkeit の論理により成り立っている(35)。しかし、捻れていない有用性の論理ならば、それは掟の統率のもとにはないすぐれて分裂気質的な論理であり、切れ味鋭い論理であるといえよう。しかもそれは、単に有用性にのみ従う乾いた論理のようにみえるが、ある種の人たちにとってはきわめてエロス的な論理である可能性がある。その論理の力が引き出されることが分裂病の回復過程において有効に作用する場合もあるのだろう。

文献

（1）Kraus, A. (1977) Sozialverhalten und Psychose Manisch-Depressiver., Enke, Stuttgart. 岡本　進訳（1983）『躁うつ病と対人行動』みすず書房、東京。
（2）Kretschmer, E. (1936) Körperbau und Charakter., Springer, Berlin.
（3）木村　敏（1974）「妄想的他者のトポロジイ」木村　敏編『分裂病の精神病理3』東京大学出版会、東京。
（4）Luhmann, N. (1968) Vertrauen., Enke, Stuttgart. 野崎和義・土方　透訳（1988）『信頼』未来社、東京。
（5）Blankenburg, W. (1971) Der Verlust der natürlichen Selbstverständlichkeit., Enke, Stuttgart. 木村　敏・岡本　進・島　弘嗣訳（1978）『自明性の喪失』みすず書房、東京。
（6）Kranz, v. H. (1955) Das Thema des Wahns im Wandel der Zeit., Fortsch. Neurol. Psychiatr., 22 : 58.
（7）松浪克文（1997）「分裂病性幻聴と『ことばのジャンル』」臨床精神病理　18 : 58　日本精神病理学会第19回大会演題発表要旨。
（8）ミハイル・バフチン（1989）『マルクス主義と言語哲学』桑野　隆訳、未来社。
（9）Matussek, P. (1958) Zur Frage des Anlasses bei schizophrenen Psychosen., Arch. Psychiat. Zschr. ges. Neurol., 197 : 91. 長井真理訳（1981）「分裂病性精神病の誘因という問題について」木村　敏編『分裂病の人間学、ドイツ精神病理学アンソロジー』医学書院。
（10）Binswanger, L. (1956) Drei Formen missglückten Daseins., Niemeyer, Tübingen. 宮本忠雄監訳、関　忠盛訳（1995）『思いあがり　ひねくれ　わざとらしさ』みすず書房、東京。

(11) Deleuze, G., Guattari, F. (1975) Kafka., Minuit, Paris. 宇波 彰・岩田行一訳 (1978)『カフカ』法政大学出版局、東京。
(12) Matussek, P. (1992) Zur Rekonstruktion der analytischen Psychosentherapie., Matussek, P. Analytische Psychosentherapie 1 Grundlagen., Springer, Berlin.
(13) Matussek, P. (1997) Zur Notwendigkeit einer phänomenologischen Öffnung der psychoanalytischen Theorie., Matussek, P. Analytische Psychosentherapie 2 Anwendungen., Springer, Berlin
(14) Kranz, v. H. (1962) Der Begriff des Autismus und die endogenen Psychosen. Psychopathologie heute. (Hrsg. Kranz, v. H.), Thieme, Stuttgart.
(15) Binswanger, L. (1957) Schizophrenie., Neske, Pfullingen. 新海安彦・宮本忠雄・木村 敏訳 (1960)『精神分裂病』みすず書房、東京。
(16) Heidegger, M. (1986) Sein und Zeit. 16. Aufl., Niemeyer, Tubingen.
(17) Blankenburg, W. 前掲 (5)
(18) 藤縄 昭 (1972)「自我漏洩症状群について」土居健郎編『分裂病の精神病理1』東京大学出版会、東京。
(19) Binswanger, L. 前掲 (15)
(20) Janzarik, W. (1988) Strukturdynamische Grundlagen der Psychiatrie., Enke, Stuttgart. 岩井一正・古城慶子・西村勝治訳 (1996)『精神医学の構造力動論的基礎』学樹書院、東京。
(21) Matussek, P. 前掲 (9)
(22) 笠原 嘉 (1986)「精神医学における人間学の方法」精神医学 10：5.
(23) 安永 浩 (1975)「心因論」横井 晋・佐藤壱三・宮本忠雄編『精神分裂病』医学書院、東京。
(24) Lacan, J. (1981) Le Sêminaire Livre III : La Psychose., Seuil, Paris. 小出浩之・鈴木國文・川津芳照他訳 (1987)『精神病上、下』岩波書店、東京。
(25) Juranville, A. (1984) Lacan et la philosophie., Presses Universitaires de France, Paris. 高橋哲哉・内海 健・関 直彦他訳 (1991)『ラカンと哲学』産業図書、東京。
(26) Schreber, D. P. (1973) Denkwürdigkeiten eines Nervenkranken., Ullstein, Frankfurt. 渡辺哲夫訳 (1990)『ある神経病者の回想録』筑摩書房、東京。

（27）Deleuze, G., Guattari, F. 前掲（11）
（28）荒井 稔・永田俊彦（1989）「大企業の中の分裂病者——その所属意識と『物象化』規制——」湯浅修一編『分裂病の精神病理と治療 2』星和書店、東京。
（29）今村仁司（1982）『暴力のオントロギー』勁草書房、東京。
（30）台 弘（1992）「精神分裂病の生物学的研究と精神病理」町山幸輝・樋口輝彦編『精神分裂病はどこまでわかったか』星和書店、東京。
（31）花村誠一（1993）「脳と心の襞の科学——システム論的転回——」臨床精神病理 14：213.
（32）河本英夫（1995）『オートポイエーシス——第三世代システム——』青土社、東京。
（33）三原弟平（1998）「向きをかえるカフカの物語」日本病跡学会雑誌 56：2
（34）Deleuze, G., Guattari, F. 前掲（11）
（35）Binswanger, L. 前掲（10）

未来の創発と分裂病

——強度と危急化の病理について

内海 健

一、はじめに

分裂病の時間論は、すでにその精華を経験している。古典的にはミンコフスキーの「現実との生命的接触の喪失」があげられるが、わが国においては、まずは木村敏の(1)(2)「アンテ・フェストゥム」にとどめをさす。そこに示された未来先取的なあり方、すなわち「事物のもとに気楽に逗留できぬ」(ビンスワンガー)個体が、未来へと過剰に先駆ける、という基本的構図は、まさに現象学的本質直観と呼ぶにふさわしい。とりわけ現象学が本来「時間」という次元を苦手とするだけに、木村の発想はきわめて斬新なものである。

いま一つ忘れてはならぬのは、ほぼ同時代に中井久夫(3)が提出した「微分回路」や「兆候優位性」といった治療的術語であろう。中井自身は体系的に述べることを慎重に回避しているが、コンラート―サリヴァンの系譜を受け継ぐ彼の分裂病観を要約するなら、分裂病とは緊張病をその極とする精神的解体という事態であり、破瓜型と妄想型の二大類型がそこからの"solution"として抽出され、傑出した寛解過程論へ接合される。この全行程を通奏低音のように貫いているのが、「あせり」というすぐれて時間と関連する心性である。

これら現象学的本質直観と治療戦略的観点の双方には、「危急化」という病理の共通項が見出されよう。筆者はかつてこの危急化のベクトルを、発病過程を貫くものとして描写し、(4)その本質を「緊張病性エレメント」(5)として抽出した。これをあえて微視的観点とするなら、木村―中井の論は巨視的であるといえよう。実際後者は、病理と生理、異常といわゆる正常という差異をあえて還元するという論の性格を共有している。現象学は本来その方法自体に、「括弧入れ」や「還元」という手続きが含まれており、さらに人間学的視点が加わるとき、分裂病を人間の一存在可能性としてとらえる傾向はより顕著となる。中井の「微分回路」や「兆候優位性」は、そもそも人間の生存そのものに必須の機能に由来しており、人類史的視点が背景に存在する。

こうした巨視的観点は、病理を剔抉することにいくらか難があることは否めぬし、またそのことを目指すものではない。もとより病理と生理の間に、共通性か断絶性かのいずれを見出すかは、二者択一的な問題ではない。両者はとりあえず相互補完的とでも呼ぶべきであり、双方を往還する柔軟性を精神科医は求められるだろう。あえて前者の利点を述べるなら、後者に比して、治療的なヒントを得やすいということがいえるかもしれない。

今回、筆者もまた巨視的な観点から分裂病の時間の病理について論じようと思う。その際、時間というものをあらためて歴史的な視点から捉え直し、現代のわれわれのもつ時間意識を相対化することから始めることとしたい。とりわけ重要視するのは、人類が「未来」という時間を発見したのはそれほど昔のことではない、という事実である。これによって「アンテ・フェストゥム」は近代的意識の特質として把握され、分裂病をそこに形成される陥穽との関連において把握することが可能になるだろう。言い換えれば、分裂病を「近代」、ないし「現代」というエポックに内在する病理として捉える立場をあえてとる。もちろん巨視的な立場ゆえの限界も自覚する必要があるだろう。とりわけ病理論としては、あくまで方向性を示すことに限定され、発病前野までの論述にとどまるだろう。さきほど「共通性」とはいったが、それは連続性のことでは決してない。発病のあとさきに、ある種の断層が存在することはいうまでもない。

さて、時間を論ずる以上、本来ならば、時間とは何かをまずは問わねばならぬかもしれない。ここでアウグスチヌスの有名な一節を思い起こしておくのも無駄ではないだろう。「ではいったい時間とは何でしょうか。だれも私にたずねないとき、私は知っています。たずねられて説明しようと思うと、知らないのです」(『告白』第十一巻第十四章)。われわれにとって時間ほど自明なものはないが、ひとたびそれが何であるかと問い始めると、それに答えることはできない。時間を規定する試みは、ただちにその本性を取り逃がすことになる。そして、アウグスチヌスからさらに下るにつれ、この構造は一層明らかなものとなる。近代的主体は時間というものを対象化することに成功した。すなわち時間の外に立つことが可能になったのである。だがそのとたん、主体はどうしようもなく、時間の中に捕らえられていることに気づいたのである。この構造―力動は本論のひとつの縦糸となるだろう。

二、未来時の創発

1　歴史的な手がかり

未来という時制が出現したのはそれほど昔のことではない。たしかに、すでにユダヤ―キリスト教的世界においては、終末論という形態で未来が措定されていたといえるだろう。だがそれは彼岸としての予定された未来であり、時間はあらかじめそこに収束するべく決定されている。現在は神の創造（アルケー）と終末（テロス）にはさまれた此岸にほかならず、あえて表象するなら、時間は線分のようなものとしてイメージされるだろう。現代のわれわれが通常思い浮かべるような、過去から現在、未来にわたって直線的かつ無限にはりわたされた時間が出現したのは、人類史の観点からみればごく最近のことである。

おそらくこのような叙述に対して、時間は人類誕生のはるか以前から現在まで、変わることなく一定に刻まれてきたのだという反論があるかもしれない。こうした見方がごく素朴な「科学の解釈学」であることはさておくにしても、

表1　冷たい社会と熱い社会

	冷たい社会	熱い社会
社会の様態	static	dynamic
時間の志向性	過去優位	未来優位
価値	伝統回帰	たえざる innovation
構造と時間の関係	構造⊃時間	時間⊃構造
自由の位相	過去との隠喩的差異	未来投企
主体の位置	象徴秩序による確定	メタ・レベルとオブジェクト・レベルの往還

かくいう行為には、主体という観点が決定的に抜け落ちていることは指摘しておくべきだろう。こうしたナイーブな見方は、時間を客観化・対象化しているようにみえながら、どうしょうもなく時間の牢獄にとらわれているという、すでに指摘した近代的意識の宿痾をはからずも露呈している。ここで問題となるのは、まさに時間との関わりの中における意識なのである。

ラフにいうなら、未来という時間意識は近代とともに開始されたのであり、また逆に、未来の創発こそが近代を印づけるのである。(6)この時間体制の移行を把握するために、幾分図式的ではあるが、レヴィ・ストロースの発想を採用して、近代以前と以降の社会をそれぞれ「冷たい社会」・「熱い社会」として振り分けよう（表1）。前者はいわゆる未開社会に該当するが、無論この分類は社会形態の位階を示すものではない。ただ、現在までの歴史は、もっぱら前者から後者への移り行きを示し、逆は生じていない。

両者における構造と時間の関連を簡潔に示すなら、前者では時間は構造の中にあり、後者では構造が時間の中にある。「冷たい社会」とは、神話やトーテムという共同体の成員によって共有されるコードが存在し、現在はそのコードの体系に照らし合わせて読み解かれるという構造をもつ社会である。そこでは過去が現在の意味を与えるのであり、両者の間には隠喩的同一性が成り立っている。理念的に考えると、「冷たい社会」においては、出来事は過去のネットワークに吸収され、新しいことは何も起こらない。あるいは、たとえ新奇なことが生じても、神話やトーテムと隠喩的相同性があるものだけが意味として掬い取られ、それ以外のものは残滓として捨てられるのである。

「冷たい社会」は圧倒的に過去優位の社会である。カオスの侵入（たとえばカーニバルのような祭儀）による秩序の壊乱が周期的に起こることを一つの特性としてもつが、それも結局は構造の安定化のために資するに過ぎない。一過性の転覆は起こり得ても、生成が生じることはなく、歴史的展開もみられない。一つの類型をあげるなら、フロイトが(7)『トーテムとタブー』で述べたような原父殺しによる社会がある。共同体のすべての女性をわがものとしていた父を、ある時子供たちは全員一致で殺す。その後特定の男性による女性の寡占が禁止され、共同体は一夫一婦制で安定することになる。父はもはや現前しないが、その肉が子供たちによって食べられることにより内面化し、子供たちに罪責感が刻印される。そして原父は、すべての暴力を吸い上げ、犠牲になった聖なるものとして彼岸から支配するのである。「出来事」は父殺しで一度起こったきりである。その後は死せる父が、過去から支配することになる。このようにいわば垂直軸上に特別の審級が形成される社会構造は、ヘブライズムに代表される一神教的世界において顕著である。

さらにいえば、社会を構成した決定的な「出来事」、すなわちここでは父殺しであり、一般化すれば「始源の一撃」は隠蔽される。すべての留め金であり、解読のコードである過去自体が問われることはない。ところで現代において、この「冷たい社会」型の心性、あるいは「冷たい社会」へのノスタルジーは神経症の中に残されている。ただ神経症の場合、始源としての過去はもはや共同化された神話ではなく、秘匿された family romance であり、コンプレックスである。そこで主体は、隠蔽されたものの及ぼす力、すなわち症候に苦しむ。だが他方、症候は、無慈悲に流れ去り死を確実に到来せしむる近代的時間の中にあって、それを堰きとめる機能をもつ。そして、隠匿された核心への不可能な接近の中で、フロイト的無意識が発見されたわけである。神経症と「冷たい社会」の相同性は、フロイトが(8)最晩年の著作『モーセと一神教』の中で、大胆にもモーセ殺し（原父殺し）を想定する中で、ユダヤ社会の誕生と神経症の構造をほぼ類比的に述べていることからも裏付けられる。

いずれにせよ、「冷たい社会」にあっては、過剰は過去が吸収し、さもなくば一過性の転覆の中で処理されてきたといえるだろう。

2　近代的時間の発生

過去優位の時間から、いかにして近代的時間が生成したかについては、真木悠介[9]の優れた論考が参考になるだろう。真木によると、時間の原初的形態は交代であった。このことは妄想分裂態勢（M. クライン）における対象関係や『快楽原則の彼岸』（フロイト）における Fort-Da など、精神分析的思考との関連や、切断／架橋、区切り／持続、という時間の根源的契機の由来を考えるうえで興味深いが、ここでは指摘するにとどめる。

再び真木に依拠すると、近代的時間の生成は、原初の交代の時間から二つの時間形態への発展を経由し、両者が合流する形で行われた。一つはすでに述べたヘブライズムにおける終末論的時間である。そこでは、時間はアルケーとテロスによって両端を区切られたとはいえ、直線的形態をとり、さらに終末に向けて不可逆な方向性を獲得する。いま一つは、ヘレニズム社会における数量化された時間である。それは共同体間の流通や帰属集団を異にする者同士の

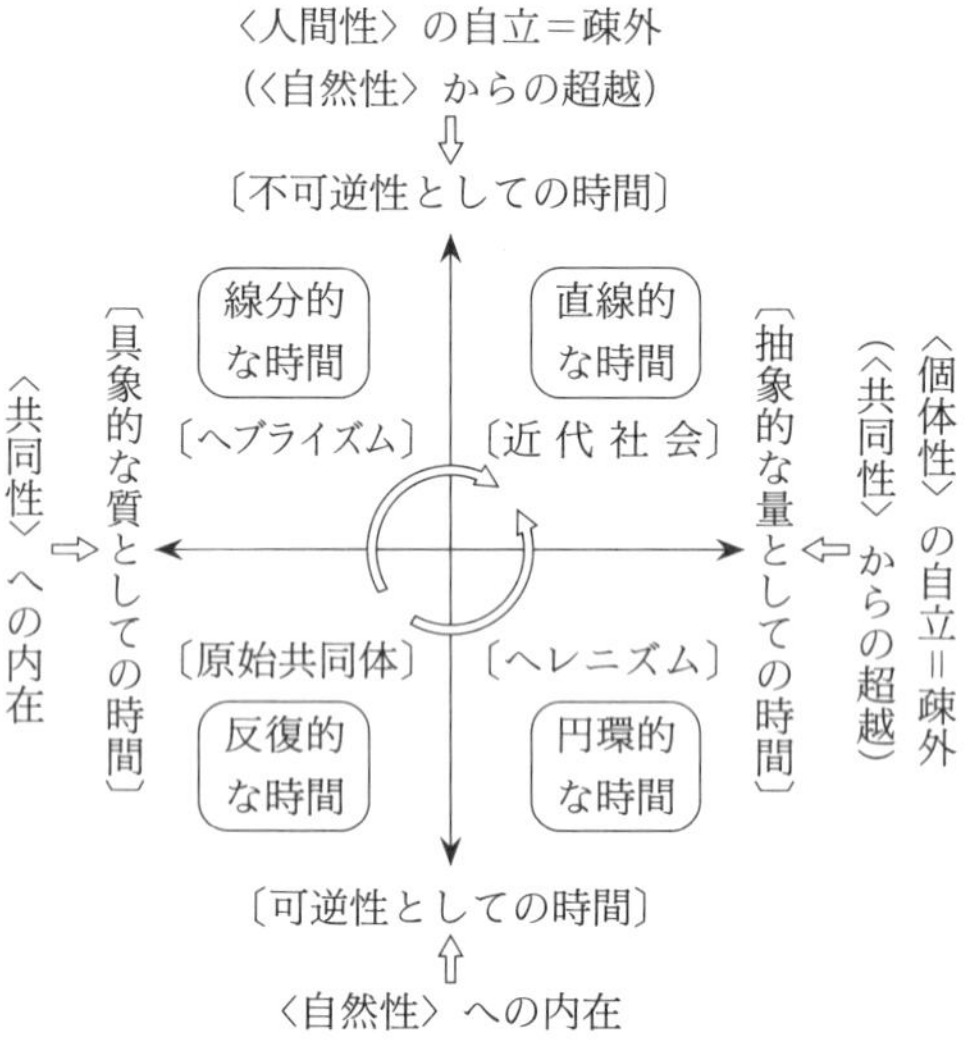

図 1　近代的時間の成立　真木（1981）[9] 183頁より

共同作業を可能にする、共通尺度としての時間であり、共同体内部の生活現場に密着した時間を去り、より抽象的で、定量化されたものである。その形態は円環的ないし反復的であり、不可逆的ではない。

近代的時間はこの二つの時間が合流することによって成立する（図1）。成立の事情については本論の射程を超えたテーマであるが、やはり何らかの「過剰」が問題であり、さらにいうなら、過去による過剰の吸収がもはや困難になったという、何らかの事情が想定されるかもしれない。

「過剰」について若干の説明を加えておこう。ここでいう過剰とは、生命の進化や社会の発展という事実に関して、その駆動力として想定されるものである。たとえば、生命体の場合、大腸菌のようにあまりにも環境と適合した生物は、生存や種の保存に関しては好都合であるが、進化に関しては袋小路に入ったまま停滞している。逆に、環境との不調和は、それが環境自体の変化によるものであれ、そのほかの要因によるものであれ、進化の駆動因となる。このことをもっとも端的に示しているのが人類にほかならない。脳の容積の飛躍的増大も直立歩行も、個体の生存や種の存続に関しては圧倒的に不利であり、生命体としては奇形的とさえいえるだろう。環境との過不足なく調和した状態を零度とすれば、この様態は過剰である。生命的進化を人間精神や社会の発展に敷衍することの可否については議論があるかもしれないが、少なくともベルクソンやバタイユらの思想の中に、その有効性は示されている。

近代的時間はヘブライズムからは直線的で不可逆的であること、ヘレニズムからは抽象的で数量化された性格を受け継ぐ。ただし、それら合成は両者の加算を超えた特性を生み出すこととなった。ヘブライ的直線は有限の広がりの中にあったが、そこにヘレニズムの数量化が加わることになり、時間は過去から未来へと向かう等質的な無限の直線となったのである。

この時間性から帰結される重大な変化のいくつかを筆者なりに描写してみよう。それぞれの変化は個々に生じたものではなく、相互に連動して生起したと考えるのが妥当だろう。まず、過去は従前ほどの重要性はもたなくなる。それは一方では過去の軛、制約からの解放という側面を持つ。すなわち「自由」の次元の創出である。そして自由とは未来と親和性をもち、またヘブライズムから受け継いだ不可逆的方向性と合流し、未来優位の時間が形成される。ヘレニズムの円環にせよ、ヘブライズムの限定された現世にせよ、その閉じられた時間の構造はこじ開けられ、外部へとめくれあがってしまったのである。この場合、外部としての未来は、従来のような現在を収束する、決定され約束された未来ではもはやない。そして過去の引力の低下は、自由の創出をもたらすものではあるが、同時に現在の根拠を希薄なものとする。ヘブライズムの時間がアルケーとテロスによって、その両端から強く意義づけられていたのと対照的に、近代的時間は前後に無限に引き絞られ、平準化、均質化し、それによって現在は未来からも過去からも、その支えを失うことになる。そしてこの等質的な、相互の連関の希薄となった時間の中で、それぞれの時点は孤立化する。いわゆる近代的時間の特徴であるアトミズム的性格であり、等質的直線の中で、かえって時間の点性が強調されるのである。そして個々の時点の中で、現前性をもつ「今」が特権化されることになる。

重複を承知のうえで、これら一連の時間の変化を整理しておく。

① 未来優位性：過去の隠喩的求心力の低下により、くるべきものとしての将来avenirでなく、現代的な意味でのアモルフな未来futurが創発され、従来のヘブライズムにおける不可逆性とあいまって、時間の未来志向性が確立される。

② アトミズム：過去（アルケー）および終末（テロス）の特権性が喪失される中で、それぞれの時点は回帰すべき根拠を失い、数量化された均質的な時間形態の中で孤立する。時間は一般的に稠密度を失い菲薄化する。さらに次の点を付け加えておくべきだろう。

③ ニヒリズム：孤立したそれぞれの時点の中で、現前性をもつ「今」が特権化されるが、同時にそれは不可逆的な流れの中でただちに過ぎ去る運命にあり（帰無性）、もはや回帰することはないというニヒリズムを招来する。

三、走り出した主体とその陥穽

1 個体と強度

時間と主体は密接に関連していることはいうまでもない。近代的な時間への転回は、主体のあり方に大規模な地殻変動をもたらした。過去がその求心力を失うことにより、主体はおのれを繋ぎ留めていた軛から解放され、自由というあらたな次元を獲得する。従前、主体は現在と過去を往還する回路を抜け出すことができず、自由はその隠喩的関係のわずかな隙間の中に見出されるに過ぎなかった。それに対し、未来は広大で無規定な次元を解放し、主体に法外な自由度をもたらした。未来の創発は近代的な意味における「個体」を生み出すきわめて重要な因子であるといえるだろう。

未来が近代になってはじめて創発されたとする本論の趣意には首肯されない方がいるかもしれない。もちろん近代以前にも未来という時制は存在しただろう。たとえば狩猟、農耕、戦闘、商売などの営為が、未来の予測という行為なしに成立しないことは明かである。ただ、これらは具体的行為に結びついたものであり、無限の直線で表象されるような、等質的な延長としての、そしてある意味で抽象的な未来は、近代以降の時間に特異的なものである。

「自由」あるいは「個」という概念は、近代以降の思想において基軸となり、現代にいたってはほぼ普遍的な価値観として浸透している。もちろんわれわれは個体として自由を享受しているのであり、それを称揚することに吝かではない。しかし個体化はただ解放のみをもたらしたのではなく、その裏面に影を引きずっていることを忘れるべきではない。それは個体の不安である。

「われわれはどこから来てどこへ行くのか」。いささか使い古されたパスカルのフレーズではあるが、そこにはアルケーとテロスを見失った個体の不安が示されている。主体は過去およびそれを共有する共同体から解き放たれた。それはまた、求心力の主要な構成素であった罪悪感からの大幅な解放をもたらすものであった。だがこの解放により、主体は自らにその意味を与える根拠を剝奪され、共同体から個体へと疎外される中で、根源的孤独と不安へと目覚めたのであった。

解き放たれた主体は、どこにもおのれの支えを見出すことなく、おのれ自身に向き合うことになる。この「私」の意識は絶対的であり、だれとも交換することができない。どこにも回付しない意識、この単独者のもつ「強度」こそが、近代的主体の病理の核を形成する。それはまず、おのれの存在の根本的な無意味への、不条理への直面である。意味や価値を与える源泉を喪失した今、主体はつい油断していると、おのれ自身を破壊的な問いにふすことになる。ウィトゲンシュタイン(10)が「世界がいかに存在するかではなく、世界が存在するということが神秘なのだ」(『論理哲学論考』6・44)と言う時、彼はまさにこの問いの強度に触れているのである。ここで世界を自己あるいは「私」と置き換えてもほとんど問題はない。おのれ自身を穿ち、抉るようなこうした根源的な問いかけの中に、分裂病心性への通路を見出すことができるだろう。

「強度」という用語は、近年にわかに哲学や精神医学(11)の領域で注目を浴びるようになったが、必ずしも明確な規定はなされていない。こうした事情は強度の意味するところをいくらか暗示しているように思われる。本論でいう強度とは、個体の単独性 singularity に内包されるエレメントを指す。単独性をその本来の境位において把握するためには、類比や一般化という思考の慣性をできる限り免れなければならないだろう。あえて指し示すなら、いわゆる「このもの」性のもつ絶対的な交換不可能性や非対称性である。そこにはらまれる力性がもっとも顕著に現れるのが、個体における単独者の不安、意識の絶対の孤独、生の不条理などである。

この強度を時間の観点からみてみよう。数量化され、均質となった時間の中で、それぞれの時点は結びつきを失い、孤立する。このどこにも回付しない「今」という点にはらまれた力性、とりわけ菲薄化し無分節なものとなった線との対照における「今＝点」の突出、力性こそ、主体における強度に対応するものである。孤立した今の連なりの中で、出来事もまたその強度をおびる。もはや解釈装置としての過去は充分機能しない。象徴秩序の箍はすでに緩んでおり、出来事を所定の場所に登録して安定をもたらすには至らない。孤立した今は、過剰を吸収することはできないのである。

この過剰はとりもなおさず、主体の担う過剰である。それはもはやすべて過去へ送り返すわけにはいかない。かといって把持することもできない。それゆえどこかに振り向けなければならないのである。どこへか？　もちろん未来にである。過去は過剰の整流装置としてはもはや有効に機能しないのである。それに対し、未来は無尽蔵であり、無限の奥行きをもち、すべてを吸い上げることが可能であるようにみえる。それゆえ、主体はそこに、過剰を投げ捨て、矛盾を繰り延べ、さらには投資し、賭けるのである。ただ、未来は過去のように、一定の意味を与え返すわけではない。つねに未決のままであり、無規定であることには変わりない。強度は解消されたのではなく、先送りされただけである。だがともかくも走り出さねばならないのである。

未来は個体を創出し、個体はそこに生起した強度を未来へと繰り延べる。一旦開始されるや、このような循環が形成され、時間は加速する。

2　主体の二重化

「冷たい社会」において措定した始源の一撃のようなものを、近代の幕開けにも想定することができるかもしれない。たとえば、コギトの誕生における悪霊との遭遇というクリーゼがそれに相当するであろう。(12) もっとも、この一撃は特権的な主体だけに到来するものではなく、各個体の中で、強度として、程度の差はあれ経験可能なものである。「冷たい社会」における始源の一撃は共同体の構造的安定をもたらしたが、強度は主体を動的に未来へと駆り立てる。そして強度が主体にもたらす最も大きな構造変化は、二重化した様態をとるということである。近代的主体は、いわばおのれ自身と一致することを禁止されているのである。

実際、近代的主体は二重化した形態で表象される。この二重性は思想史のいたるところでさまざまな形で変奏され続けている。たとえば、考える私／存在する私、純粋理性／実践理性、対自／即自、ノエシス／ノエマ、超越論的自我／経験的自我など、枚挙にいとまがない。あるいは、超自我／自我、無意識／意識、といった精神分析学の系もまたここに加えられるかもしれない。二重化はほとんど普遍的とさえいえる現象である。

主体はおのれ自身と一致してはならない。一致するということは、ある種のニルバーナ原理を意味する。精神分析的にいうなら、現実原則すなわち遅延をさしはさむことの要請であり、欲望の即時的満足すなわち快楽原則が、そのさなかに死の欲動を内包していることに相当する。ポスト構造主義的にいうなら、それは現前性のさなかにおいて差異、遅延、迂回が必然的に挿入されることであり、それは差延、エクリチュール、痕跡……と変奏されるだろう。すなわち、近代的主体は自分自身の中に懸隔を維持しなければならないのである。

主体の二重化は強度がもたらしたものであり、逆にいえば、二重化は強度を緩和する主体の中の仕掛けである。そして二重性を構成する二肢は、それぞれ主体の世界に対する二つの様態、すなわち超越性と内属性に対応している。主体はこの一見矛盾するような二つの要請を充たさなければならない。

超越性は主体が主体である以上、至極当然の要請であり、未来先取的な様態をとる。近代的時間は不可逆に進行し流れ去る、いわゆる「帰無性」をもつ。「今」が特権化されているにもかかわらず、その今は一瞬あとには、無慈悲にも、もはや現前していないのである(この特権性と刹那性の対比も強度の一つの側面をなす)。そしてここに近代的時間に内包されているあせりの根源を見出すことはそれほど困難なことではないだろう。主体はつねに遅れをとらぬよう、先駆けていなければならない。未来先取とは、近代的主体の基本的心性である。

他方、いかに近代的時間が未来優位とはいえ、また過去や共同体がその求心力を失ったとはいえ、主体は自らを世界に繋ぎ留めておくことができなければならない。世に棲む居場所があるという安心感、その気になればいつでも「気楽に事物のもとに逗留」できる余裕が望まれる。内属性を構成するのは、いわゆる歴史性、既在性、すなわち過去である。時間は単に帰無するのではなく、主体の中で堆積する。

超越性と内属性は、単に主体のとる二つの様態ではなく、両者は密接に関連している。相互嵌入的であるとさえ言えるだろう。二つの契機をそれぞれメタ・レベル、オブジェクト・レベルと呼ぶことにしよう。(13) 帰無する時間の中で、メタ・レベルはつねにオブジェクト・レベルに落下する。落下して過去となり、歴史性を形成する。つまりメタ・レベルは帰無して消失するのではない。それ自体がオブジェクト・レベルに移行するのである。いくつかのポイントを指摘しておこう。

まず、メタ・レベルの運動が向かう先はオブジェクト・レベルである。主体は未来先取的でありつつも、世界、すなわち有意味連関の場(ハイデガー)の中へと超越するのである。超越は虚空をさまようのではなく、受けとめられねばならない。世界の内部に収束する必要があり、収束すればそれでよいのである。たいていはうまくゆく。ただし「冷たい社会」の場合のように、つねに安定したコードが外から主体を支えてくれるわけではない。象徴秩序の箍はもはや緩んでいて、ひょっとすると掬い取ってくれないかもしれないという可能性はつねにつきまとう。しかしこの可能性自体が主体の超越性を形成しているのだ、ということを理解する必要がある。というのも、すべてあらかじめ予定された通りに収束するなら、超越性はもはやないからである。

それゆえ第二に指摘すべきは、メタ・レベルはオブジェクト・レベルに落下しても、完全には既在性に吸収されるのではないということである。つねに差異が存在し、それが主体を主体たらしめ、さらに、残存した差異が堆積することによって、主体の歴史性が構成される。個体の歴史の中には、超越の痕跡が書き込まれているのである。そしてもう一つ指摘するなら、メタ・レベルは単にオブジェクト・レベルに移行するのではなく、堆積した歴史性を組み替える力をもつということである。その一撃は、時として主体の歴史を全面的に解釈し直し、書き改めるほどになり、さらには過去との断絶をもたらすこともありうる。

主体が時間との関わりの中で、メタ・レベルからオブジェクト・レベルに移行するという運動は、このように相互に絡み合う様相を孕んでいる。もちろん通常はうまくゆく。そしてこの二重化した構造の中でのダイナミズムによって、主体は点として存在するという危険、すなわち強度の到来を免れる。一直線に表象される時間の中に、一種の折り畳みのようなトポスが生ずるのである。だが陥穽もあることはすでに気づかれたことだろう。仔細にみると、それはアクロバティックな運動であり、主体は走りながらきわどく動的均衡をとらねばならないのである。こうしてみると、近代以降、主体が主体たるためには、よりしなやかな運動が要請されることは確からしい。そしてそこに人間精神にとって新しい型の危機が生じたとしても不思議ではあるまい。

3　分裂病前野

分裂病心性の原点は、個体化にともなって生起した強度との直面にあるといえるだろう。あるいは再直面というべきかもしれない。

発病の好発が思春期であるというごく基本的な事実に対して、本論の視点は高い整合性を有する。思春期は家族から社会への移行期にあり、いわゆる自立への圧力が強まる時期である。家族との絆から解き放たれる時期であり、他方で社会への参入はいまだ行われていないか、少なくともしっかりとはまり込んではいない状態にある。つまり、あたかも個体発生が系統発生を繰り返すがごとく、前近代から近代への、冷たい社会から熱い社会への移行の縮図が、思春期にさしかかった個体において実現される。家族の軛が希薄となると同時に、未定形な未来を前にして佇む。漠たる不安に駆られつつ、しかもどこを目指せばよいか分からぬ。個体化にともなって、単独者の不安、すなわち強度性が惹起されるのである。

もっとも有効なやり方の一つは、先送りすることであろう。棚上げであり、あるいはエポケー（判断停止）である。極端な場合以外、モラトリアムを決め込むことは少なくとも事態を損ねることにはならない。ただし、まだ先のことだと繰り延べることと、不安に駆られて未来へと走り出すことの間を分かつのは、ほんの紙一重のことだろう。あるいは不安は、過去へとおのれを繋ぎ留めることによって緩和されるかもしれない。その場合には、過去の家族複合が賦活され、症候が形成されることもあるだろう。

ここで、主体が二重化されたものであることを思い起こす必要があるだろう。通常、この二重化は単独者の不安、すなわち強度を緩和するものとして作動する。だが、問題となるのは、このことがやむをえないにもかかわらず、忌避されることである。とりわけ思春期心性は、この二重化のもたらす差異、不一致に過敏であり、それが時として耐えられぬほどに主体を悩ませ、さらには揺るがす場合がある。たとえば、理想と現実の落差、裏表のあること、心と体がちぐはぐなこと、言行の不一致、他人のまなざしのもとにおける自己、厳しい観察我と身体に生じた新たな感性の覚醒など。これらは発病親和的状況を形成するだろう。

二重化した自己を一致させようとすることはほとんど不可能であるが、もし人がそのための痙攣的な努力に身を投入するなら、発病へのリスクを高めることになるだろう。そこには強迫から昏迷へと至る解体のベクトルが予測される。緩やかな場合には破瓜病的なコースをたどるかもしれない。差異を解消せんとする、多くの場合きまじめな努力は、始源の強度へ回帰する行程そのものであり、自己の一致すなわち同一性をもたらそうとする試みは、皮肉にも発病を招き寄せるものとなる。

自己の二重化を解消する試みが不可能であり、さらには破綻に導くものであることは、論理の水準で示すことも可能である。すでに指摘したように、二重化された自己、すなわちメタ・レベルとオブジェクト・レベルはスタティックに分離されたものでなく、相互嵌入的であり、さらには形式的に自己言及性が差し挟まれている。わかりやすい例を挙げるなら、「私はうそつきである」という発話を考えればよい。メタ・レベルにいたはずの発話主体は、「私はうそつきである」という言表の外に立っているものと思い込んでいる。しかしほどなくオブジェクト・レベルに移行し、その発話主体自体がみずからの言表の対象となる。こうして有名な「うそつきのパラドックス」が発生する。ちなみに後段を先取りするなら、このパラドックスが日常文脈では問題とならない理由は至極簡単なものである。それは、「私はうそつきである」という言表は独語ではないからである。他者からの応答されるべきものとして、閉じられてはいないということである。

そして多くの場合、二重化した自己を解消させ、自己自身であろうとする試みは、病的なアンテ・フェストゥムを発動させる。そもそも思春期とはアンテ・フェストゥムの磁場が極大になる時期である。家族に代表される共同社会との絆が弱くなる一方で、いまだ主体としての歴史の堆積は十分ではない。加えて性的な覚醒などによって、自我像が揺すぶられ、従前の自己との断絶がもたらされる。主体を繫ぎ留める求心力がきわめて希薄なものとなっている。そして求められているのは、自己の中での一致、自己と自己の一致であることを注記すべきである。

すなわち、自己自身であろうとする超越の運動は世界の中への超越ではない。共同世界の側からの意味付けは、かならず主体に分割を強いるものであり、世界の中への超越はむしろ落下であり、汚染として耐え難い不一致を自己の中にもたらす。また、世界はもはや主体の中に孕まれた強度を受け止め支える場としては脆弱になりすぎている。その上、一旦病的アンテ・フェストゥムが発動するや、世界への通路はすでに見出しがたいものとなっている。

場合によっては、過去の自己との一致が求められることもあるだろう。ただしそれは病的悔悟という形をとる。「人生を間違えた」、「あの時誰々の言うことを聞いていなければ」等々、多くの場合当人からは聞き出せない「折れ曲がり」が自覚されると、こうした形態をとる。ただしすでに過去との紐帯が途切れてしまったという表明にほかならない。同じことであるが、現実への目覚めという形をとることもある。筆者が最近体験した分裂病前野と呼ぶにふさわしい事例では、「よくみんな孤独を感じずにやっていけるものだと思います。自分も全然感じませんでしたが」、「気づいてはいけないことに気づいてしまったみたいです」というような言葉が繰り返し聞かれた。

しかし何といっても未来へと先駆ける形をとることが圧倒的に多いだろう。それはオブジェクト・レベルへの落下を回避する形をとる。如実に認められるのは、個別化（木村）[14]、出立（笠原）[15]、一念発起（安永）[16]、奇矯な理想形成などにおいてである。よりしばしばみられるのは、方向性が定まらず、やみくもに邁進するタイプであろう。ほとんどの事例が早晩つまずき、唐突に方向転換がなされる。分裂病前野では、破瓜型的経過をとる場合でも、やみくもに駆り立てられる時期は必ずといってよいほど挿間される。あるいは動きはほとんど目立たず、じりじりとしたまま沈下する事例もあるだろう。

こうした未来への先駆けが目指すのは自己と自己の一致であるが、主体にはほとんど自覚されない。出自不明の不安に突き動かされ、あてがないにせよ、どこかに向かわざるを得ないというのが実情だろう。彼らにしてみれば、ともかくも走り出さねばならないのである。帰無する時間の中で、主体はつねにメタ・レベルからオブジェクト・レベルに落下する。自己の一致を求める限り、流されぬよう、遅れをとらぬよう、つねに先駆けていなければならない。

この運動は世界へと回帰するものではなく、空転とよぶのがふさわしい。跳躍板と着地点の双方を欠いた跳躍であり、いずれ失調に陥る定めにある。

強度の到来を予兆しつつ、強度の要請する自己の分割を回避する試みは、皮肉にも強度へと主体を導く。加速の果てに、主体は強度の病理に逢着する。やみくもな超脱によって、世界との紐帯を失い、主体は単独性の孤独へと放擲される。しかしそれは時間の外に出ることにはならない。分裂病者の病理が示すように、彼らは体験において、つねに出し抜かれ、先んじられている。皮肉なことに、時間に先駆けようとして、時間に先んじられるのである。時間を対象化しつつ時間の中に囲繞されるという、近代主体の「時間‐内‐存在」としてのあり方は、その病理的形態をアンテ・フェストゥムの極において見出すことになるのである。

四、治療論への転回

1　病理と「思考の慣性」

もう一度ここまでの論を整理しておく。未来の創発という近代的時間への転回の中で、個体化へと押し出された主体は、自らのうちに単独者としての強度を内包することになる。強度は未来へと先送りされることにより緩和されるが、その運動の中で主体はメタ・レベルとオブジェクト・レベルに二重化され、内部に分割を抱え込むことになる。この不一致に耐えられぬ者は、アンテ・フェストゥム的志向の中で、自己自身の一致をはかり、差異を解消しようと試みる。オブジェクト・レベルへの落下を回避しようと先駆ける中で空転する運動が、分裂病型解体を発動するベクトルを形成することになる。

分裂病へと向かう萌芽は、近代的時間意識そのものの中に胚胎している。一方、われわれの思考もまた、近代的「時間‐内‐存在」としてのあり方に強く規定されている。だが両者をわける分水嶺の両側で、世界はまったく逆転した様相をもつ。われわれの思考はいわば慣性の中にある。それを乗り越えるのは容易なことではない。だが、この慣性の磁場にとどまる限り、せいぜい分裂病をわれわれの一存在可能性として、あるいは誇張的存在様態として捉える地点程度までにしか接近できないであろう。もちろんそれが意味のないことではない。ただ、あくまでいわゆる正常、すなわちノルム＝規範の側に軸足を置き、そこから病理を論じ、知解し、包摂するという構図を出ることはない。その限りにおいて治療を論じても、病理論に接木する程度のものにしかなりえないだろう。それゆえまずはわれわれの「思考の慣性」の性質を見定めておこう。

ここで問題となる思考の性癖は、階層間の差異をスタティックに捉えることである。それによって二つの階層は区分され、メタ・レベルとオブジェクト・レベルの混淆を禁じられる。この性癖は、パラドックスを前にした思想家において顕著にみられる。もっとも端的に示されているのは、ラッセルのプリンキピア・マテマティカである。その他にも、純粋理性が限界を超えて二律背反に陥るや実践理性を要請したカント、「語り得ないことには沈黙せざるを得ない」(『論理哲学論考』)とした前期ウィトゲンシュタインを見事に誤読した論理実証主義も同じような系譜に入るだろう。これらは超越の射程の限界を吟味し、メタ・レベルへの飛躍を無謀な境界侵犯として制約する方向性を志向するものであり、あえていうなら、面白みには若干欠けるが、安全で賢明なやり方といえるかもしれない。

もっともしばしばみられるのはメタ・レベルを特権化するやり方であり、それによってメタとオブジェクトの懸隔を厳然と維持することを志向する。これはごく一般的なやり方でもある。実際、主体に関する超越的表象は、現象学における「超越論的自我」をはじめとして、さまざまな領域で形成されてきた。また厳密なものでなくとも、こうした表象はわれわれの日常的な自己イメージの中にも素朴な形で取り入れられている。この発想は、まさに「メタ・レベル」という以上、ある意味で、思考の自然な慣性に従ったものといえよう。

分裂病を思考する際、こうした思考の性癖が問題となる。もちろん主体が二重化していること、メタとオブジェクトの二つのレベルがあること自体が問題なのではない。素朴な一重の自我という考えは、思考の慣性が極大になっていることを示しているに過ぎない。ここで俎上に載せるべきなのは、まずはレベルの差異をスタティックに捉え、さらに一方のレベルを特権化することである。こうした思考は、エッジが鈍く、健常者としての通俗性、頑迷、ゆるぎなさを誇らしげに示している。そこには病理を異化して照射する視点が決定的に欠如している。

多くの分裂病の病理論は、主体を構成するものとしてのメタ・レベルとオブジェクト・レベルのスタティックな差異を前提としており、加えて障害説として二者択一的な発想をとる。現象学的な病理論のほとんどはメタ・レベルすなわち超越論的自我を分裂病の病理の在処として疑わない。筆者の知る限り、唯一、木村の論(1)(2)がノエシスとノエマの動的関係を展開しているが、やはりノエシスの特権化を完全には免れてはいない。他方、生理学的メタファーを採用する病理論は、メタ・レベルをインタクトなままに保存する。いずれにせよ、これらに共通するのは、メタ・レベルを自己の最終的な審級として措定していることである。すなわち思考の原点であり、自己を統制し、世界を構成するものとしての自我である。この構図にとらえられているかぎり、治療論へと転回することはほとんど不可能であるように思われる。

2 「痕跡」としての他者——basic trust の起源

治療への視座を開くうえで、メタ・レベルの特権化が決定的な障壁となるのは、そこでは「他者」がまったくといってよいほど忘却されていることにある。すなわち主体の二重化が自己の内部で完結したものとなっていることである。自己が完結したものならば、われわれはいかにして病者と、それどころか他者と、関係を開くことができるのだろうか。それゆえ主体の二重化の中で、他者がどのように位置付けられるかが重要な問題となる。それは自己の後からやってきて、共同主観性を構成するようなものではなく、自己の構成そのものに不可欠な契機として含まれているものである。

そもそもアンテ・フェストゥムがメタ・レベルの特権化を志向するのは、オブジェクト・レベルへの落下を忌避する心性に由来しているのだが、それは古典的に basic trust の欠如と呼ばれるものに相当している。というのも、オブジェクト・レベルに移行することとは、具体的には生活世界、共同世界の中へ合流することであり、そこには他者の中に入り、さらには他者のまなざしや欲望の対象となることが含まれているからである。自己を構成する契機としての他者は、このように、メタからオブジェクトへの移行の狭間に位置付けられるものと予想される。

ここで人間の基本的な行為として、発話する状況を考えてみよう。メタ・レベルを特権化する思考は次のように考えるだろう。自分の発話内容を思案し、まとめ、言葉として表現し、発話行為を統制する「私」という超越的審級が存在するのだと。たしかにそうなのかもしれない。しかしこの記述は生きた発話行為を描写したものとは到底感じることができない。なぜなら、そこには話を差し向ける相手、すなわち他者が欠如しているからである。発話行為において他者は必須の構成要素であり、他者に聞き届けられた時はじめて行為として完結する。野家が明快に指摘したように、語りは宛名人である他者において収束するのである[17]。このことは日常的にはあまり切実には感じられないかもしれない。だが自分の言ったことがまったく誰にも理解されず、いかなる妥当性の承認も受けないということが、いかに主体を震撼させる事態であるか、日常のレベルを超えて理解をする必要がある。

このことはおそらくわれわれの記憶痕跡に刻まれている。授乳の場面を考えてみよう。乳児は空腹になると、不快を感じて泣く。それを母が聞き届けて、授乳する。この何の変哲もない情景に、basic trust の原型が示されているのである。乳児は空腹を感じて泣くのではない。それは母の想定、思い assumption なのである。乳児にとってみれば、何かわからぬ、名づけようのない不快があるだけである。彼は母に乳房をふくませてもらってはじめて、その不快が空腹だったと覚るのである。彼の泣き声は、母の応答が得られるまで、虚空をさまよう。このぞっとするような深淵を、乳児は耐え忍ばねばならない。そして母という他者の働きかけによってはじめて、「お腹がすいたから泣く」という因果の連鎖が結ばれるのである。すなわち時間の架橋には、他者が不可欠の契機として要請されるのである。

現実の発話の場面では、母に相当するような他者が現前しているわけではないし、実際の話し相手が自分の語りかけを承認するかどうかが問題なのではない。母が与えたのはあくまで思い assumption であり、それはわれわれの中に痕跡としてのみ残されているものである。母は与えつつ、自らは退去するのである。われわれが話すとき、痕跡としての他者からの承認を意識してはいない。しかしどのような行為も、未来時が創発された以上、それが完了するまで収束するという保証はない。いかなる行為にも、「投げ出し」という様相が含まれている。そしてそれが向けられるのがまさに「他者」なのである。

それゆえ、いかなる特権的審級を立てようと、行為の発動そのものを統制することはできない。主体は、「他者」にむけて投げ出し、「投げ出し」である以上、一旦主体としての消滅を経由するのである。この迂回ないし遅延は物理的に計測できる時間ではない。あくまで「痕跡」や「差延」と呼ばれるような水準のものである。こうしてメタ・レベルからオブジェクト・レベルへの移行には、「他者」という自己の外部への運動が差し挟まれている。メタ・レベル＝超越とは本来スタティックなものでなく、おのれ自身の外へと乗り越える契機をはらむダイナミックなものである。それはまさに自己としてのおのれの消滅を要請するものであり、それを可能ならしめるものが「他者」への信頼、すなわち basic trust にほかならない。分裂病治療においてあるべき信頼の淵源は、このような位相のもとにあることを銘記すべきだろう。

五、おわりに

ようやく治療論の端緒にたどり着いたところであるが、紙幅の関係で展開する余裕はない。また時間論としても積み残した問題が多い。とりわけ、分裂病者が未来への強い志向をもちつつ、他方で畏れるという両価性をもつことはきわめて重要な主題である。未来への怯えは自生性という心性や過去への意識を含む広大な射程をもつ問題である。これらについては稿をあらためて論じることにしたいと思う。

文献

（1）木村敏（1976）「分裂病の時間論――非分裂病性妄想病との対比において」笠原嘉編『分裂病の精神病理5』東京大学出版会、東京。
（2）木村敏（1982）『時間と自己』（中公新書674）中央公論社、東京。
（3）中井久夫（1982）『分裂病と人類』東京大学出版会、東京。
（4）内海健（1992）「分裂病の発病過程における背理とその展開」『分裂病の精神病理と治療4』pp. 71-106 星和書店、東京。
（5）内海健（1988）「精神病における主体と時間――緊張病性エレメントについて」臨床精神病理 9：91-106.

（6） Lévi-Strauss,C.（1962）La pensée sauvage. 大橋保夫訳（1976）『野生の思考』みすず書房、東京。
（7） Freud, S.（1912-1913）Totem und Tabu. 高橋義孝訳（1969）「トーテムとタブー」『フロイト著作集3』pp. 148-281　人文書院、京都。
（8） Freud. S.（1939）Der Man Moses und die Monotheistische Religion. 渡辺哲夫訳（1998）『モーセと一神教』日本エディタースクール出版部、東京。
（9） 真木悠介（1981）『時間の比較社会学』岩波書店、東京。
（10） Wittgenstein, L（1922）Tractatus Logico-Philosophicus.「論理哲学論考」奥雅博訳（1975）『ウィトゲンシュタイン全集1』大修館書店、東京。
（11） 花村誠一（1991）「夢体験の解釈と分裂病の理論――記号論的端緒」臨床精神医学　20：567-577.
（12） 内海健（1999）「戦略的エポケーと創造――デカルトの病跡」日本病跡学雑誌　56：36-45.
（13） 浅田彰（1983）『構造と力』勁草書房、東京。
（14） 木村敏（1972）「精神分裂病論への成因論的現象学の寄与」土居健郎編『分裂病の精神病理1』pp. 139-160　東京大学出版会、東京。
（15） 笠原嘉（1968）「精神医学における人間学の方法」精神医学　10：5-19.
（16） 安永浩（1975）「分裂病の『心因論』横井晋・佐藤壱三」宮本忠雄編『精神分裂病』医学書院、東京。
（17） 野家啓一（1996）『物語りの哲学――柳田國男と歴史の発見』岩波書店、東京。

執筆者紹介（掲載順）

松本　雅彦（まつもと・まさひこ）　京都府立洛南病院

小出　浩之（こいで・ひろゆき）　岐阜大学医学部神経精神医学講座

荒井　　稔（あらい・みのる）　順天堂大学医学部精神医学教室

杉林　　稔（すぎばやし・みのる）　愛仁会高槻病院精神神経科

高木　俊介（たかぎ・しゅんすけ）　京都大学医学部附属病院精神科

森　　勇人（もり・はやと）　南豊田病院精神科

工藤潤一郎（くどう・じゅんいちろう）　東京大学附属病院分院神経科

吉岡　眞吾（よしおか・しんご）　国立療養所東尾張病院

小河原尚泰（おがわら・なおやす）　守山荘病院

津田　　均（つだ・ひとし）　東京大学附属病院分院神経科

内海　　健（うつみ・たけし）　帝京大学医学部精神神経科

加藤　　敏（かとう・さとし）　自治医科大学精神医学教室

関　由賀子（せき・ゆかこ）　国立国際医療センター精神科

針間　博彦（はりま・ひろひこ）　東京都立松沢病院精神科

中安　信夫（なかやす・のぶお）　東京大学医学部精神医学教室

編者略歴

関根 義夫（せきね・よしお）

1940年生まれ，東京大学医学部卒，神経研究所附属清和病院，国立精神神経センター武蔵病院を経て，1989年より2001年３月まで東京大学医学部助教授，附属病院分院神経科長。主要論文「精神分裂病急性期経過後の残遺状態，とくにその２類型について」（精神神経学雑誌），著書『精神分裂病　臨床と病理　２』（共著，人文書院，1999）ほか。

Printed in Japan

ISBN4-409-34026-3 C3011

精《せい》神《しん》分《ぶん》裂《れつ》病《びょう》　臨床《りんしょう》と病理《びょうり》　3

二〇〇一年六月一〇日初版第一刷印刷

二〇〇一年六月一五日初版第一刷発行

編　者　関根義夫

発行者　渡辺睦久

発行所　人文書院

京都市伏見区竹田西内畑町九

電話〇七五(六〇三)一三四四

振替〇一〇〇〇-八-一一〇三

印刷　株式会社太洋社

製本　坂井製本所

落丁、乱丁本は小社送料負担にてお取り替え致します